看圖自學

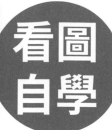

初めの一歩は絵で学ぶ 薬理学 第2版
疾患と薬の作用がひと目でわかる

最新藥理學

疾病機制與藥物作用

日本北里大學東醫院
藥劑師、醫學博士
黑山政一

日本北里大學東醫院
藥劑師
香取祐介／著

陳朕疆／譯

陽明大學
藥理學研究所所長
李新城／審訂

前言

平成25年（2013年），日本厚生勞動省所發表的「簡易生命表」指出，日本人平均壽命為女性86.61歲，男性為80.21歲，兩者皆打破了過去記錄。女性為連續兩年世界第一，男性則是首次超過80歲，從前一年的第5名上升到第4名。1975年時，男女平均壽命分別為76.89歲與71.73歲，在不到40年的時間內各延長了10歲左右。其中一個很大的原因就是醫療的進步與精密化，而藥物在這之中又扮演了很重要的角色。〔編按：根據2018年最新資料，日本女性平均壽命僅次於香港女性（87.56歲），全世界第二。日本男性則僅次於香港（82.17歲）及瑞士（81.4歲），排名第三。〕

藥理學是探討、研究藥物如何影響人體的學問。若想以正確的藥物來治療疾病，或者是想開發新藥，藥理學都是不可或缺的學問。藥理學的進步可以帶動藥物治療的發展，使更多新的藥物進入醫療現場，我們也能因此而獲益。

然而，以醫療專家為目標的學生，其中卻有不少人「不擅長藥理學」或者「覺得藥理學很難」。因為藥理學中提到的藥物數量太多，藥理作用也相當多樣，使學生們「難以全記下來」。不過，若只是想打好藥理學的基礎，並不需要記得那麼多種藥物的作用原理，我認為一開始大概只要記得70到80種左右（本書中則介紹了105種）的基本藥物名稱及其作用原理就夠了。另外，在記憶藥理作用時，重點在於「理解」藥物與疾病之間的關係，這樣就不需硬是「逐一背下」複雜的藥理作用了。

本書會以代表性的疾病（症狀）為例，在每節一開始的兩頁以互相對照的方式，說明該疾病的概要與成因（致病機制），然後在接下來的兩頁中列舉治療該疾病的主要藥物，並以插圖說明這些藥物的藥理作用。另外，為了幫助讀者們理解各種藥物的藥理作用，書中會「**將藥物依照作用點分成6種，並將其圖像化**」。目前市面上的藥理學書籍中，大概只有本書會從這個角度為藥物分類。將疾病成因圖像化、將藥理作用圖像化、將藥物的作用點圖像化，讓讀者們能夠「**一目了然，明白各種藥物的基本藥理作用**」，並瞭解藥物與疾病的關聯，這就是本書的目的。

本書的目標讀者包括剛開始學習藥理學的人、覺得其他藥理學書籍讀起來很難懂的人、想要重新學一遍藥理學的人。我們為了讓各位更容易進入藥理學領域，企劃了這本藥理學入門書。若這本書能成為**您進入藥理學世界的第一步**，那就再好不過了。

本書得以出版，需感謝從企劃階段便盡力協助我們的Jiho株式會社鹿野章先生、南友美子女士，實際製作過程中提供許多建議的Beecom株式會社島田榮次先生、崎山尊教先生，為我們繪製插圖的Yamada Rikko女士。

黑山政一、香取祐介

目錄 CONTENTS

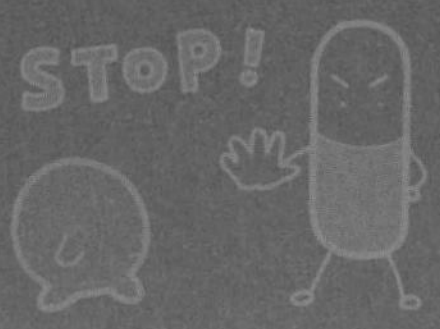

〈關於本書中的圖片與插圖〉

本書用了相當多的圖片與插圖來介紹疾病的致病機制與藥物作用。為了讓剛踏入藥理學的初學者們易於理解，圖中會有誇大、省略的部分。

本書使用方式

為了讓讀者能一目瞭然，本書會將藥物作用的過程圖像化，圖像化後的藥物與其他物質如下所示。認識這些圖案代表的意義，可以幫助您瞭解本書內容。

藥物與物質的圖像化

藥物

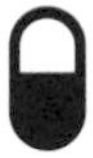

藥物（不限種類）。

致效劑

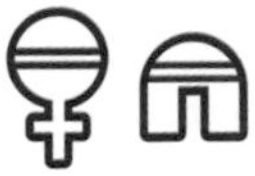

能與受體或離子通道結合，促進其功能的藥物。

抑制劑

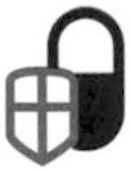

能抑制酵素或轉運蛋白的藥物。

阻斷劑、拮抗劑

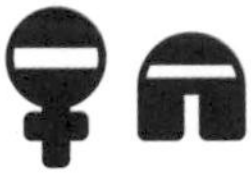

能與受體或離子通道結合，阻斷其功能的藥物。

生物活性物質

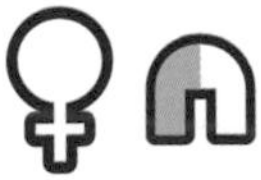

能與受體結合，調整細胞間訊息傳遞與細胞內功能的物質。

阻斷

阻斷物質與受體的結合，或者阻斷物質通過通道。

抑制、停止

抑制或停止反應、功能或作用。

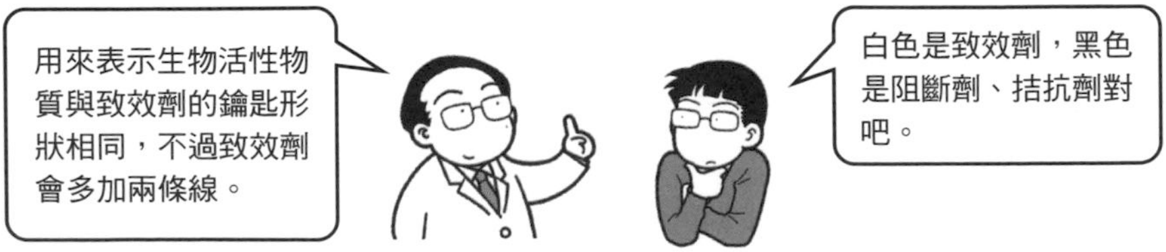
用來表示生物活性物質與致效劑的鑰匙形狀相同，不過致效劑會多加兩條線。
白色是致效劑，黑色是阻斷劑、拮抗劑對吧。

藥物作用點的圖像化

藥物的主要六種作用點以圖案表示如下。

另外，File 02（p.25）以後，標題的各個藥劑名稱後方，會加上表示該藥劑作用點的圓形圖案，方便讀者確認該藥物的作用機制。

受體

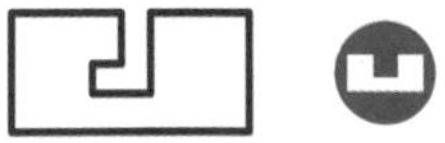

能與生物活性物質或藥物結合，調整細胞間的訊息傳遞與細胞內功能。

酶

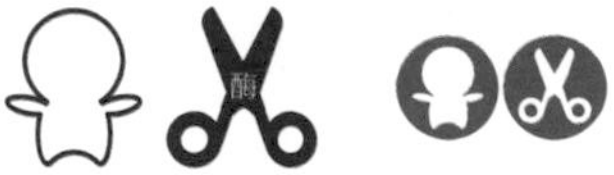

能調整生物體內反應的蛋白質。

離子通道

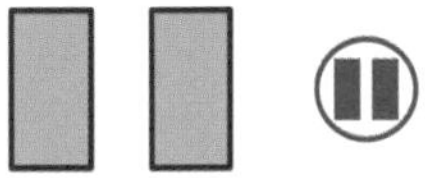

能讓特定離子通過，調整細胞內功能。

離子通道受體

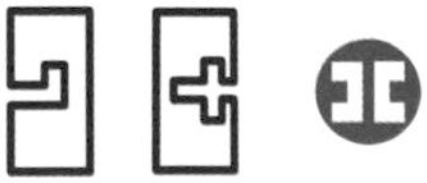

能與生物活性物質或藥物結合，調整離子通道的開閉，進而調整細胞功能。

轉運蛋白

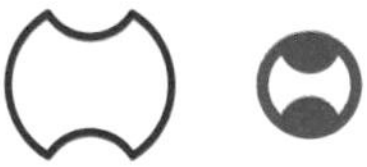

另一種與細胞內外物質運輸有關的蛋白質。

核酸（基因）

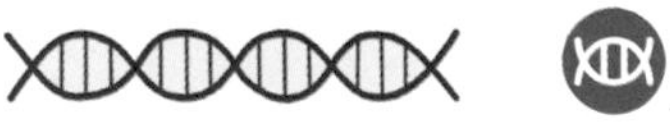

細胞分裂不可或缺的DNA或RNA。

其他

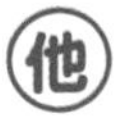
他

該藥物的作用點不屬於以上六種，或者是有多種作用點。

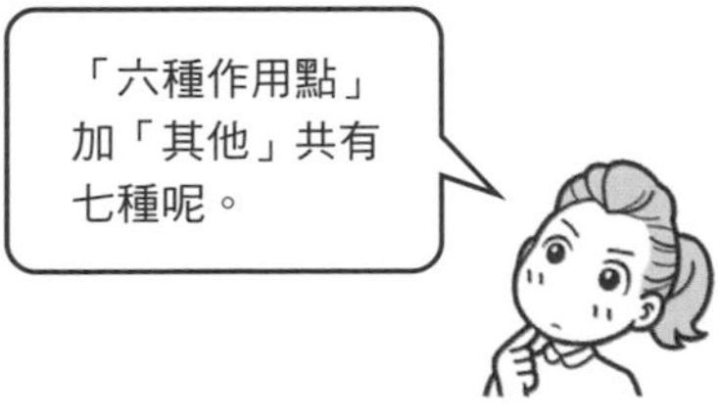
「六種作用點」
加「其他」共有
七種呢。

第一章以後的內容結構

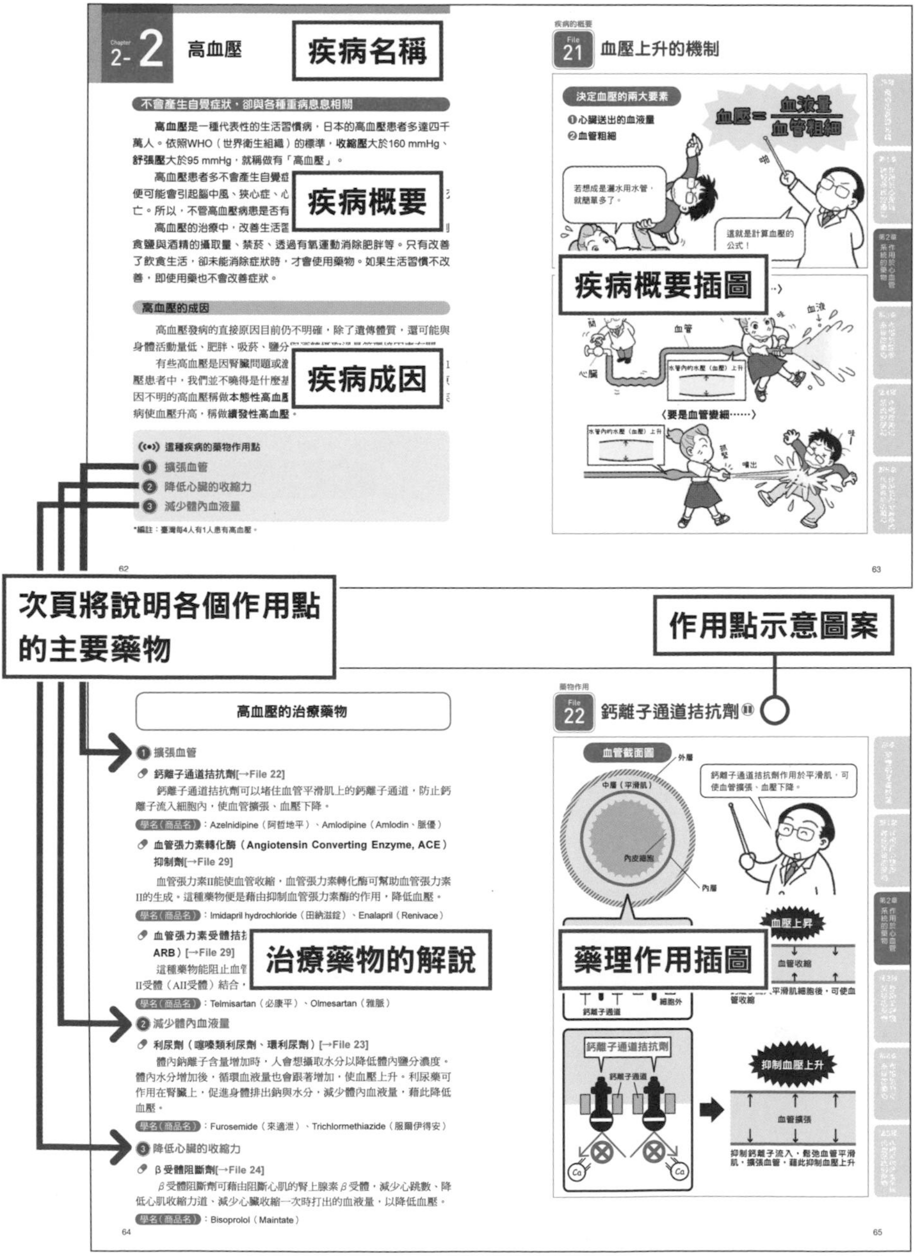

Chapter 2-2
高血壓
疾病名稱
不會產生自覺症狀，卻與各種重病息息相關
高血壓是一種代表性的生活習慣病，日本的高血壓患者多達四千萬人。依照WHO（世界衛生組織）的標準，收縮壓大於160 mmHg、舒張壓大於95 mmHg，就稱做有「高血壓」。
疾病概要
高血壓的成因
疾病成因
這種疾病的藥物作用點
1 擴張血管
2 降低心臟的收縮力
3 減少體內血液量
*編註：臺灣每4人有1人患有高血壓。
62
疾病的概要
File 21 血壓上升的機制
決定血壓的兩大要素
❶心臟送出的血液量
❷血管粗細
血壓＝血液量／血管粗細
若想成是灑水用水管，就簡單多了。
這就是計算血壓的公式！
疾病概要插圖
〈要是血管變細……〉
63
次頁將說明各個作用點的主要藥物
作用點示意圖案
高血壓的治療藥物
1 擴張血管
鈣離子通道拮抗劑[→File 22]
鈣離子通道拮抗劑可以堵住血管平滑肌上的鈣離子通道，防止鈣離子流入細胞內，使血管擴張、血壓下降。
學名（商品名）：Azelnidipine（阿哲地平）、Amlodipine（Amlodin、脈優）
血管張力素轉化酶（Angiotensin Converting Enzyme, ACE）抑制劑[→File 29]
血管張力素II能使血管收縮，血管張力素轉化酶可幫助血管張力素II的生成。這種藥物便是藉由抑制血管張力素酶的作用，降低血壓。
學名（商品名）：Imidapril hydrochloride（田納滋錠）、Enalapril（Renivace）
治療藥物的解說
學名（商品名）：Telmisartan（必康平）、Olmesartan（雅脈）
2 減少體內血液量
利尿劑（噻嗪類利尿劑、環利尿劑）[→File 23]
體內鈉離子含量增加時，人會想攝取水分以降低體內鹽分濃度。體內水分增加後，循環血液量也會跟著增加，使血壓上升。利尿藥可作用在腎臟上，促進身體排出鈉與水分，減少體內血液量，藉此降低血壓。
學名（商品名）：Furosemide（來適泄）、Trichlormethiazide（服爾伊得安）
3 降低心臟的收縮力
β受體阻斷劑[→File 24]
β受體阻斷劑可藉由阻斷心肌的腎上腺素β受體，減少心跳數、降低心肌收縮力道、減少心臟收縮一次時打出的血液量，以降低血壓。
學名（商品名）：Bisoprolol（Maintate）
64
藥物作用
File 22 鈣離子通道拮抗劑
血管截面圖
外層
中層（平滑肌）
內皮細胞
內層
鈣離子通道拮抗劑作用於平滑肌，可使血管擴張、血壓下降。
藥理作用插圖
血壓上昇
血管收縮
鈣離子通道拮抗劑
抑制血壓上升
血管擴張
抑制鈣離子流入，鬆弛血管平滑肌，擴張血管，藉此抑制血壓上升
65

Introduction

歡迎來到藥理學的世界

藥物的作用由各式各樣反應組合而成，機制相當複雜，不大容易理解。黑川老師由於有獨創的漫畫與插圖來說明藥物機制，因此他的課程廣受學生們好評。十二月的某天，藥學部的兩名學生（大二生）拜訪了老師的研究室。從他們愁眉苦臉的樣子看來，似乎是在煩惱著什麼事的樣子……。

之前和畢業的學長姊們見了面……。

他們說未來是全球化的年代，很激動地叫我們一定要唸好英語和藥理學。

學長姊們進入社會之後好像過得很辛苦的樣子。

英語和藥理學啊……。

我對英語還有點自信，但藥理學就沒什麼興趣了……。

為什麼呢？不覺得藥理學很有趣嗎？

總覺得藥物的名字和作用常常搭不起來……。

（和過去的學生們一樣啊）我大概瞭解了。因為你們沒有整理好各種資訊，所以腦袋才會打結吧。不過，不管是多複雜糾結的線團，一定都解得開，只要從線頭開始仔細釐清每條線就可以了。

是這樣沒錯啦……。

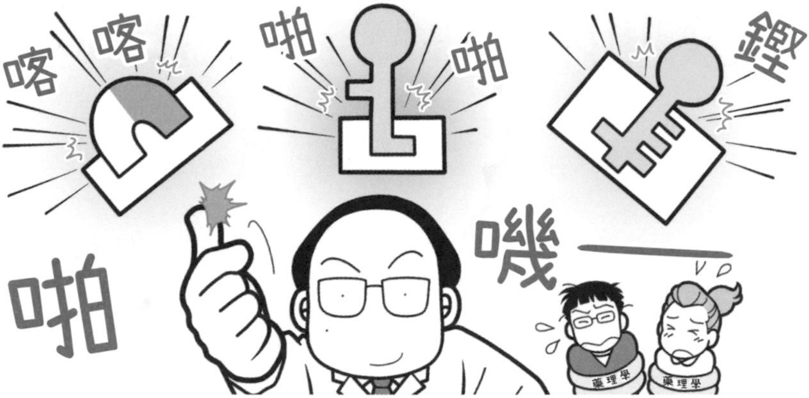

我來教你們解開藥理學的祕訣吧。學會之後，藥理學讀起來就更有趣囉，很棒吧！

（面面相覷）……真的嗎？（懷疑）

信我者得永生。那麼，就讓我們從熱身開始吧。

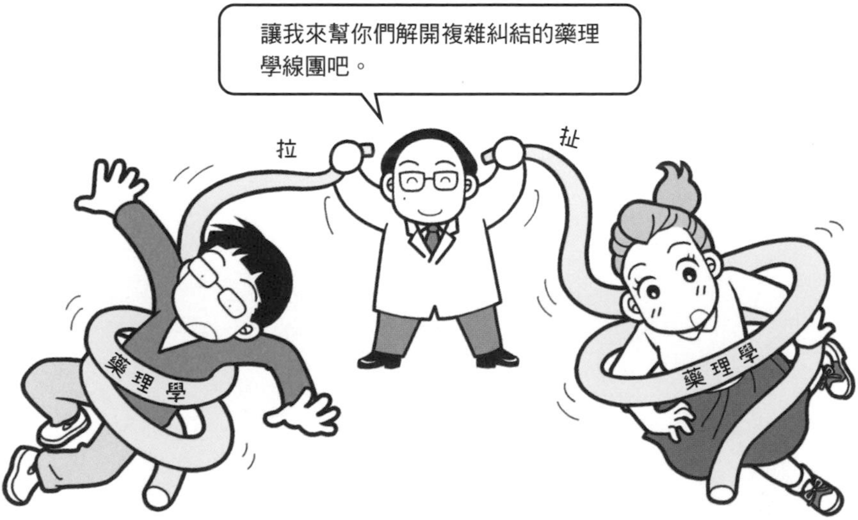
讓我來幫你們解開複雜糾結的藥理學線團吧。
拉
扯
藥理學
藥理學

序章

藥物的基礎知識

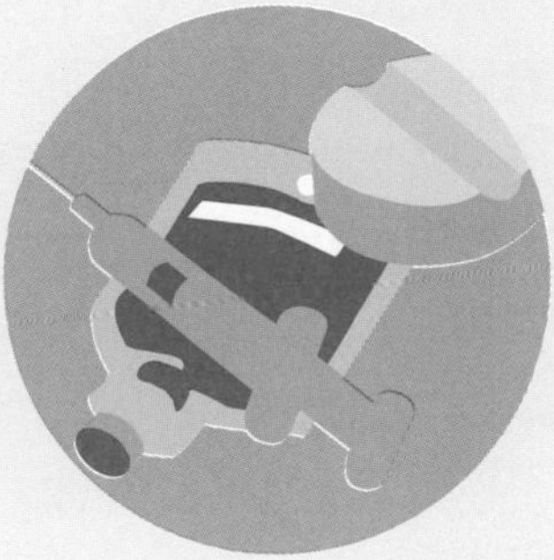

Chapter 序-1

藥效與毒性

每一種藥都有副作用

藥物發揮藥效是什麼意思呢？我們生病時，會使用藥物做為一種治療方式。一般來說，藥物常有多種作用，其中用於治療、預防疾病的藥物作用稱做**主作用**，除此之外的作用則稱做**副作用**。

舉例來說，各位是否曾在發燒、頭痛的時候服用過名為阿斯匹靈的藥物呢？阿斯匹靈有退燒、止痛的作用，可做為解熱止痛劑。此外，阿斯匹靈還有讓血液不易凝固的作用。

若我們服用阿斯匹靈的目的是退燒，那麼退燒作用就是藥物的主作用（**藥效**），而使血液不易凝固的作用就是副作用。另一方面，如果我們服用少量阿斯匹靈，想利用其抑制血液凝固的效果，預防心肌梗塞與腦梗塞，抑制血液凝固的作用就是它的主作用。另外，阿斯匹靈還有傷害胃黏膜、誘發氣喘的作用。對任何人來說，這種作用都不會是服用阿斯匹靈的目的，故屬於副作用。當我們想要明確表示藥物的某種作用對人體有害，會以**毒性**稱之。

每種藥物都有多種作用，只有主作用、完全沒有副作用的藥物並不存在。依照不同的疾病選擇適合藥物，將藥效（主作用）發揮到最大，並盡可能減少毒性，是使用藥物時的準則。

所以說，期望的藥物作用就是主作用囉？

要是主作用太強，也會變成副作用喔。

藥物的主作用與副作用

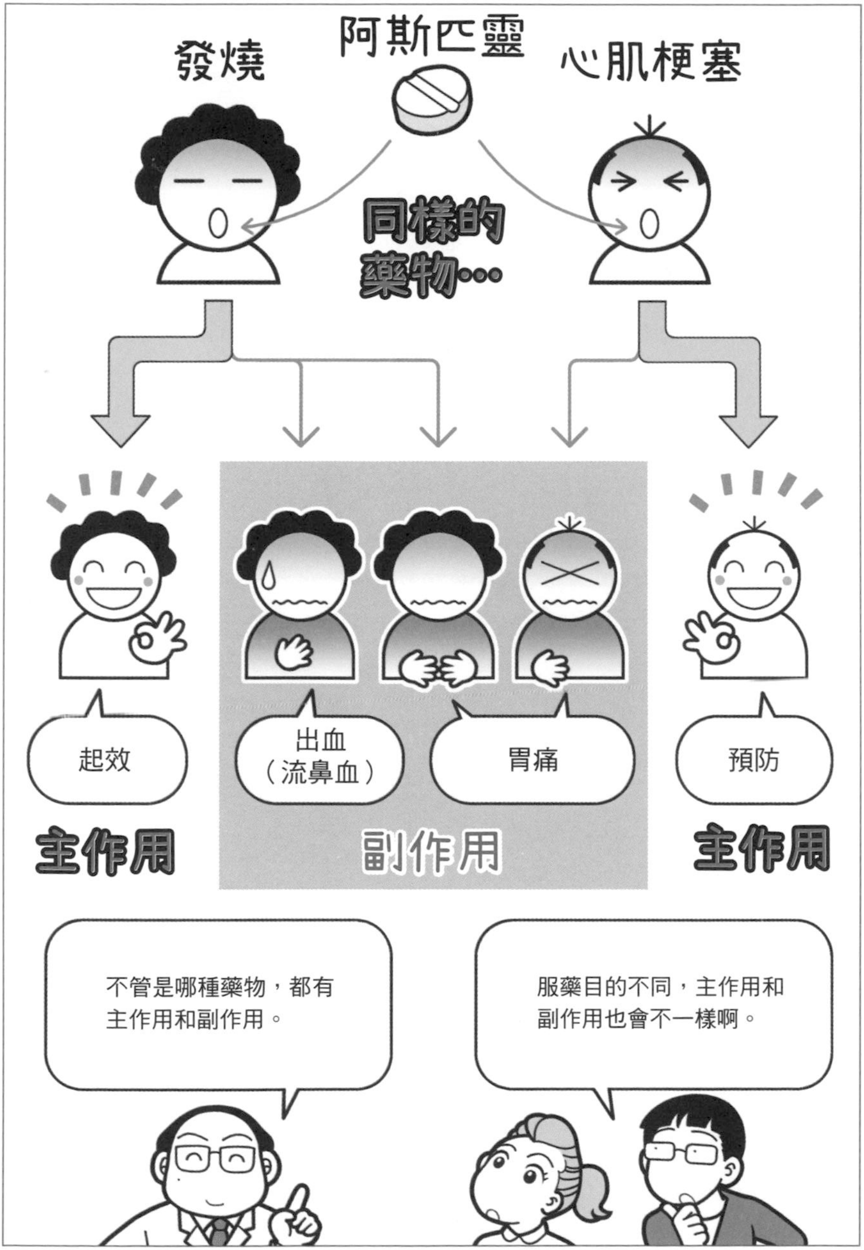
阿斯匹靈
發燒
心肌梗塞
同樣的藥物…
起效
主作用
出血（流鼻血）
胃痛
副作用
預防
主作用
不管是哪種藥物，都有主作用和副作用。
服藥目的不同，主作用和副作用也會不一樣啊。

Chapter 序-2

藥物的作用與作用點

藥物的六個作用點

藥物會與體內有重要功能的特定部位結合，藉此發揮作用。與藥物結合的特定部位稱做**作用點**。作用點包括**受體**、**酶**、**離子通道**、**離子通道受體**、**轉運蛋白**、**核酸**（基因）等。

當藥物與這些部位結合時，可以影響細胞內功能，或者是細胞間的訊息傳遞，發揮藥效。舉例來說〔**File 10**〕（p.41）就說明了帕金森氏症的治療藥物——多巴胺受體致效劑的作用方式，它可以代替生物活性物質中的多巴胺，與受體結合，改善帕金森氏症的症狀。

受體、酶、離子通道、離子通道受體、轉運蛋白、核酸（基因）……只要先記得這六種藥物的作用點就可以了。聽起來有些複雜，這卻是藥理學中的一大重點，幾乎所有藥物的作用點都屬於這六大類之一。

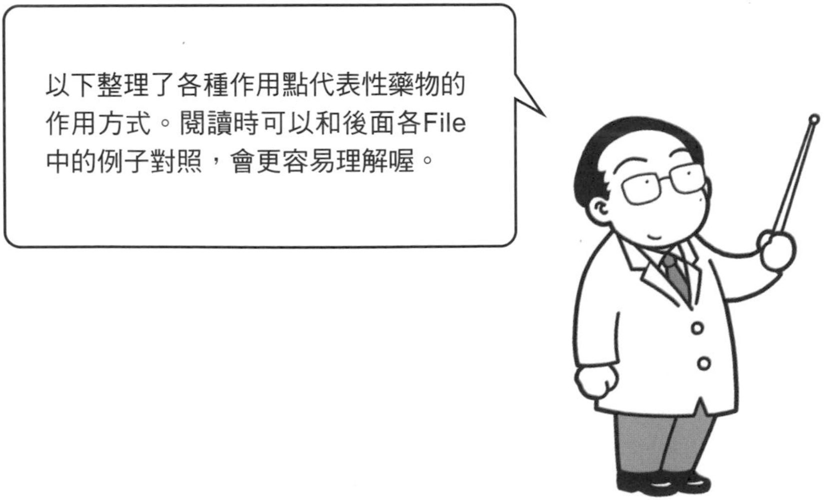
以下整理了各種作用點代表性藥物的作用方式。閱讀時可以和後面各File中的例子對照，會更容易理解喔。

六大類作用點

❶ 作用於受體的藥物

例 ▶ 多巴胺受體致效劑〔帕金森氏症的治療藥物／**File 10**（p.41）〕

受體是存在於細胞膜或細胞內（細胞質）的蛋白質，當受體與生物活性物質結合時，可以調整細胞內功能。作用於受體的藥物可以代替生物活性物質，與目標臟器（目標器官）的受體結合，發揮藥效。

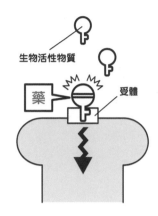

❷ 作用於離子通道的藥物

例 ▶ 鈣離子拮抗劑〔高血壓的治療藥物／**File 22**（p.65）〕

離子通道是細胞膜上由蛋白質形成的小孔。離子通道貫穿細胞膜，能讓特定離子通過細胞膜。作用於離子通道的藥物可以影響通道的開關，調整離子的進出，藉此發揮藥效。

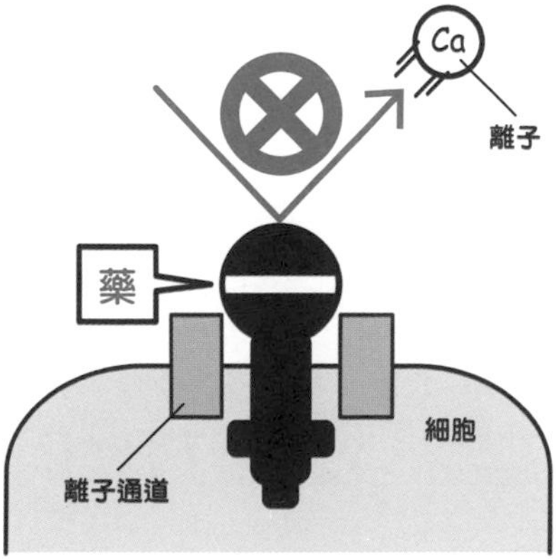

❸ 作用於離子通道受體的藥物

例 ▶ 苯二氮平類藥物〔失眠症的治療藥物／**File 14**（p.49）〕

離子通道受體為受體的一種，與生物活性物質結合時，可以像離子通道一樣打開通道部分的開口，讓離子通過。作用於離子通道受體的藥物與作用於離子通道的藥物一樣，可以藉由調整細胞離子的進出，發揮藥效。

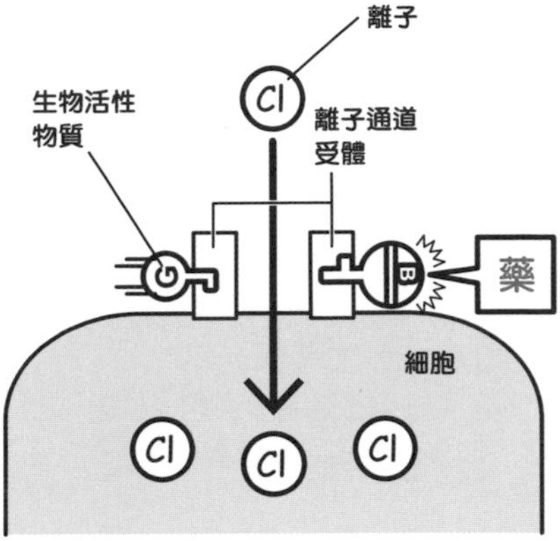

❹ 作用於轉運蛋白的藥物

例 ▶ 選擇性血清回收抑制劑（SSRI）〔憂鬱症的治療藥物／**File 02**（p.25）〕

轉運蛋白和離子通道功能類似，皆與細胞內外物質的運輸有關。轉運蛋白會與物質結合，進入細胞內，然後再釋放出這些物質。作用於轉運蛋白的藥物可藉由影響細胞內外的運輸，發揮藥效。

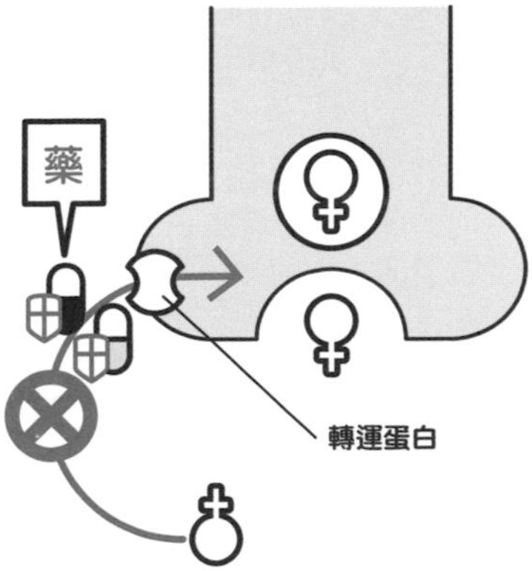

❺ 作用於酶的藥物

例 ▶ 乙醯膽鹼酶抑制劑〔阿茲海默症的治療藥物／**File 12**（p.45）〕

酶是調整生物體內反應的蛋白質。這種藥物可以改變酶的功能，使酶與相關物質的反應狀況出現變化。這種藥物大多是利用抑制酶作用，發揮藥效。

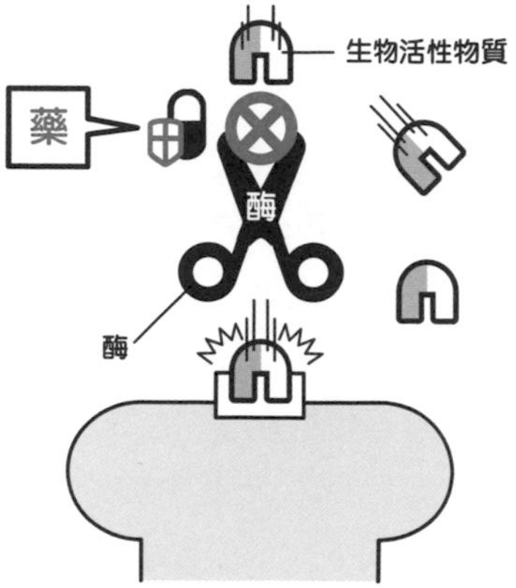

❻ 作用於核酸（基因）的藥物

例 ▶ 代謝抑制劑〔惡性腫瘤的治療藥物／**File 79**（p.194）〕

核酸有 DNA 與 RNA 兩種，這兩種核酸皆為細胞分裂時不可或缺的物質，在生物遺傳與合成蛋白質時皆扮演著重要角色。抗癌藥物與一部分的抗生素就是作用在 DNA 或 RNA 上，阻礙癌細胞、細菌的增殖，藉此改善症狀。

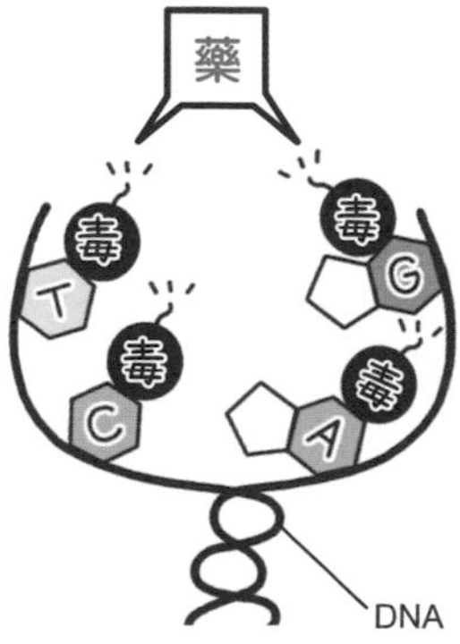

Chapter 序-3

受體

藥物與受體之間的關係就像「鑰匙」與「鎖孔」一樣

在藥物作用的作用點中，**受體**是非常重要的作用點。有些受體存在於細胞的細胞膜上，當受體與神經傳導物質或激素結合，可影響細胞內的功能。換言之，受體就像是接收生物活性物質訊息的窗口。

這些窗口可以接受的訊息種類是固定的，這種關係就像是鑰匙與鎖孔一樣。也就是說，受體只能接受與其形狀完全吻合的訊息。藥物便是利用了這種鑰匙與鎖孔的關係來治療疾病。藥物可以取代生物活性物質，與目標器官、目標組織的受體結合，發揮藥效。以〔**File 10**〕中說明的帕金森氏症治療藥物——多巴胺受體致效劑為例，帕金森氏症患者缺乏多巴胺這種物質，而多巴胺受體致效劑就是代替多巴胺刺激其受體（鎖孔），以發揮藥效。另一方面，〔**File 67**〕中說明的過敏疾病治療藥物——抗組織胺藥，就是藉由結合組織胺這種物質的受體（鎖孔），抑制組織胺的過度反應，以發揮其藥效。

作用在受體上的藥物可以分為兩類。若藥物與受體結合後可以促進其功能，便稱做受體**致效劑**，若藥物與受體結合後可以阻止其發揮功能，便稱做**阻斷劑**。致效劑可以插入鎖孔開鎖，就像鑰匙一樣；阻斷劑則可以堵住鎖孔，本身並不產生作用，卻能阻止鑰匙進入鎖孔打開鎖。

如果說生物活性物質是原本的鑰匙，「致效劑」就是備用鑰匙囉？

可以促進受體發揮其功能的藥物稱做「致效劑」，又稱做「刺激劑」。

是不是還有一種藥物叫做「拮抗劑」？

「拮抗劑」是「阻斷劑」的另一種說法，英文是「blocker」。

作用於受體的藥物

有作用的藥物、沒有作用的藥物

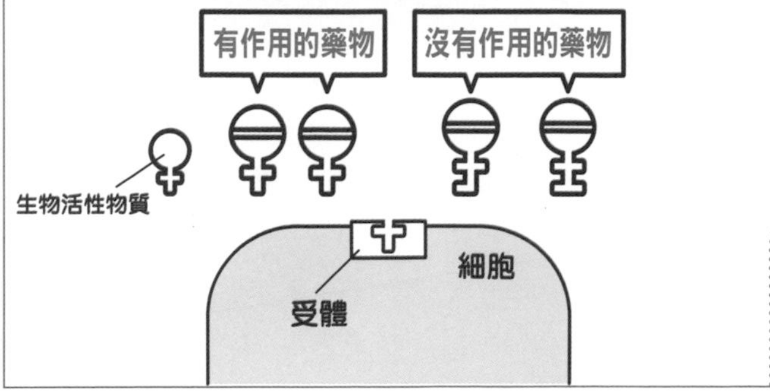
有作用的藥物
沒有作用的藥物
生物活性物質
細胞
受體

只有和受體的鎖孔形狀吻合的藥物才能發揮作用。

致效劑

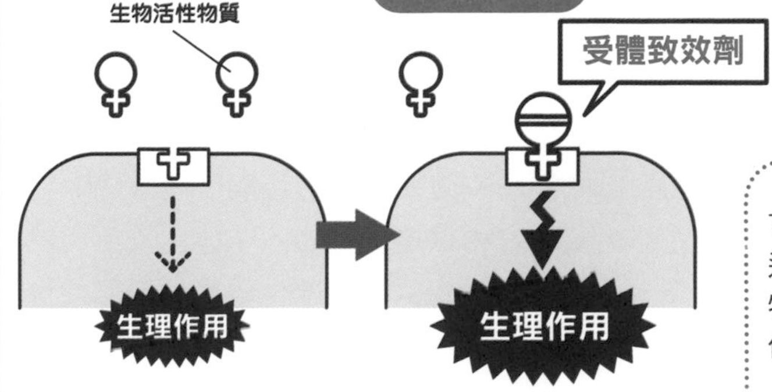
生物活性物質
受體致效劑
生理作用
生理作用

可以取代分泌量過少的生物活性物質與受體結合，促進受體的功能。

阻斷劑

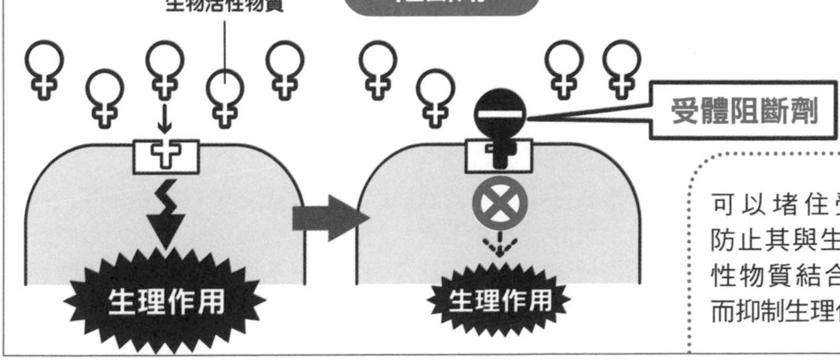
生物活性物質
受體阻斷劑
生理作用
生理作用

可以堵住受體，防止其與生物活性物質結合，進而抑制生理作用。

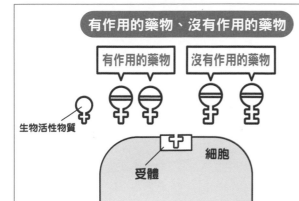

Chapter 序-4

藥物的給藥途徑

選擇易使藥物發揮效果的給藥方式

若希望藥物能發揮作用，就必須讓藥物有效率地抵達目標受體。要是有太多藥物與非目標受體接觸，不僅沒辦法發揮藥效，還有可能出現副作用。因此，選擇適當的**給藥途徑**，提升藥物抵達目標受體的效率，就成了一件重要的事。

藥物的給藥途徑需由該藥物的使用目的（患者的疾病等）、藥物性質（穩定性等）來決定。藥物的給藥途徑大致上可以分成**全身給藥**和**局部給藥**。全身給藥包括內服藥物（錠劑、膠囊、散劑）的**口服給藥**、注射藥物的**血管內給藥**、**皮下給藥**、**肌肉內給藥**、栓劑的**直腸內給藥**等。全身給藥時，藥物會順著血液流至全身，抵達目標器官或組織的受體，發揮作用。另一方面，局部給藥則包括眼藥、鼻藥、吸入藥、皮膚外用藥（藥膏）、一部分的藥布、一部分的栓劑等。局部給藥的藥物會直接讓藥物與目標器官或組織的受體接觸，發揮藥效。確實，比起全身給藥，局部給藥時藥物抵達目標的效率會比較高，但局部給藥只能用在眼、鼻、耳、皮膚等少數身體部位。目前最簡便也最廣為使用的給藥途徑是口服給藥（內服藥）。

口服藥物之所以會分成錠劑、膠囊等多種形式，是為了提升藥效、減少副作用、方便服用、加強服藥感覺嗎？

沒錯。為了讓病患更方便服用、提升藥效，藥廠做了很多努力，開發出各種劑型。

光是錠劑就有很多種類了呢。像是糖衣錠、咀嚼錠等等……。

糖衣錠會用糖衣包裹住苦味或氣味強烈的藥物，讓病患更容易吞下。服用口溶錠時，只需要少量的水或者不需水的幫助，便可讓藥物迅速溶解於口中。其他還包括不會被胃影響，卻能溶解於腸道的腸溶錠、能夠緩慢釋放出有效成分的緩釋錠等等。

全身給藥和局部給藥的給藥途徑

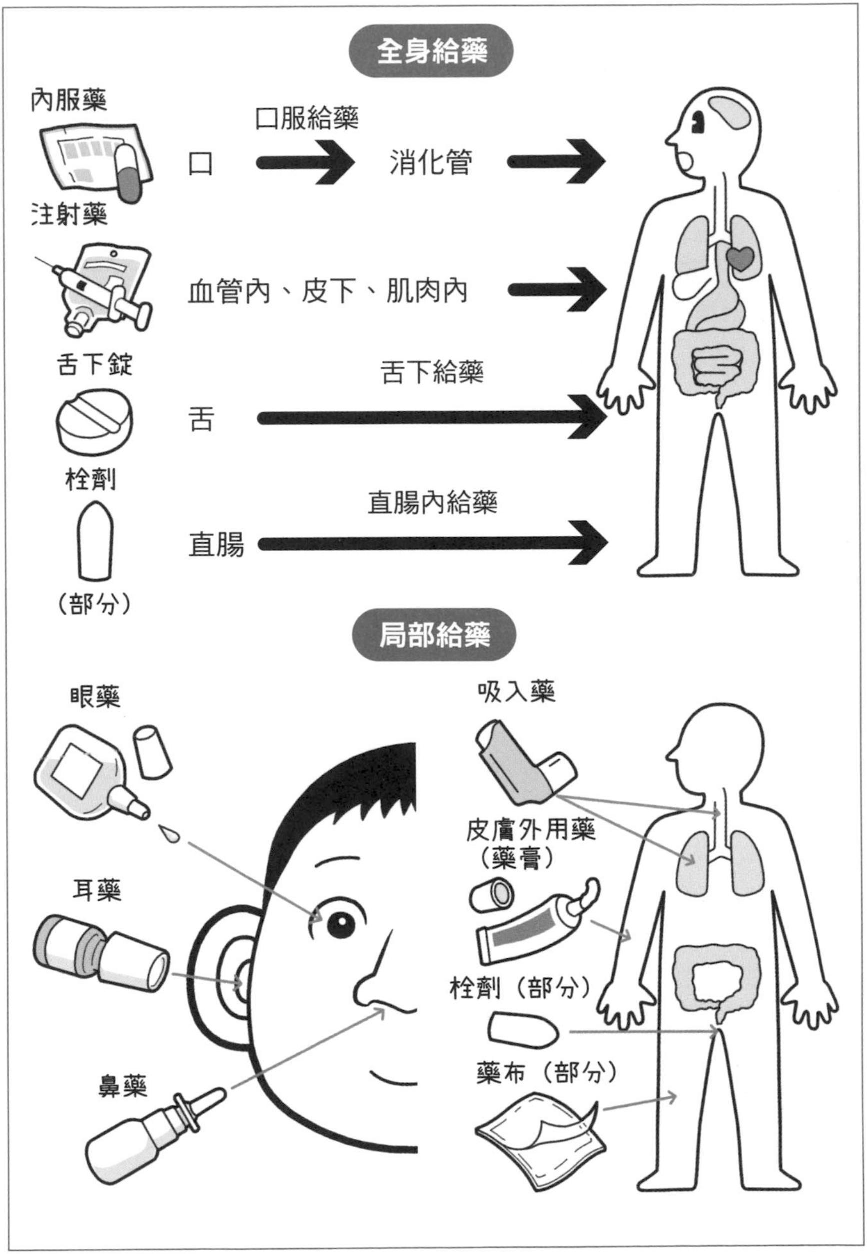
全身給藥
內服藥
口服給藥
口
消化管
注射藥
血管內、皮下、肌肉內
舌下錠
舌下給藥
舌
栓劑
直腸內給藥
直腸
（部分）
局部給藥
眼藥
耳藥
鼻藥
吸入藥
皮膚外用藥
（藥膏）
栓劑（部分）
藥布（部分）

Chapter 序-5

藥物在體內的移動

藥物進入體內後的四個階段

錠劑或膠囊等口服給藥的藥物會溶解在腸液內，再經小腸腸壁的細小突起——絨毛吸收，進入微血管，然後經由肝門靜脈抵達肝臟。在這個過程中，一部分藥物會被小腸腸壁或肝臟分解，剩下的藥物則會在心臟的驅動下，經由血液送往全身（**吸收**）。送往全身的藥物在抵達各器官、組織時，會離開血管，分布於組織中，與受體結合發揮藥效。器官與組織的微血管狀態、藥物與蛋白質之間的結合能力等，會大幅影響藥物的分布狀況（**分布**）。接著，分布於全身的藥物會再被運送至肝臟，於肝臟被轉換成易排出至體外的形式（**代謝**）。最後，轉換形式後的藥物大部分會由腎臟濾出，經尿液排出，一部分則會隨糞便排出，完全從體內消失（**排泄**）。綜上所述，藥物進入體內後會經過①吸收、②分布、③代謝、④排泄四個階段，稱做藥物的「**體內動態**」。

不同種類的藥物，體內動態也不一樣。另外，藥物動態也會因為患者本身狀態（年齡、體重、性別、腎功能、肝功能、是否發燒等）的不同而有很大的差異。要是肝功能或腎功能較差，藥效可能會過強，或者出現較大的副作用。這是因為肝臟代謝藥物或腎臟排泄藥物的效率變差，使藥物停留在體內過久。另外，藥物的體內動態也會受到同時攝取的其他藥物、刺激物（菸、酒）、健康食品等的影響，用藥前請多加注意。

經口服給藥的藥物在進入小腸微血管後，會經由肝門靜脈來到肝臟，並在肝臟初步處理，這個過程稱做首渡效應。

首渡效應？

之所以會先通過肝臟，是因為小腸吸收的物質中，有些物質可能會對身體有不良影響是嗎？

沒錯，肝臟在這裡就是扮演過濾血液的角色。經過肝臟過濾之後，藥物的效果會顯著下降。故在給藥的時候，就必須考慮到首渡效應會失去的用量才行。不過也有些藥廠開發出經肝臟代謝後反而能活化效果的藥物（前驅藥）。

藥物的體內動態

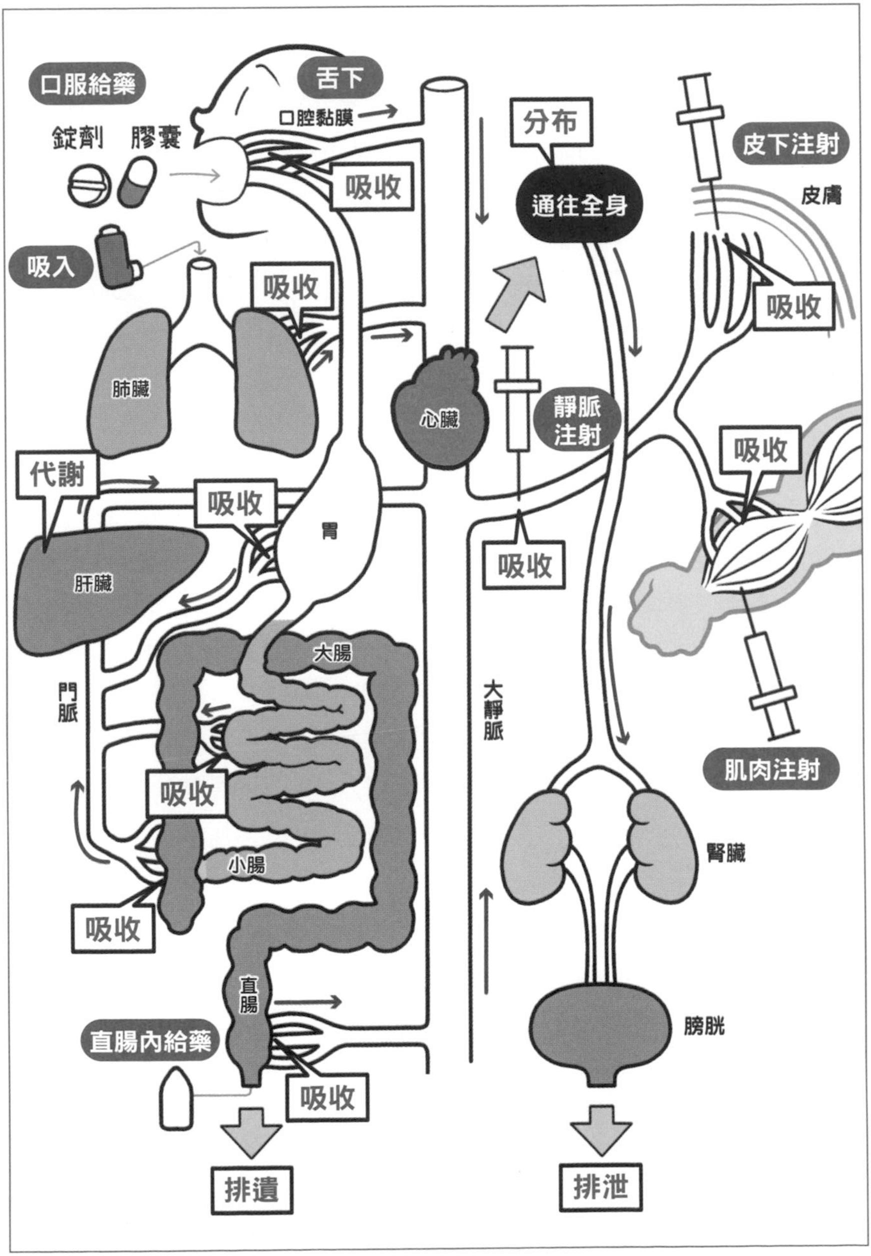

口服給藥
錠劑
膠囊
舌下
口腔黏膜
吸收
吸入
吸收
肺臟
代謝
吸收
肝臟
胃
門脈
大腸
吸收
小腸
吸收
直腸
直腸內給藥
吸收
排遺
心臟
分布
通往全身
靜脈注射
吸收
大靜脈
皮下注射
皮膚
吸收
吸收
肌肉注射
腎臟
膀胱
排泄

Chapter 序-6

神經系統與藥物

許多藥物都是作用在神經系統上

神經系統負責將各式各樣的訊息傳遞至腦或體內各器官組織。許多藥物的作用目標是神經系統，除了「心理與神經系統的藥物」，作用於心血管系統、呼吸系統、消化系統、腎臟與泌尿系統的藥物中，也有不少是作用在這些系統的神經上。因此，瞭解神經系統的相關知識，可以幫助我們理解藥物的作用方式。

神經系統大致上可以分成**中樞神經系統**與**周邊神經系統**。中樞神經系統包括腦與脊髓，是思考、記憶、感情、維持生命的中樞，是相當重要的器官，然而目前我們對大腦尚有很多不瞭解的地方。周邊神經系統則負責將來自各器官、組織的訊息傳達至腦，或者將腦散播出來的訊息傳達至各器官、組織。周邊神經可以依照其運作方式分成**體神經系統**與**自律神經系統**。體神經系統是能依照自己意識控制（運動）的神經系統；自律神經系統則無法由意識控制，但與循環、呼吸、消化，內分泌等系統密切相關。幾乎全身器官、組織都分布有自律神經，自律神經在維持生命功能上，扮演著很重要的角色。自律神經可以分成**交感神經**與**副交感神經**兩種，這兩種神經會同時控制同一個器官或組織，可使器官或組織產生相反的作用。交感神經會讓身體進入「戰鬥狀態」（緊張狀態），副交感神經則會讓身體進入「休息狀態」（放鬆狀態）。

交感神經與副交感神經造成的身體變化

	交感神經優勢時	副交感神經優勢時
瞳孔	放大	縮小
血管	收縮	擴張
心跳數	增加	減少
消化管運動	抑制	促進

全身的交感神經與副交感神經

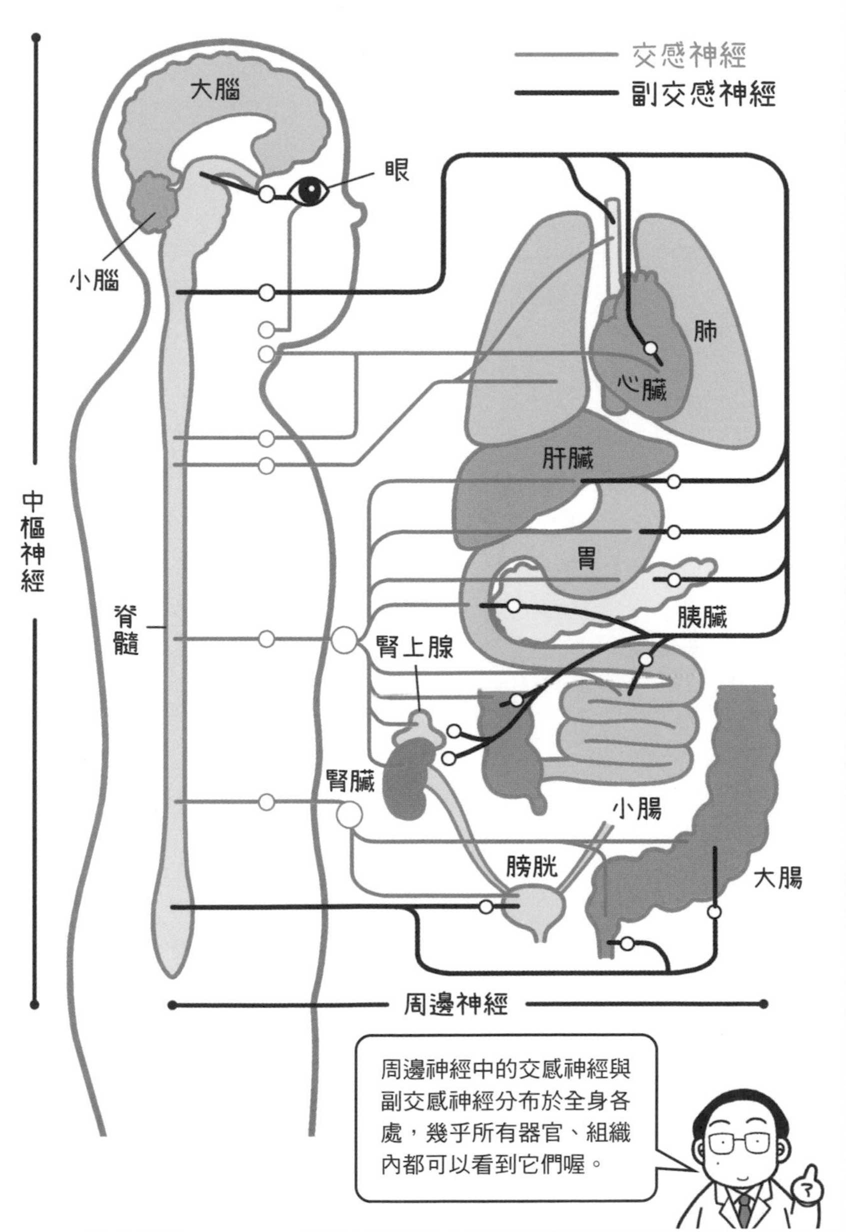
交感神經
副交感神經
大腦
眼
小腦
肺
心臟
肝臟
胃
胰臟
中樞神經
脊髓
腎上腺
腎臟
小腸
膀胱
大腸
周邊神經
周邊神經中的交感神經與副交感神經分布於全身各處，幾乎所有器官、組織內都可以看到它們喔。

神經系統的藥物常作用於突觸間隙

神經由名為神經元的神經細胞所組成。神經細胞可以分成含有大顆細胞核的細胞本體，以及細胞本體周圍的樹突。樹突有許多細長分枝，其中一條特別長的突起稱做軸突（神經纖維）。軸突末端稱做**神經末梢**，可以將訊息傳達給相鄰的神經細胞或是特定的器官、組織。

神經在傳遞訊息時，由細胞本體延伸出來的軸突，會藉由離子的出入，傳遞電位變化（電訊號）。神經末梢和相鄰細胞之間有一道空隙（**突觸間隙**），並非緊密相連。因此，神經末梢並不是直接以電位變化傳遞訊息給相鄰細胞，而是藉由釋放**神經傳導物質**（神經傳遞物）至突觸間隙，神經傳導物質再與相鄰的神經細胞或器官、組織的受體結合，完成訊息的傳遞。

中樞神經（腦）傳遞訊息時，會使用胺基酸〔麩胺酸、γ-胺基酸（GABA）等〕、乙醯膽鹼、多巴胺、正腎上腺素、血清素等做為神經傳導物質。自律神經的交感神經末梢會釋放出正腎上腺素，其受體為**腎上腺素受體**，可以分成**α受體**與**β受體**；另一方面，副交感神經末梢則會釋放出乙醯膽鹼，其受體稱做**乙醯膽鹼受體**（**蕈鹼類受體**）。

作用於神經系統的藥物，可以藉由改變釋放至突觸間隙之神經傳導物質的量，或者直接與受體結合，發揮其藥效。

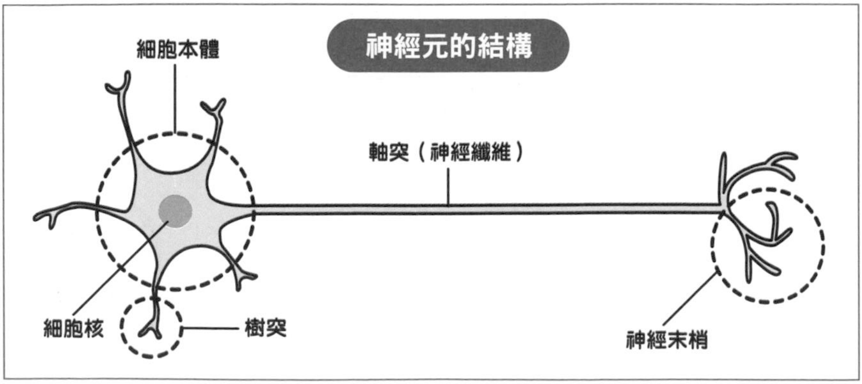

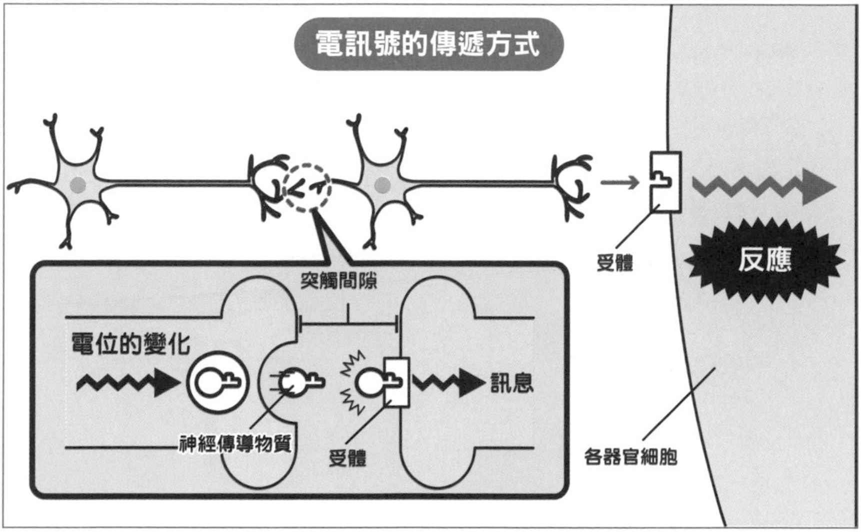

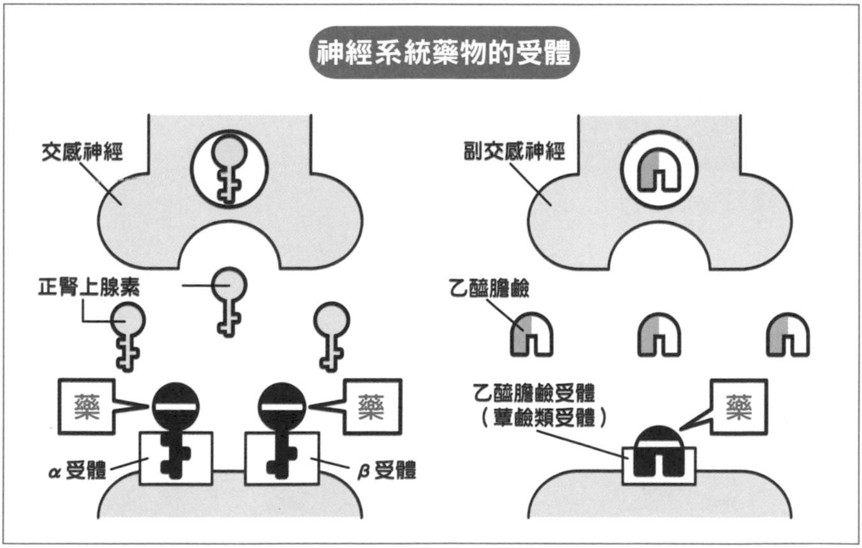

神經元、突觸……啊……頭好痛……。

之後我們會用各種插圖來說明藥物的作用，所以不用擔心！現在只要先學好預備知識即可。

藥物在中樞神經、周邊神經的作用方式

作用於中樞神經的藥物範例

●改變神經傳導物質的量的例子

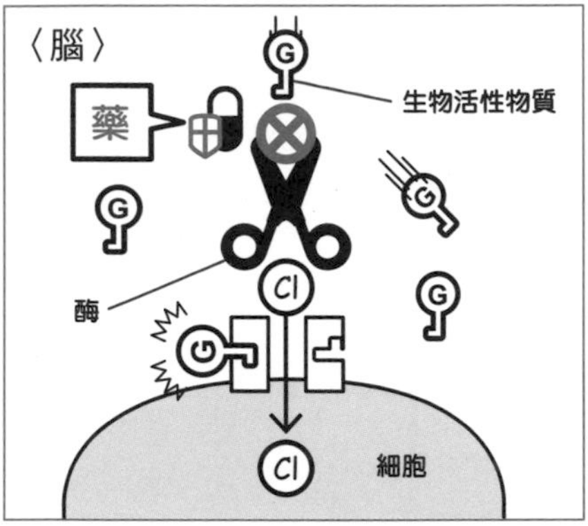

抑制腦中能分解生物活性物質之酶的作用，藉此增加生物活性物質與受體的結合量，發揮藥效的藥物／**File 06**（p.34）

●與受體結合的例子

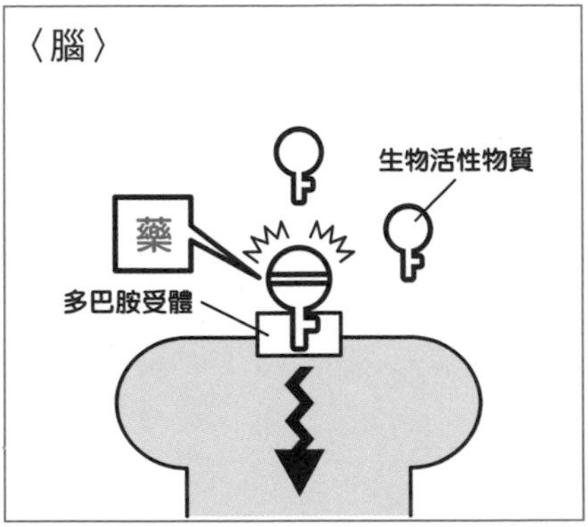

與存在於腦部中樞神經的多巴胺受體結合，刺激神經，發揮藥效的藥物／**File 10**（p.41）

作用於周邊神經的藥物範例

●與受體結合的例子

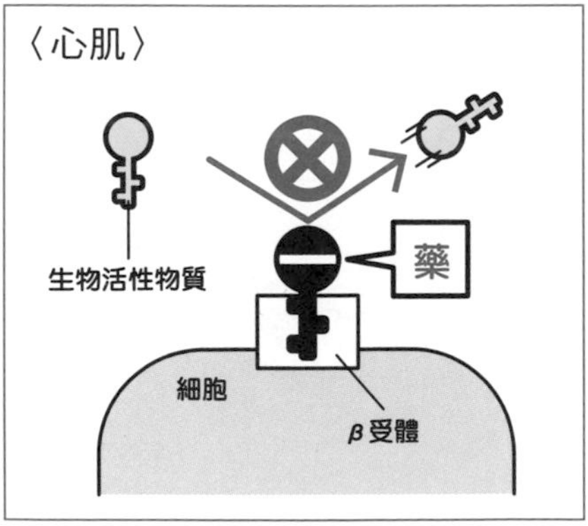

與心肌之交感神經的β受體結合，阻斷其與生物活性物質接觸的藥物／**File 24**（p.67）

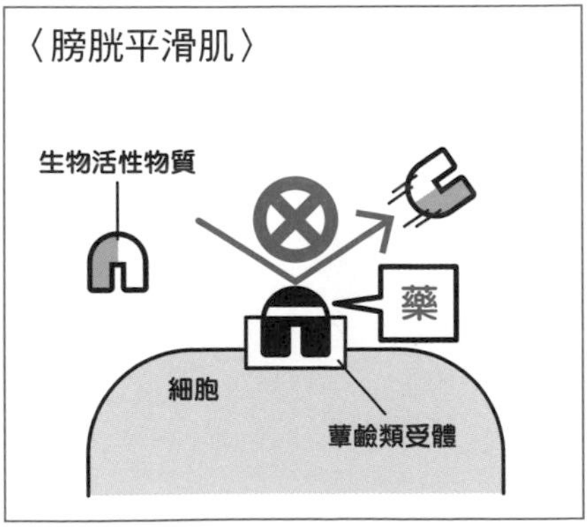

堵住膀胱平滑肌之副交感神經的蕈鹼類受體，阻斷其與生物活性物質接觸的藥物／**File 55**（p.137）

第1章

作用於心理與神經系統的藥物

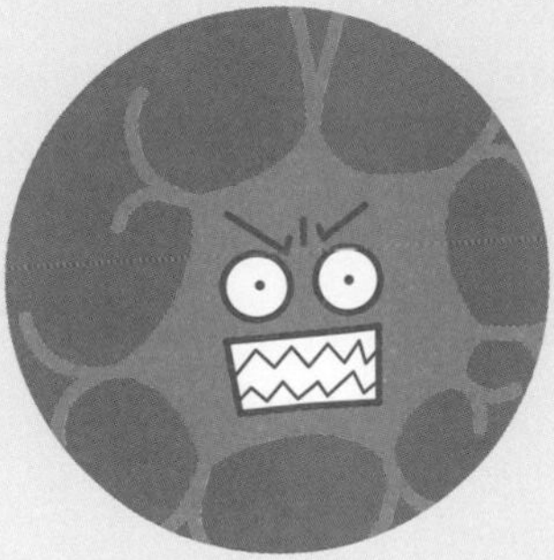

Chapter 1-1

憂鬱症

在日本就有五百萬名患者的「心靈的感冒」

憂鬱症，也稱做**情感障礙**，主要症狀是覺得憂鬱，是一種「心理疾病」。憂鬱症並不罕見，約每十五人中，就有一人在一生中曾得過憂鬱症，也被稱做「心靈的感冒」。常發生於二十多歲與五十多歲的人，有人說女性容易得到憂鬱症，也有人說一絲不苟的人、責任感強的人、性格勤奮的人容易得到憂鬱症。

憂鬱症發病的契機常是突如其來的事件，譬如說考試失敗、失戀、工作上出狀況、轉職、家人去世等。憂鬱症嚴重時甚至會讓人想自殺，也就是有「想要一了百了」的心情。

許多憂鬱症患者會有失眠、食慾不振、全身倦怠、體重減輕等身體症狀，這些症狀常出現於憂鬱症初期。要注意的是，當患者努力想要從痛苦中脫離出來，如果用錯方式「鼓勵」患者、要患者「想開一點」，反而會給患者壓力，而有反效果。

憂鬱症的成因

憂鬱症的成因至今仍不清楚，可能和遺傳有關。目前有許多假說嘗試說明憂鬱症的成因，「**單胺缺乏假說**」便是其中的代表。單胺類物質是腦內的神經傳導物，而「單胺缺乏假說」顧名思義，就是認為「缺乏單胺類物質」會造成憂鬱症。**單胺**類物質包括許多與心理疾病有關的物質，如**血清素**與**正腎上腺素**等神經傳導物質。我們可以想像得到，若是單胺不足，將無法順利傳遞與感情有關的訊息，使個體出現憂鬱症。

這種疾病的藥物作用點

① 增加單胺的量

File 01 憂鬱症是如何發生的？

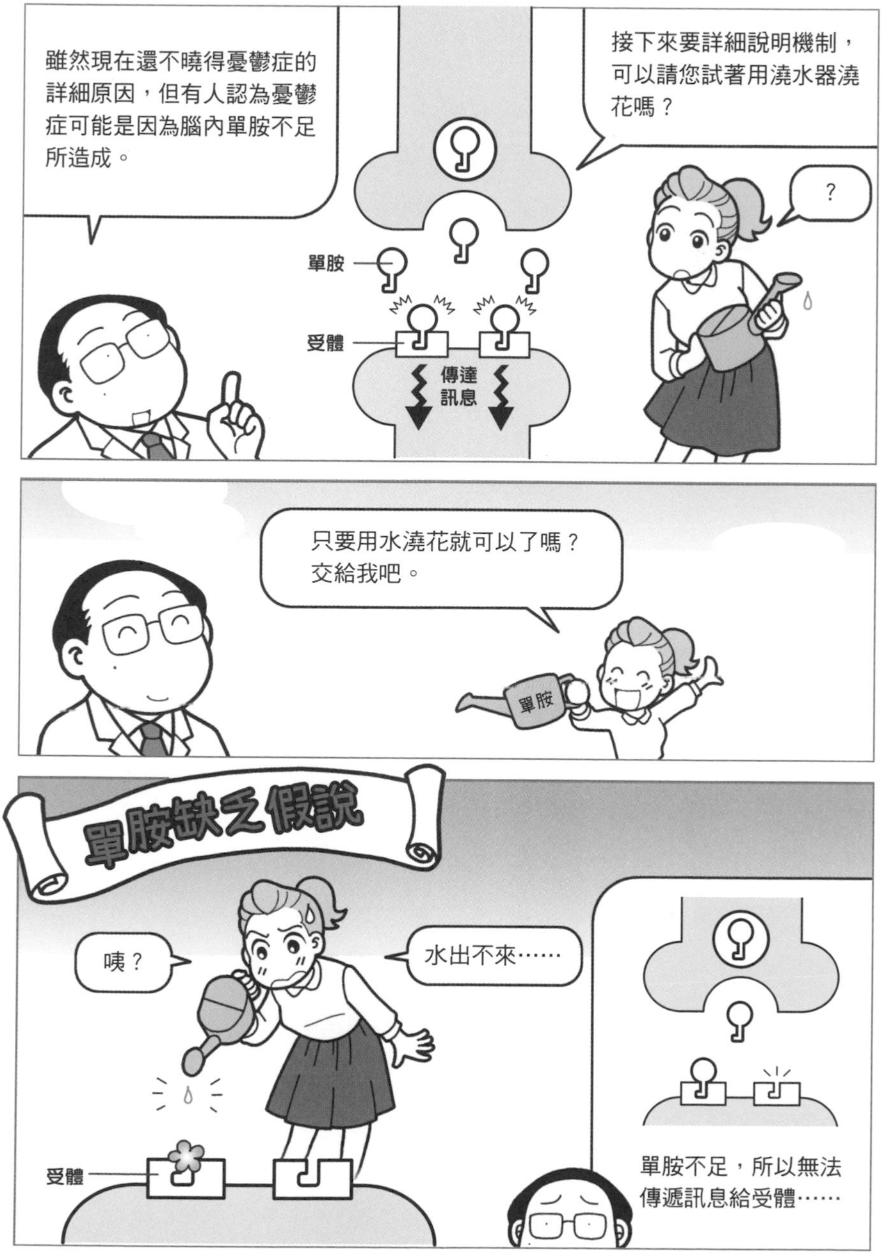
雖然現在還不曉得憂鬱症的詳細原因，但有人認為憂鬱症可能是因為腦內單胺不足所造成。
接下來要詳細說明機制，可以請您試著用澆水器澆花嗎？
？
單胺
受體
傳達訊息
只要用水澆花就可以了嗎？交給我吧。
單胺
單胺缺乏假說
咦？
水出不來……
受體
單胺不足，所以無法傳遞訊息給受體……

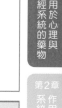

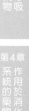

憂鬱症的治療藥物

① 增加單胺的量

單胺再吸收抑制劑（三環抗憂鬱藥、四環抗憂鬱藥）

抑制中樞神經對單胺類物質（血清素與正腎上腺素）的再吸收，提高突觸間隙的單胺物質濃度，刺激神經傳導，發揮抗憂鬱效果。與選擇性血清回收抑制劑（SSRI）相比，較容易出現暈眩、低血壓、口渴、便祕、排尿障礙等副作用。

學名（商品名）：Nortriptyline（腦裡得歛）、Amitriptyline（阿米得普第林）

選擇性血清回收抑制劑（SSRI）[→File 02]

能選擇性地抑制血清素神經對血清素的再吸收，提高突觸間隙的血清素濃度，發揮抗憂鬱效果。副作用較小，治療輕度、中度憂鬱症時，是可選用的藥物之一。

學名（商品名）：Escitalopram（立普能）、Paroxetine（百可舒）、Fluvoxamine（無鬱寧）

正腎上腺素與血清回收抑制劑（SNRI）[→File 02]

能作用於血清素神經、正腎上腺素神經，抑制血清素或正腎上腺素的再吸收，提高這兩種物質在突觸間隙的濃度，發揮抗憂鬱效果。副作用較小，治療輕度、中度憂鬱症時，是可選用的藥物之一。

學名（商品名）：Duloxetine（千憂解）、Venlafaxine（怡諾思）、Milnacipran（鬱思樂）

正腎上腺素及特殊血清素抗鬱劑（NaSSA）[→File 02]

能抑制正腎上腺素神經或血清素神經的突觸前受體發揮作用，促進單胺物質釋出，藉此發揮抗憂鬱效果。是新型抗憂鬱藥，臨床藥效快速。患者的噁心、嘔吐感皆比SSRI還要輕微，卻會出現嗜睡的副作用。

學名（商品名）：Mirtazapine（Reflex、樂活憂）

File 02 選擇性血清回收抑制劑（SSRI）、正腎上腺素與血清回收抑制劑（SNRI）

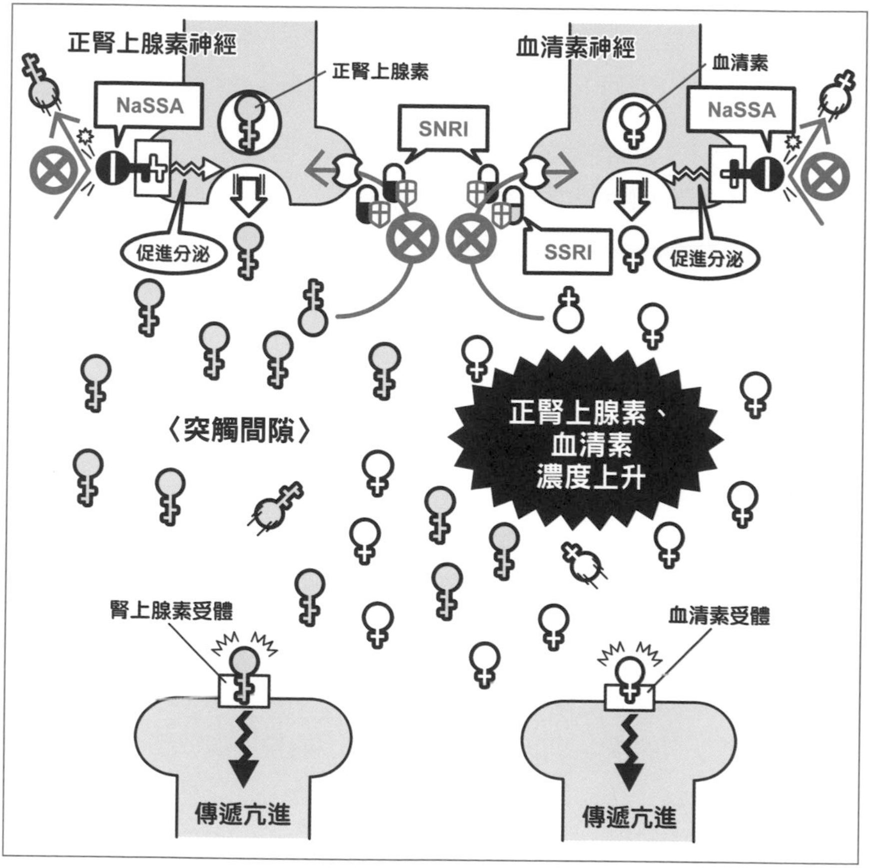

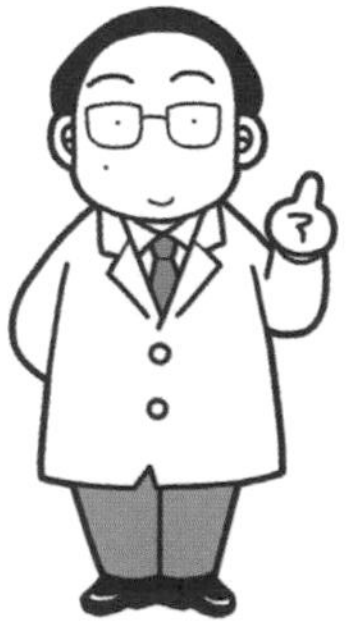

神經傳導物質若沒有和受體結合，會藉由轉運蛋白再回到突觸前端的神經內。這些藥物能抑制神經傳導物質回到神經內，使其在突觸間隙中逐漸累積，以提高與受體結合的機率。

Chapter 1-2

思覺失調症

可分成正性與負性兩種症狀

日本約有六十萬名**思覺失調症**患者*。患者多在十五歲到三十五歲之間發病，進入精神科醫院治療。

思覺失調症的症狀可以分成急性期的**正性症狀**（聽到或看到實際上不存在的聲音或影像，也就是**幻聽**與**幻覺**；相信非真實的事物，也就是**妄想**、精神錯亂等）與慢性期的**負性症狀**（沒有精神、不在乎自己的外表）。急性期時，需注意不要讓病患傷害到自己及他人。患者的工作能力、社交能力、日常生活能力等皆會降低。

思覺失調症的成因

思覺失調症的成因目前尚不明朗，可能因為遺傳、環境變化、家人去世等人生重大事件而發病。思覺失調症的急性期，腦的中腦邊緣系統會分泌過量的**多巴胺**，使大腦的活動過於活躍，讓人看到正常情況下看不見的東西，聽到正常情況下聽不見的東西。

而在接下來的慢性期則相反，大腦的活動變得過於萎靡，使人變得沒有精神、沒有動力。咸認是中腦皮質的多巴胺受到抑制，才產生了負性症狀。當抑制多巴胺的血清素處於優勢，就會產生負性症狀。

這種疾病的藥物作用點

1. 抑制過量多巴胺的作用（急性期）
2. 促進低落的多巴胺作用（慢性期）
3. 抑制血清素的作用，促進多巴胺的作用（慢性期）

*編註：臺灣約有十五萬名患者。

File 03 思覺失調症的致病機制

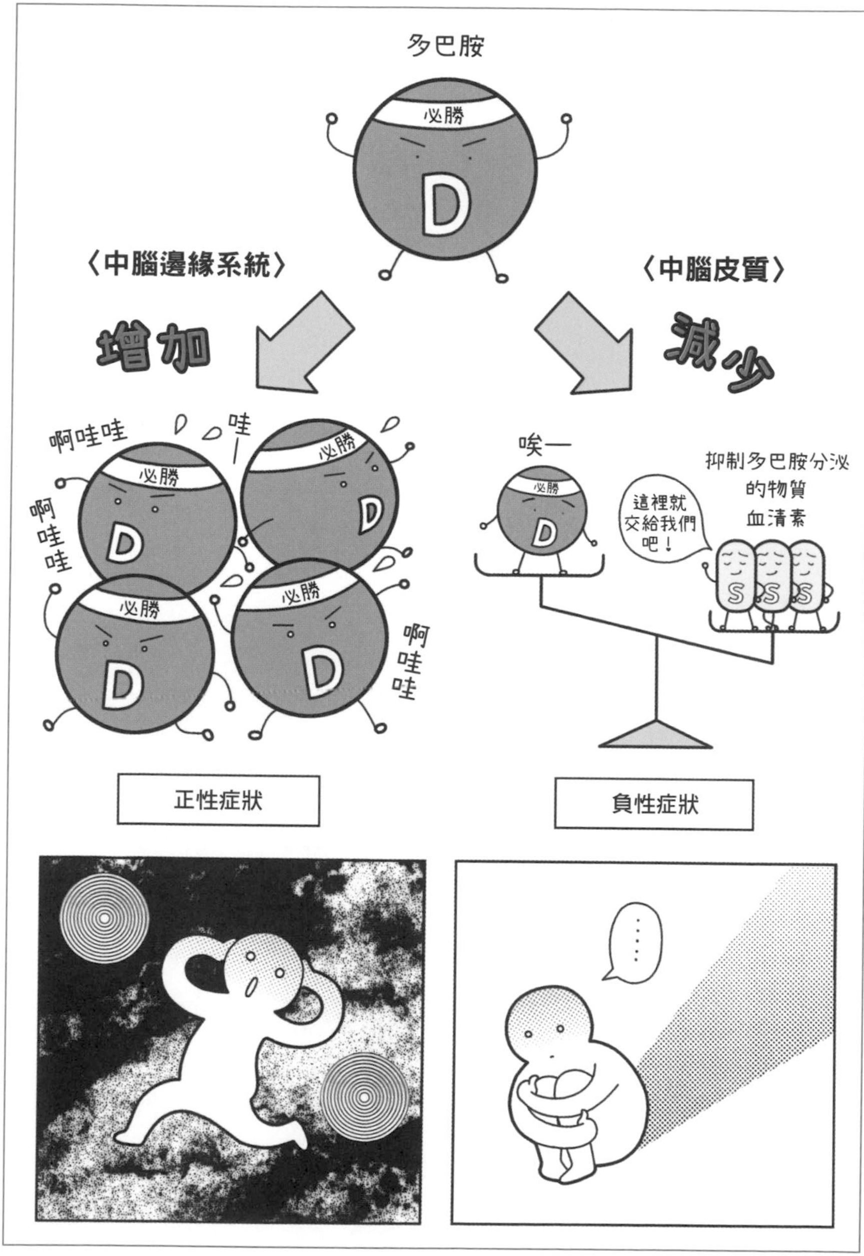

思覺失調症的治療藥物

① 抑制過量多巴胺的作用

多巴胺受體阻斷劑[→File 04]

與腦內的多巴胺受體結合，藉由阻斷受體與多巴胺結合，使過度活躍的多巴胺神經鎮定下來，緩和幻覺、妄想等思覺失調症的正性症狀。多巴胺神經與調整肌肉運動、肌肉緊張的錐體外束神經有關，故當多巴胺受體被阻斷，會出現錐體外症候群（藥劑性帕金森氏症）等副作用。

學名（商品名）：Levohalte Tablets（左美丙嗪、必爾安眠）、Haloperidol（施寧）、Chlorpromazine（穩他眠）

② 促進低落的多巴胺作用

多巴胺系統穩定劑（DPA）[→File 04]

多巴胺神經過於活躍時，這種藥物可以阻斷多巴胺受體；多巴胺神經過於萎靡時，則可做為致效劑發揮藥效。

學名（商品名）：Aripiprazole（安立復）

③ 抑制血清素的作用，促進多巴胺的作用

血清素・多巴胺受體拮抗劑（SDA）[→File 04]

藉由同時阻斷腦內多巴胺受體與血清素受體緩和症狀，可同時改善正性症狀與負性症狀，且錐體外症候群的副作用較輕，故目前是治療思覺失調症的核心藥物。

學名（商品名）：Risperidone（理思必妥）、Paliperidone（思維佳）

多重受體作用抗精神病藥物（MARTA）

藉由阻斷腦內多巴胺受體等多種受體，緩和思覺失調症。

學名（商品名）：Quetiapine（思樂康）、Olanzapine（津普速）

File 04 多巴胺受體阻斷劑、多巴胺系統穩定劑（DPA）、血清素・多巴胺受體拮抗劑（SDA）

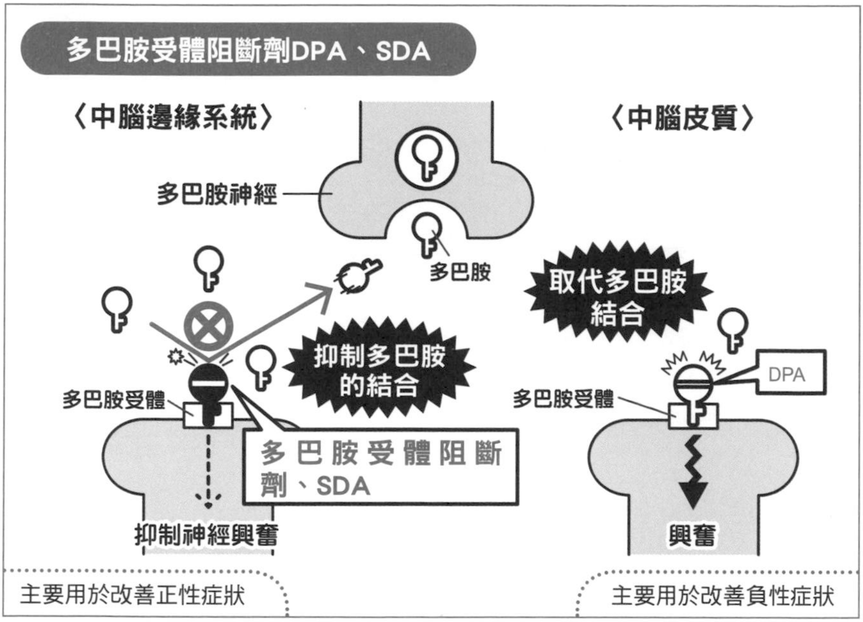
多巴胺受體阻斷劑DPA、SDA
〈中腦邊緣系統〉
〈中腦皮質〉
多巴胺神經
多巴胺
取代多巴胺結合
抑制多巴胺的結合
DPA
多巴胺受體
多巴胺受體
多巴胺受體阻斷劑、SDA
抑制神經興奮
興奮
主要用於改善正性症狀
主要用於改善負性症狀

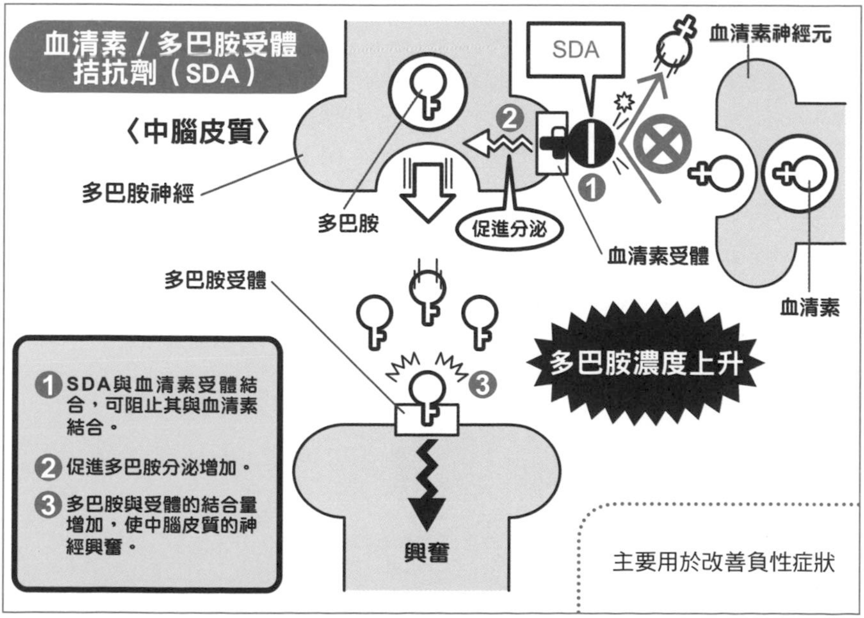
血清素／多巴胺受體拮抗劑（SDA）
〈中腦皮質〉
SDA
血清素神經元
多巴胺神經
多巴胺
促進分泌
血清素受體
多巴胺受體
血清素
多巴胺濃度上升
興奮
❶SDA與血清素受體結合，可阻止其與血清素結合。
❷促進多巴胺分泌增加。
❸多巴胺與受體的結合量增加，使中腦皮質的神經興奮。
主要用於改善負性症狀

Chapter 1-3

癲癇

罹患率1%！最常見的一種神經疾病

癲癇是由多種病因所引起的慢性腦部障礙，可能會導致意識障礙或痙攣發作（**癲癇發作**），而且會多次出現同樣的發作模式。癲癇發作時會產生特殊腦波。與某些急性疾病同時出現的暫時性痙攣，則不屬於癲癇。

癲癇是神經疾病中發生頻率最高的疾病。約一百人就有一人曾出現癲癇症狀。若沒有明顯影響到腦部，通常預後良好。約有70%的癲癇患者在五年後便不再發作。

癲癇的成因

如果腦部神經細胞工作過度，處於過度興奮狀態，便可能會出現不規則放電，產生異常腦波。隨著大腦過度放電部位、過度放電程度的不同，癲癇發作的形式與程度也不一樣。

因大腦特定部位的過度放電而發作，稱做**局部性癲癇發作**；因兩側大腦半球的過度放電而發作，則稱做**全身性癲癇發作**。另外，若因腦血管障礙或頭部外傷等大腦的變化而發作，則稱做**原發性癲癇**；若是原因不明的發作，則稱做**續發性癲癇**。

癲癇的藥物治療多以單方為原則，需要以複方治療的病例較罕見。由於需要長時間服用，故需充分考慮到藥物的副作用與交互作用。許多抗癲癇藥需以血液中濃度為指標來調整用藥量。

((•)) 這種疾病的藥物作用點

1. 抑制神經細胞的過度放電
2. 抑制興奮性的麩胺酸神經系統

File 05 癲癇的致病機制

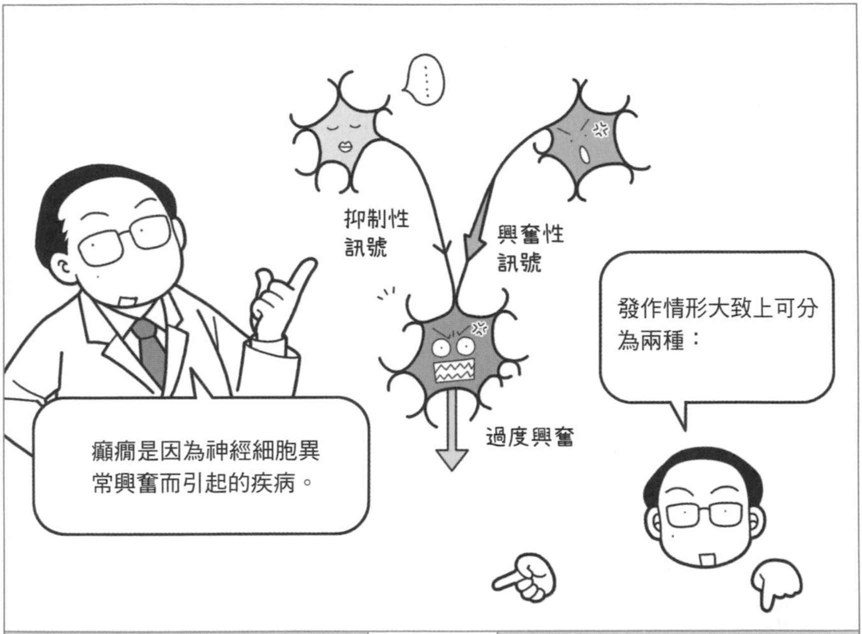

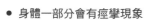

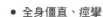

抑制性訊號
興奮性訊號
過度興奮
癲癇是因為神經細胞異常興奮而引起的疾病。
發作情形大致上可分為兩種：

局部性癲癇發作		全身性癲癇發作
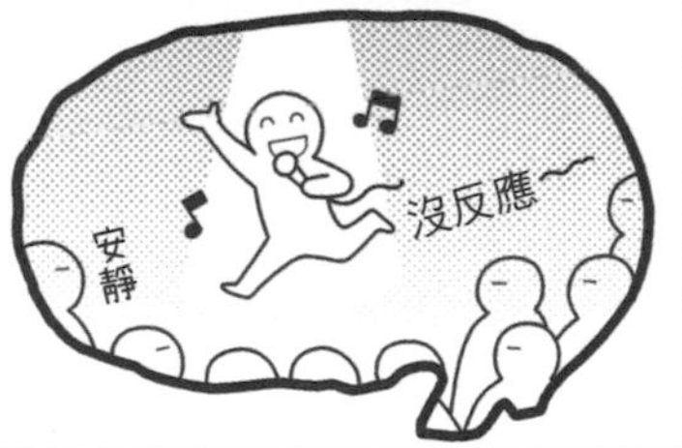安靜 沒反應~~	腦波異常	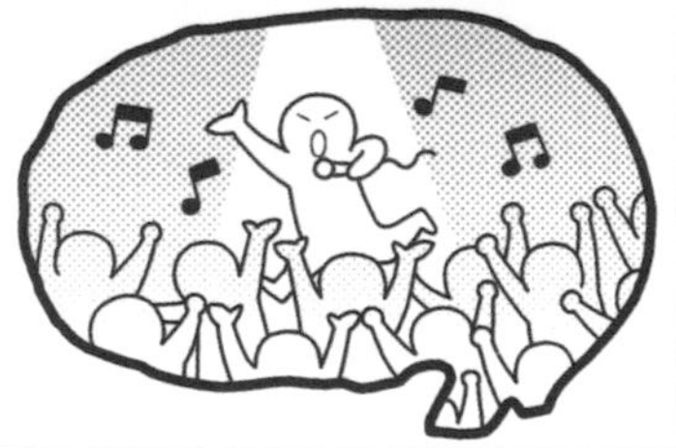
● 身體一部分會有痙攣現象 ● 視覺、聽覺異常 ● 有意識 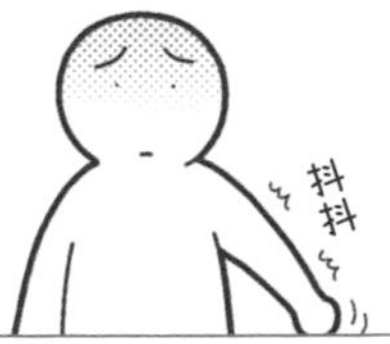抖抖	主要症狀	● 全身僵直、痙攣 ● 失去意識（自己不記得有發作過） 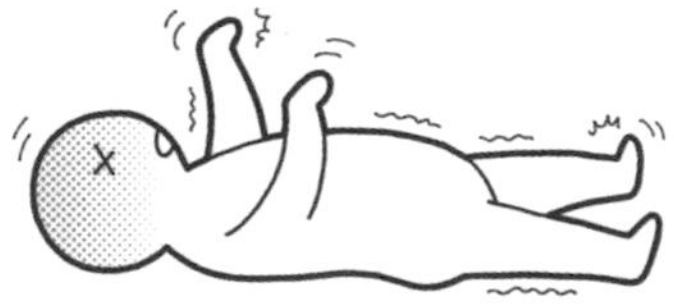

癲癇的治療藥物

❶ 抑制神經細胞的過度放電

丙戊酸鈉（Valproic）[→File 06]

腦內神經傳導物γ-胺基丁酸（GABA）可抑制不安感、鎮靜、催眠。丙戊酸鈉可抑制GABA分解酶功能，提高GABA濃度，發揮藥效，是全身性癲癇發作的第一線用藥。通常會與特定抗生素（碳青黴烯類抗生素）合併使用，降低血液中的濃度。亦可抑制偏頭痛發作。

學名（商品名）：丙戊酸鈉（帝拔癲、Selenica）

苯二氮平類藥物（Benzodiazepines）[→File 14]

苯二氮平類藥物與GABA受體的苯二氮平結合部位結合時，可促使氯離子流入細胞內，藉此發揮藥效。

學名（商品名）：Clonazepam（利福全）

巴比妥類藥物（Barbiturate）

巴比妥藥物與GABA受體的巴比妥酸結合部位結合時，可促使氯離子流入細胞內，藉此發揮藥效。

學名（商品名）：Phenobarbital（Phenobal）

❷ 抑制興奮性的麩胺酸神經系統

卡馬西平（Carbamazepine）[→File 06]

卡馬西平可阻斷神經細胞膜上的興奮型鈉離子通道，藉此發揮藥效。是精神運動性發作（複雜局部性癲癇發作）時的第一線用藥。

學名（商品名）：卡馬西平（癲通）

苯妥英（Phenytoin）[→File 06]

苯妥英可阻斷興奮性神經細胞上的鈉離子通道，藉此阻止癲癇發作。可用於局部性發作、全身性發作的癲癇。若用量稍有改變，血液中的濃度就會出現很大的變化，故用藥時需特別注意。

學名（商品名）：苯妥英（阿雷彼阿慶、避癲／避癇）

Zonisamide[→File 06]

Zonisamide可阻斷興奮性神經細胞上的鈣離子通道與鈉離子通道，藉此發揮作用。可用於局部性發作的癲癇，有效治療多種癲癇發作情形。

學名（商品名）：Zonisamide（Excegran）

加巴噴丁（Gabapentin，新型抗癲癇藥）[→File 07]

加巴噴丁可阻斷興奮性麩胺酸神經的突觸前神經元鈣離子通道，抑制興奮性神經傳導物質釋出。局部性癲癇且其他藥物效果不好時，便可使用。

學名（商品名）：加巴噴丁（Gabapen）

Topiramate（新型抗癲癇藥）[→File 06、File 07]

Topiramate可阻斷興奮性神經末端的鈣離子通道，藉此抑制興奮性神經釋出神經傳導物質。亦可阻斷興奮性神經細胞的鈉離子通道。可用於局部性發作，以及某些全身性發作的癲癇。

學名（商品名）：Topiramate（Topina）

Lamotrigine（新型抗癲癇藥）[→File 06、File 07]

拉模萃津與Topiramate的作用類似，但拉模萃津會造成嚴重的皮膚不良反應，需特別注意。可用於局部性發作，以及某些全身性發作的癲癇。

學名（商品名）：Lamotrigine（樂命達）

Levetiracetam（新型抗癲癇藥）[→File 07]

以新型藥理機制發揮藥效的抗癲癇藥。左乙拉西坦可與神經末端之突觸小泡的蛋白質2A結合，抑制興奮性傳導物質的釋出。可用於局部性發作，以及某些全身性發作的癲癇。

學名（商品名）：Levetiracetam（優閒）

File 06 丙戊酸、卡馬西平、苯妥英、Zonisamide、Topiramate、Lamotrigine

丙戊酸

〈抑制神經細胞〉

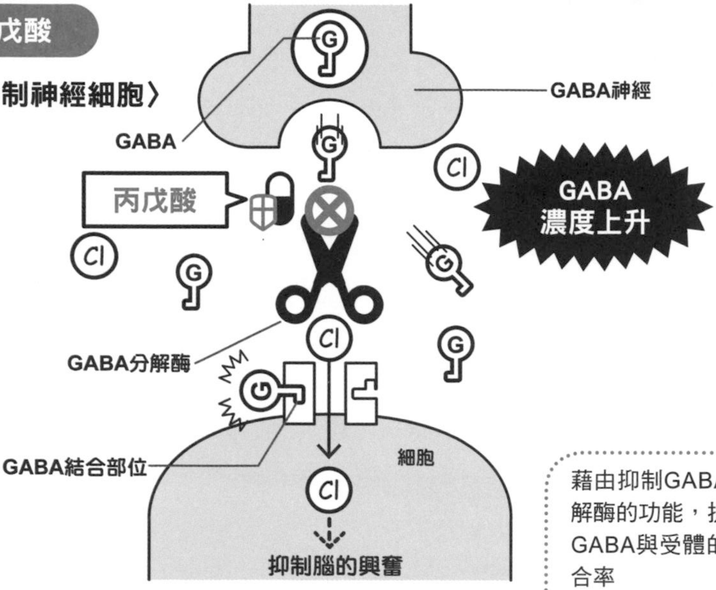
GABA神經
GABA
GABA
濃度上升
丙戊酸
GABA分解酶
GABA結合部位
細胞
抑制腦的興奮

藉由抑制GABA分解酶的功能，提高GABA與受體的結合率

卡馬西平、苯妥英、Zonisamide、Topiramate、Lamotrigine

〈興奮型神經〉

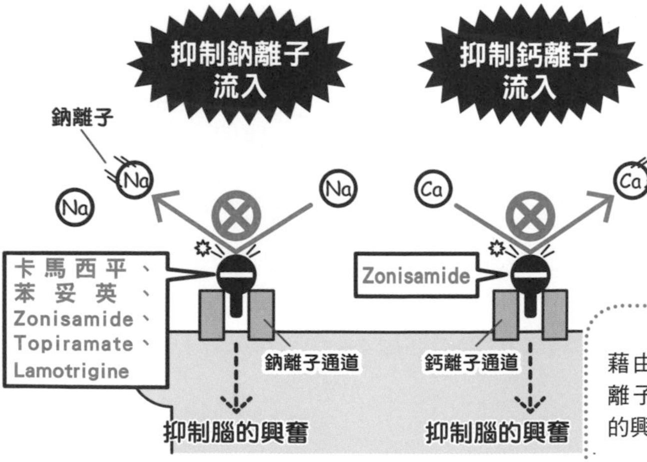
抑制鈉離子
流入
抑制鈣離子
流入
鈉離子
鈣離子
卡馬西平、
苯妥英、
Zonisamide、
Topiramate、
Lamotrigine
Zonisamide
鈉離子通道
鈣離子通道
抑制腦的興奮
抑制腦的興奮

藉由堵住興奮型鈉離子通道，抑制腦的興奮

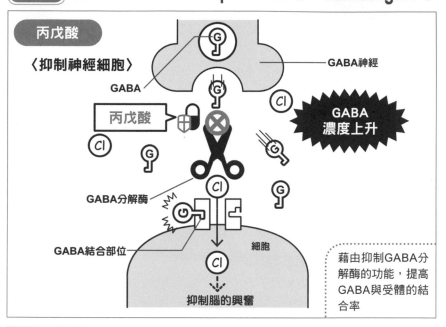

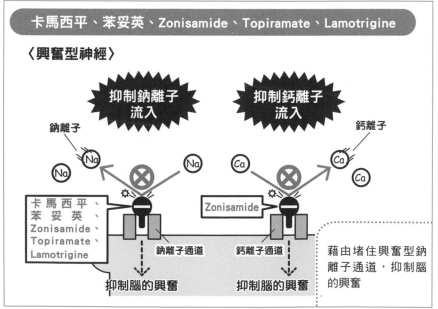

File 07 加巴噴丁 Ⓘ、Topiramate Ⓘ、Lamotrigine Ⓘ、Levetiracetam ㊷

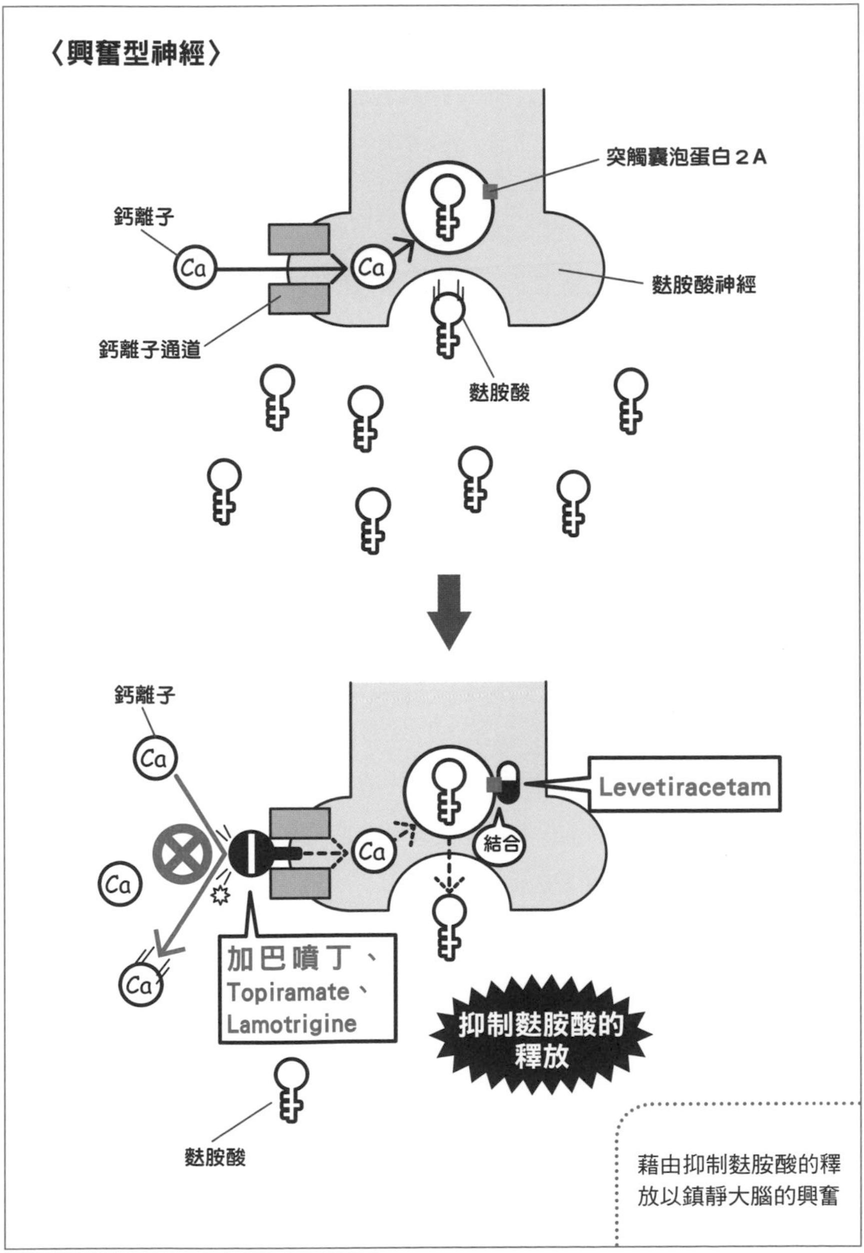
〈興奮型神經〉
突觸囊泡蛋白２A
鈣離子
Ca
Ca
麩胺酸神經
鈣離子通道
麩胺酸
鈣離子
Ca
Levetiracetam
Ca
結合
Ca
加巴噴丁、
Topiramate、
Lamotrigine
Ca
抑制麩胺酸的
釋放
麩胺酸
藉由抑制麩胺酸的釋
放以鎮靜大腦的興奮

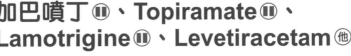

Chapter 1-4

帕金森氏症

安靜狀態會出現顫抖現象，特徵是步行障礙、動作僵硬等

第一個紀錄這種疾病的人，是英國醫師詹姆士．帕金森，故依他的名字命名為**帕金森氏症**。一般會在五十歲以後發病，年紀越大，發病的機率也越高。日本約一千人中就有一個人會得到這種病。

特徵症狀包括安靜狀態下的**震顫**（上肢、下肢、嘴巴周圍顫抖）、**肌肉僵硬**、**動作緩慢**或無動作（自發性運動減少、運動開始時間遲緩）、**姿勢異常**或步行障礙（前屈姿勢、小步前進、突進現象）等。隨著病情的發展，認知功能也可能會出現障礙。

帕金森氏症的成因

由腦部發出與運動相關的命令，會經由錐體束或錐體外束抵達全身各處。其中，錐體外束神經負責讓運動的動作流暢。**錐體外束神經**異常時，便會導致帕金森氏症。

具體來說，當錐體外束神經中，腦內**黑質紋狀體**的多巴胺神經變性、脫落時，帕金森氏症便會發病。多巴胺神經中含有保持身體姿勢與步行的必要訊息，當多巴胺神經功能降低，便會發生運動障礙。

神經變性或脫落的原因目前尚未明朗，但當多巴胺神經變性、脫落，膽鹼刺激型神經便會處於優勢，再加上其他不同的原因，造成帕金森氏症發病。

這種疾病的藥物作用點

1. **提高多巴胺神經功能**
2. **抑制膽鹼刺激型神經的功能，使之與多巴胺神經的平衡正常化**

*編註：臺灣的發生率約占65歲以上老年人口的1～2%。

File 08 帕金森氏症的發病示意圖

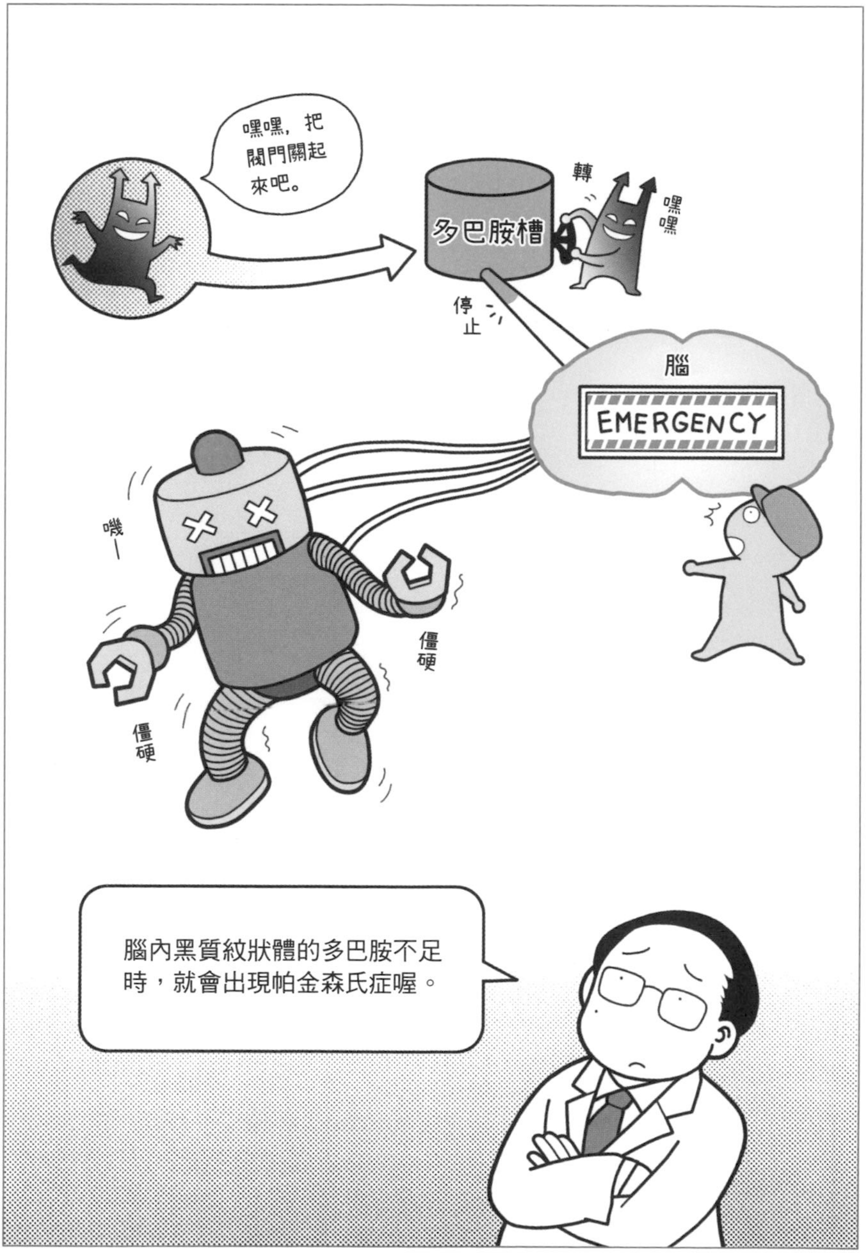
嘿嘿，把
閥門關起
來吧。
多巴胺槽
轉
嘿
嘿
停
止
腦
EMERGENCY
嘰—
僵硬
僵硬
腦內黑質紋狀體的多巴胺不足
時，就會出現帕金森氏症喔。

帕金森氏症的治療藥物

① 提高多巴胺神經功能

左旋多巴[→File 09]

我們沒辦法直接將多巴胺打至腦內，但可適量補充多巴胺的前驅物，提高腦內多巴胺的量。代表性藥物就是左旋多巴。左旋多巴進入腦部後，會被酶修飾、轉換成多巴胺，提高多巴胺神經的功能，發揮其藥效。對於無動作、肌僵硬等症狀特別有效，卻會有噁心、嘔吐、幻覺、興奮等副作用。

學名（商品名）：左旋多巴（Levodopa, Dopaston）

COMT抑制劑（Catechol-O-methyl transferase inhibitor）[→File 09]

COMT抑制劑可抑制神經末梢的左旋多巴代謝酶（COMT），藉此增加腦內左旋多巴的量。可以改善帕金森氏症進行期患者的日常症狀。主要的副作用包括因左旋多巴的增加而造成的噁心、嘔吐，還會使尿液呈現褐色。

學名（商品名）：Entacapone（諾康停）

多巴胺釋出促進劑

多巴胺釋出促進劑可促進多巴胺神經末梢釋出多巴胺，或者抑制再吸收多巴胺，藉此發揮藥效。亦可用於治療A型流感。

學名（商品名）：Amantadine（Symmetrel）

多巴胺代謝刺激藥

作用機制尚不明確，但一般認為這類藥物應可促進多巴胺合成，或者抑制多巴胺代謝酶（單胺氧化酶B：MAO-B）的作用。從以前就被用做抗癲癇藥物，後來發現亦有改善帕金森氏症的作用，故也做為帕金森氏症的治療藥物上市。

學名（商品名）：Zonisamide（Trerief）

MAO-B抑制劑[→File 09]

可抑制多巴胺代謝酶（MAO-B）的作用，藉此發揮藥效。另外，也有抑制多巴胺再吸收的作用，提高身體利用多巴胺的效率。但是Selegiline具有類似安非他命的結構，為毒品的原料之一，故受到嚴格管制。

學名（商品名）：Selegiline（FP-OD）、Rasagiline Mesylate（雷沙吉蘭）

多巴胺受體致效劑[→File 10]

雖然帕金森氏症患者的多巴胺神經有變性，多巴胺受體卻仍維持原狀。多巴胺受體致效劑可以代替多巴胺，刺激受體以發揮藥效。對於沒有痴呆症狀的七十至七十五歲患者而言，這是第一線用藥。副作用包括噁心、食慾不振等消化系統的不適（麥角鹼類藥物）與嗜睡（非麥角鹼類藥物）。

學名（商品名）：Pramipexole（森福羅、樂伯克）、Ropinirole（力必平）、Rotigotine（紐普洛）

② 抑制膽鹼刺激型神經的功能，使之與多巴胺神經的平衡正常化

抗膽鹼藥[→File 10]

帕金森氏症患者的膽鹼刺激型神經會處於相對優勢的狀態。抗膽鹼藥可以阻斷乙醯膽鹼受體（蕈鹼類受體），發揮其抗膽鹼作用，使多巴胺神經與膽鹼刺激型神經的平衡正常化。對於震顫等初期症狀特別有效。要注意的是，抗膽鹼藥會有口渴、便祕、青光眼惡化、尿道阻塞等副作用。

學名（商品名）：Biperiden（安易能）、Trihexyphenidyl hydrochloride（阿丹）

File 09 左旋多巴㊀、COMT抑制劑✂、MAO-B抑制劑✂

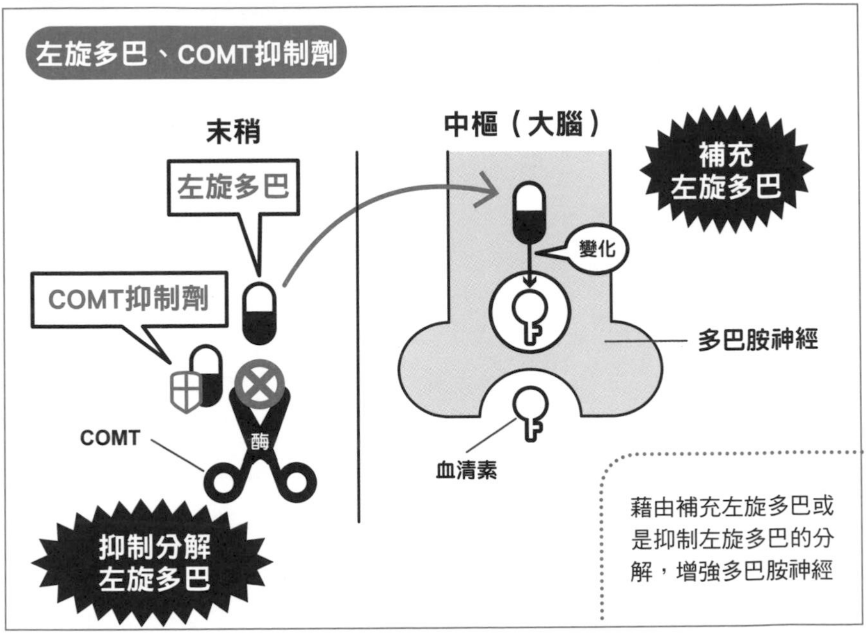

左旋多巴、COMT抑制劑
末稍
中樞（大腦）
補充
左旋多巴
左旋多巴
變化
COMT抑制劑
多巴胺神經
酶
COMT
血清素
抑制分解
左旋多巴

藉由補充左旋多巴或是抑制左旋多巴的分解，增強多巴胺神經

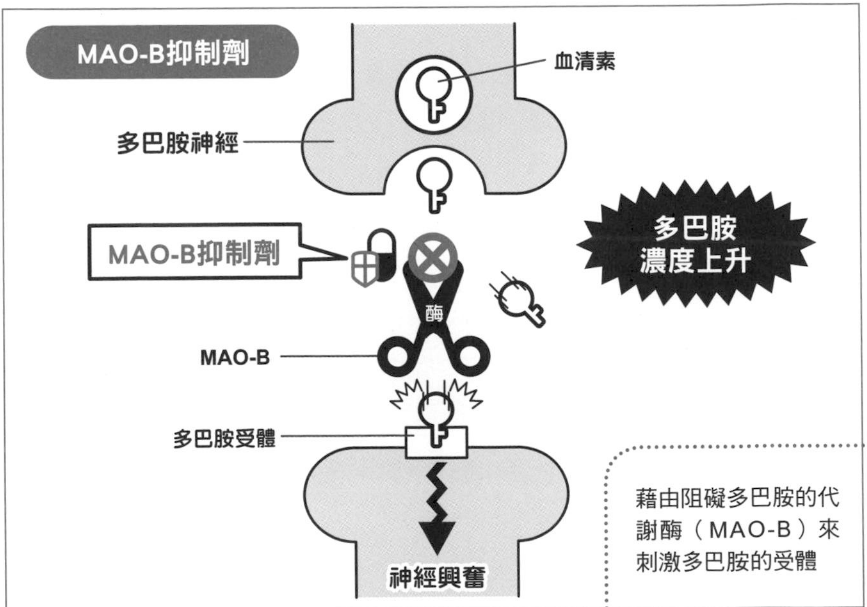

MAO-B抑制劑
血清素
多巴胺神經
多巴胺
濃度上升
MAO-B抑制劑
酶
MAO-B
多巴胺受體
神經興奮

藉由阻礙多巴胺的代謝酶（MAO-B）來刺激多巴胺的受體

File 10 多巴胺受體致效劑⊕、抗膽鹼藥⊕

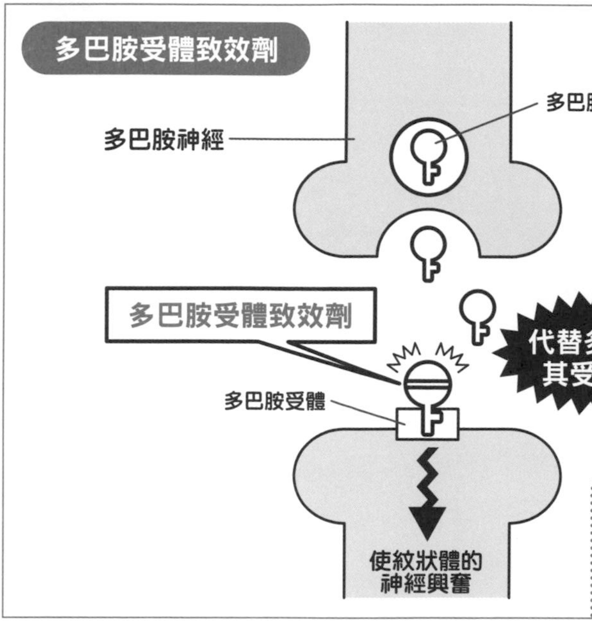
多巴胺受體致效劑
多巴胺
多巴胺神經
多巴胺受體致效劑
代替多巴胺與其受體結合
多巴胺受體
使紋狀體的神經興奮

代替分泌量不足的多巴胺與其受體結合，使多巴胺神經興奮，改善症狀

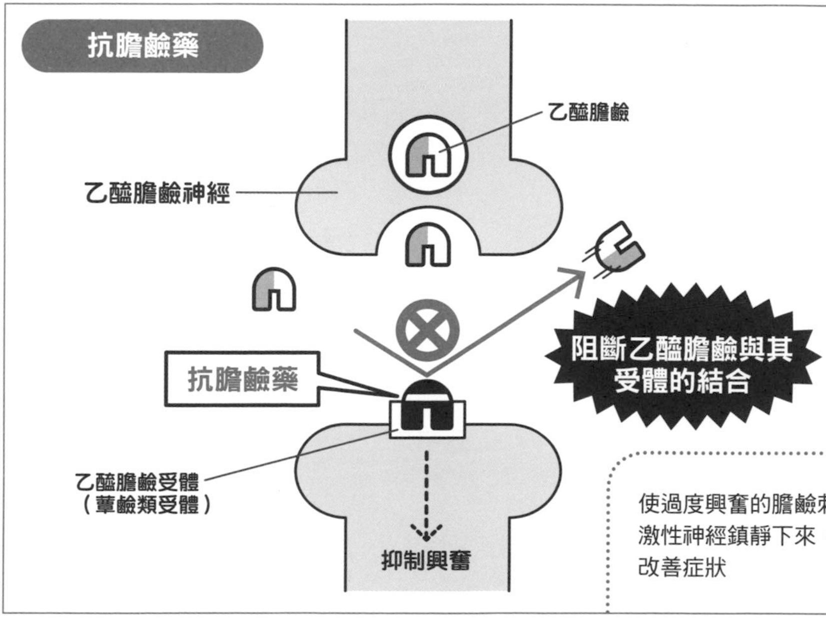
抗膽鹼藥
乙醯膽鹼
乙醯膽鹼神經
抗膽鹼藥
阻斷乙醯膽鹼與其受體的結合
乙醯膽鹼受體（蕈鹼類受體）
抑制興奮

使過度興奮的膽鹼刺激性神經鎮靜下來，改善症狀

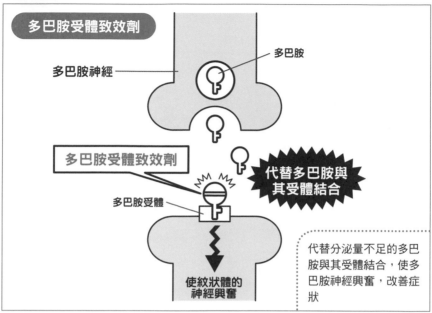

Chapter 1-5

阿茲海默症

腦部萎縮、人格改變、智力與運動能力下降

阿茲海默症是患者數最多的神經變性疾病，患者的大腦皮質會逐漸萎縮，變得越來越小，但目前成因並不明確。過去有不少人因為腦梗塞而出現失智症的後遺症，近年來則因為高齡化使阿茲海默症患者顯著增加，形成很大的社會問題。德國的精神科醫師，愛羅斯・阿茲海默首次記錄了這種疾病，便以他的名字做為病名。

阿茲海默症的病患本人通常不會意識到自己有這種疾病，也不會自覺到自己身體狀況有問題，不會發覺自己的**記憶力下降**。初期症狀包括忘記東西、記憶力下降、妄想別人偷走自己的東西、出現憂鬱狀態，隨著疾病的進展，會陸續出現認知功能障礙、四處徘徊等異常行動、運動功能障礙、臥床不起的狀況。

阿茲海默症的成因

阿茲海默症患者的大腦中，掌管記憶的海馬迴區域的**乙醯膽鹼**明顯較正常人少。這是因為腦中累積了許多**β澱粉樣蛋白**這種蛋白質，使神經細胞陸續死亡。而β澱粉樣蛋白的累積，會使病患出現**老年斑塊**，是阿茲海默症的一大特徵。另一個原因則是腦內麩胺酸受體（N-methyl-D-aspartate, NMDA受體）過度興奮。失智症患者腦部的突觸間隙內會一直維持著高濃度的麩胺酸，使NMDA受體一直處於過渡活性化的狀態。而NMDA受體的過度興奮會使神經細胞死亡，造成記憶或學習障礙。

這種疾病的藥物作用點

1. 增加乙醯膽鹼的量
2. 抑制過度興奮的NMDA受體

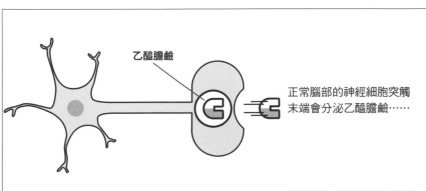

File 11 阿茲海默症的致病機制

阿茲海默症患者大腦

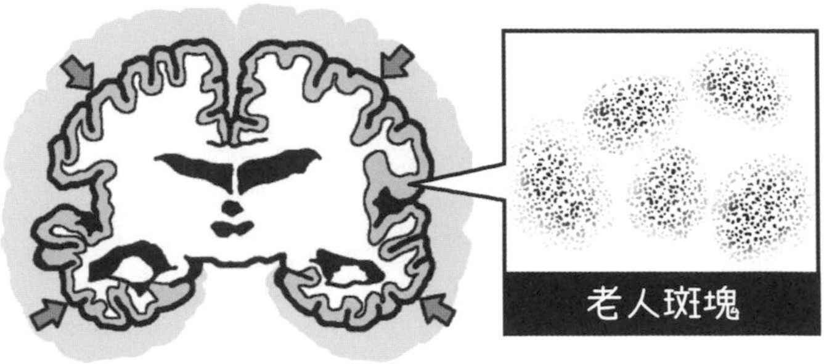

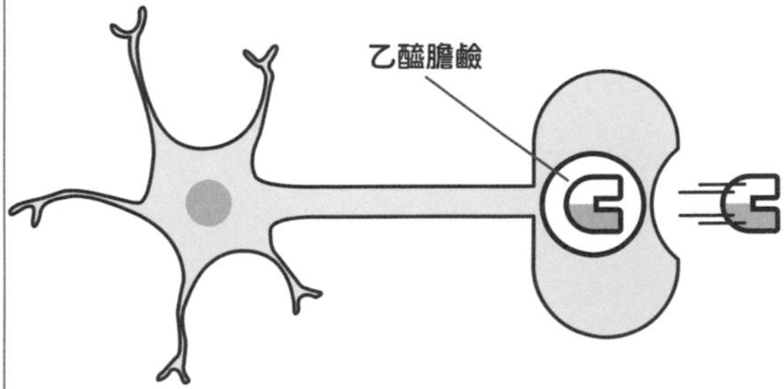

正常腦部的神經細胞突觸末端會分泌乙醯膽鹼……

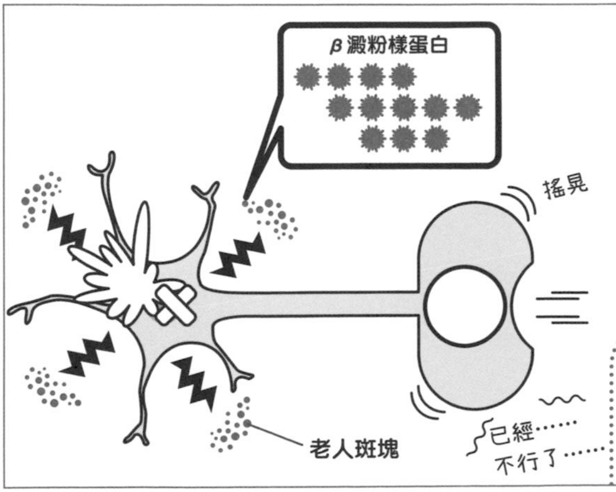

老人斑塊（由β澱粉樣蛋白聚集而成）會引起神經細胞障礙。受損的神經細胞會變性、消失，再也無法分泌乙醯膽鹼。

若出現大量老人斑塊，就表示腦神經細胞總量大幅減少，使個體出現阿茲海默症

阿茲海默症的治療藥物

① 增加乙醯膽鹼的量

乙醯膽鹼酶抑制劑[→File 12]

乙醯膽鹼酶與丁醯膽鹼酶等酶，皆可分解乙醯膽鹼，而乙醯膽鹼酶抑制劑可以抑制這些酶的功能，提高神經細胞接收到的乙醯膽鹼數量，延緩失智的情況。

可分為錠劑、口腔內崩解錠、細粒、口服果凍、貼布等，可依照患者的吞嚥功能、認知功能，選擇適當的劑型。需注意的是，這種藥物會有抑制心臟功能、造成消化道潰瘍的副作用。

學名（商品名）：Donepezil（愛憶欣）、Galanthamine（利憶靈）

② 抑制過度興奮的NMDA受體

NMDA（N-methyl-D-aspartate）受體拮抗劑[→File 12]

麩胺酸與腦內NMDA受體結合後，會打開鈣離子通道，使鈣離子流入神經細胞，對神經細胞造成很大的傷害。NMDA受體拮抗劑可以部分性地阻斷鈣離子通道，減少鈣離子的流入量。最後可以減少神經細胞的死亡數量，延緩記憶力退化、學習能力退化的問題。

可以用在中度或高度失智症患者身上，也可以和乙醯膽鹼酶抑制劑併用。

學名（商品名）：Memantine（Memary）

File 12 乙醯膽鹼酶抑制劑、NMDA受體拮抗劑

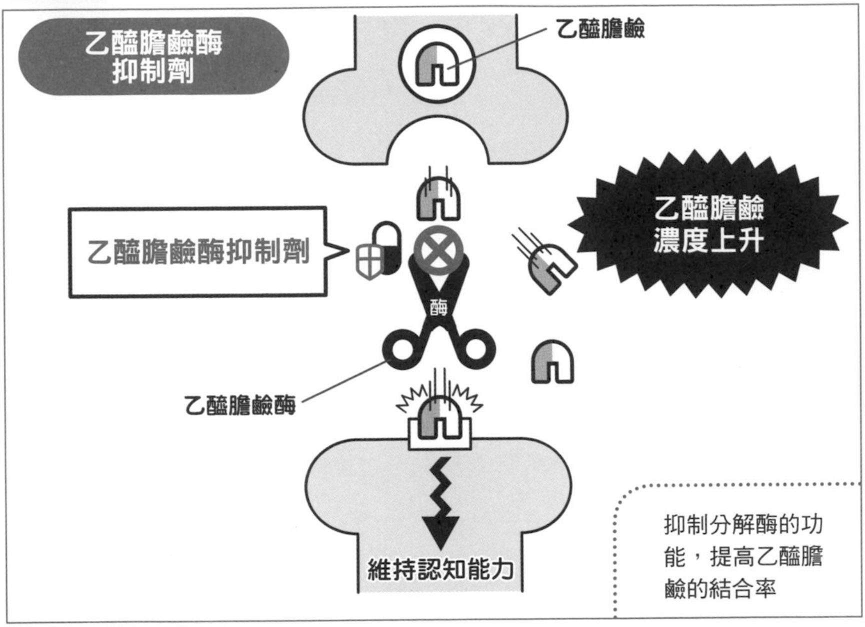
乙醯膽鹼酶
抑制劑
乙醯膽鹼
乙醯膽鹼酶抑制劑
乙醯膽鹼
濃度上升
酶
乙醯膽鹼酶
維持認知能力
抑制分解酶的功能，提高乙醯膽鹼的結合率

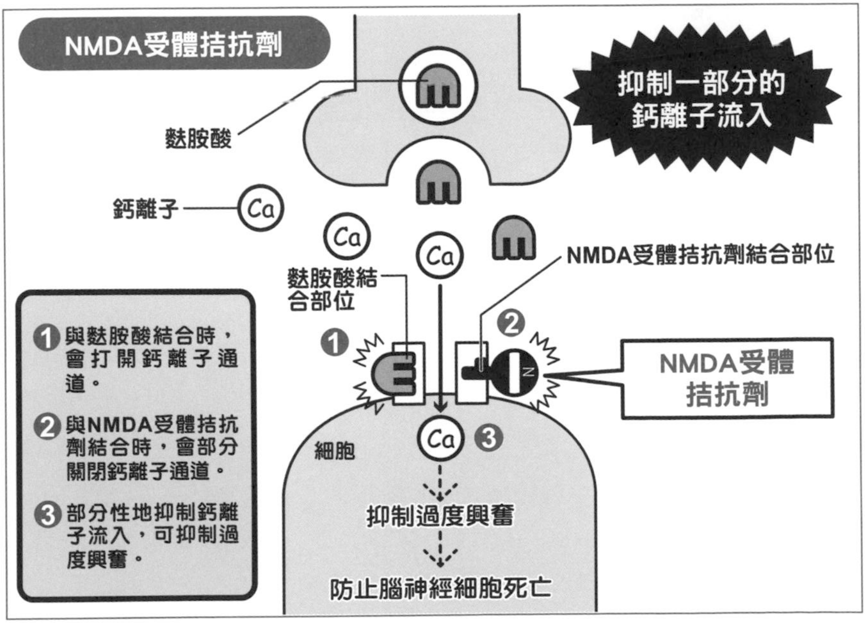
NMDA受體拮抗劑
麩胺酸
抑制一部分的
鈣離子流入
鈣離子
Ca
麩胺酸結
合部位
NMDA受體拮抗劑結合部位
NMDA受體
拮抗劑
細胞
抑制過度興奮
防止腦神經細胞死亡
1 與麩胺酸結合時，會打開鈣離子通道。
2 與NMDA受體拮抗劑結合時，會部分關閉鈣離子通道。
3 部分性地抑制鈣離子流入，可抑制過度興奮。

Chapter 1-6

失眠症

失眠連續一個月以上、妨礙到日常生活

日本的成人中，每五個人就有一個人有失眠情形。失眠情況在中年以後的族群中急遽增加，特別是有女性偏多的傾向。失眠會使人們在白天時想睡，注意力、工作能力低落，還可能會影響到日常生活。要是失眠情況持續一個月以上，便會被視為疾病。

失眠症可以依照症狀分為：①**入睡困難型失眠**（從就寢到入眠所花費的時間很長，不容易入眠）、②**睡眠中斷型失眠**（入眠後到隔天早上起床前會醒來數次）、③**早起型失眠**（比平常起床時間還要早兩個小時醒來，之後無法再度入眠）、④**熟睡障礙**（雖然睡眠時間充分，卻沒有熟睡感）。

失眠症的成因

失眠症可能由多種原因引起，除了因為時差或工作時間不規律所造成的**生理性失眠**，還包括因為緊張或壓力而造成的**心理性失眠**；因為疼痛、發燒、發癢等**身體不適造成的失眠**；因為憂鬱症或思覺失調症等**精神疾病造成的失眠**；因為咖啡或茶等含有咖啡因之**刺激物造成的失眠**。以上因素會使大腦神經清醒，不容易入眠，就算睡著也會馬上醒來。

這種疾病的藥物作用點

1. 活化GABA神經，抑制大腦醒過來
2. 藉由刺激褪黑激素受體以調整睡眠—清醒節奏
3. 藉由阻礙下視丘泌素受體以誘導睡眠
4. 藉由阻礙組織胺受體，令人鎮靜

*編註：臺灣為每十個人有一人。

File 13
失眠症的五種原因

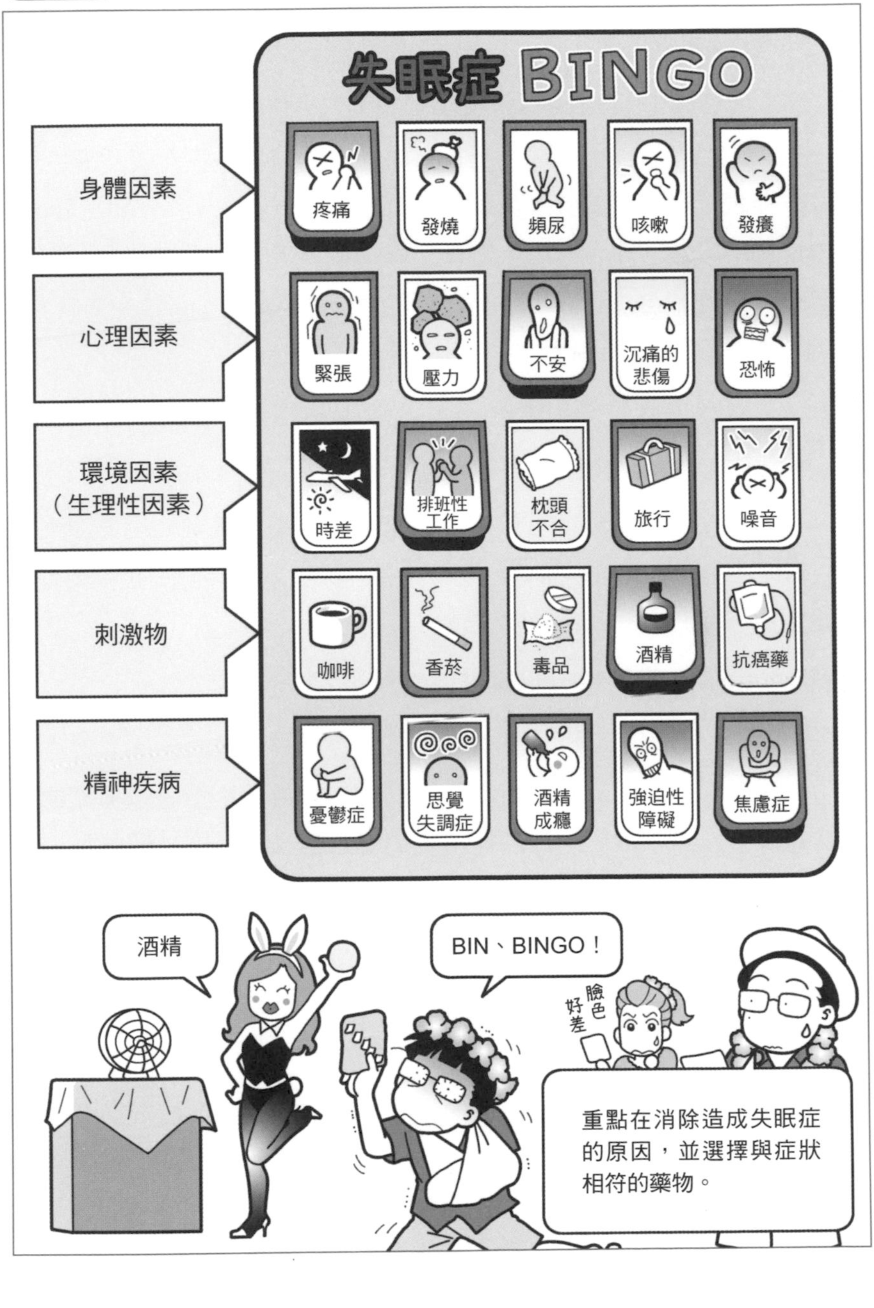

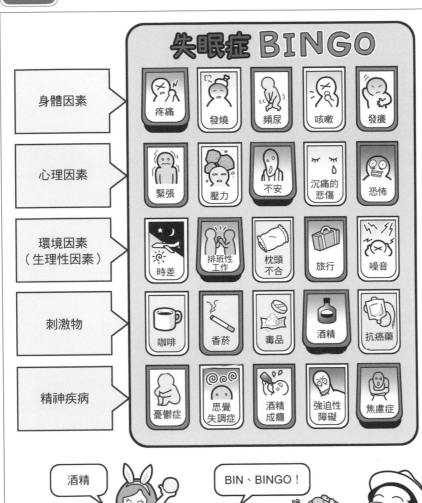

失眠症的治療藥物

① 刺激GABA受體，抑制其興奮

苯二氮平類（Benzodiazepines）藥物[→File 14]

苯二氮平類藥物可與大量存在於大腦（特別是大腦皮質）的GABA受體結合，緩解其興奮狀態，促進睡眠。依照作用時間長短可分為四類。長時間連續使用下會產生依賴性，需多加注意。

學名（商品名）：Zolpidem Tartrate（Myslee）、Triazolam（酣樂欣）、Brotizolam（戀多眠）

② 刺激褪黑激素受體，調整興奮一清醒的規律

褪黑激素受體致效劑[→File 14]

褪黑激素受體致效劑可作用於調整睡眠—清醒機制的褪黑激素受體，發揮催眠作用。自然而然引導身體進入接近生理性的睡眠狀態。

學名（商品名）：Ramelteon（柔速瑞）

③ 阻斷食慾激素受體，引導進入睡眠狀態

食慾激素受體拮抗劑[→File 14]

食慾激素是一種可以維持身體清醒的神經傳導物質。這種藥物可與食慾激素受體結合，抑制其作用，引導身體進入睡眠狀態，是一種新型作用機制的藥物。

學名（商品名）：Suvorexant（Belsomra）

④ 阻斷組織胺受體，使身體鎮靜下來

抗組織胺藥

由抗組織胺藥物之睡眠促進作用開發出來的藥物。抗組織胺藥物可阻斷抗組織胺受體，促進睡眠。可做為OTC（非處方藥）於市面上販售。

學名（商品名）：Diphenhydramine（Drewell）

File 14 苯二氮平類藥物、褪黑激素受體致效劑、下視丘泌素受體拮抗劑

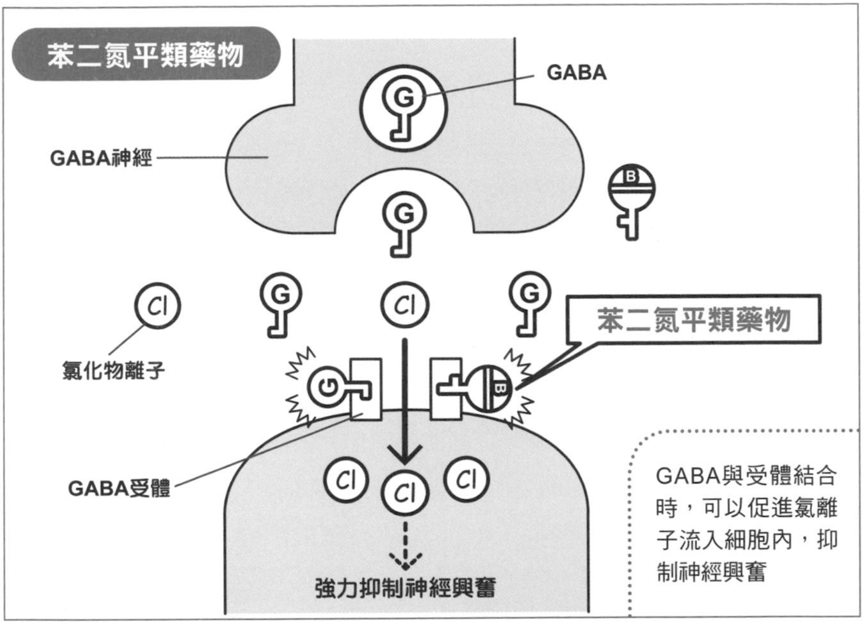
苯二氮平類藥物
GABA
GABA神經
氯化物離子
苯二氮平類藥物
GABA受體
強力抑制神經興奮
GABA與受體結合時，可以促進氯離子流入細胞內，抑制神經興奮

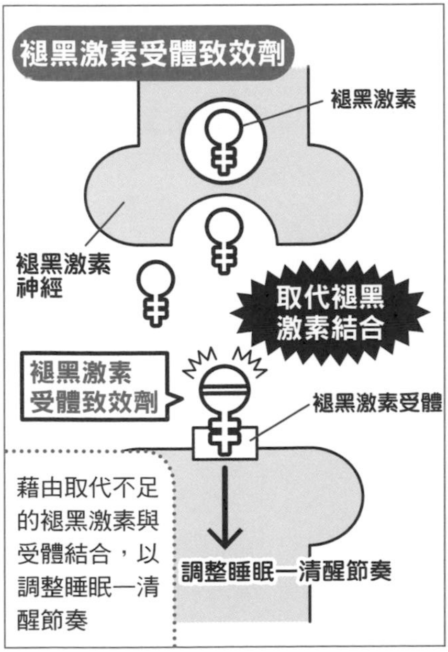
褪黑激素受體致效劑
褪黑激素
褪黑激素神經
取代褪黑激素結合
褪黑激素受體致效劑
褪黑激素受體
調整睡眠—清醒節奏
藉由取代不足的褪黑激素與受體結合，以調整睡眠—清醒節奏

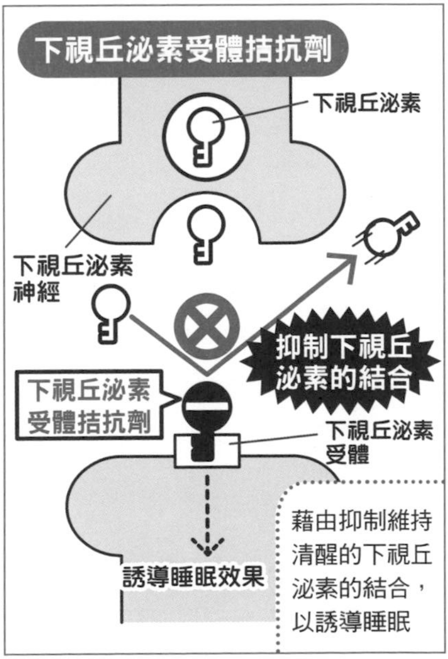
下視丘泌素受體拮抗劑
下視丘泌素
下視丘泌素神經
抑制下視丘泌素的結合
下視丘泌素受體拮抗劑
下視丘泌素受體
誘導睡眠效果
藉由抑制維持清醒的下視丘泌素的結合，以誘導睡眠

Chapter 1-7

疼痛

約有70～80%的癌症進行期患者為疼痛所苦

當皮膚、肌肉、關節等身體組織，或者是器官、神經受損，便會產生「疼痛」這種令人不舒服的感覺。身體組織的疼痛多來自機械性刺激，疼痛區域較為侷限；**器官疼痛**則多源自器官發炎，難以清楚描述疼痛位置；另外，**神經損傷造成的疼痛**（**神經障礙性疼痛**）原因多為神經的壓迫或斷裂，容易成為慢性疼痛。對於癌症患者來說，隨著癌症的進行，癌細胞可能會壓迫到神經、內臟器官，或者轉移至骨頭，進而產生疼痛（**癌性疼痛**）。

疼痛的成因

當身體組織或器官受損，損傷部位會釋放出發痛物質。首先，發痛物質會刺激相關受器，將訊號經由一級感覺神經送至脊隨。接著一級感覺神經會在末端釋放出神經傳導物質，將疼痛傳遞至二級感覺神經，然後二級感覺神經再將疼痛訊號傳至大腦。

三級感覺神經可將視丘及下視丘的痛覺刺激傳至大腦皮質感覺區，使我們感覺到「疼痛」。這條路徑稱做**上行性痛覺傳輸系統**。

另一方面，疼痛會讓人感到不舒服，妨礙正常的功能與活動，故在痛覺傳達至腦後，腦會啟動抑制痛覺的機能。中腦與延腦會沿著血清素神經來到脊髓，抑制痛覺訊號（**下行性痛覺抑制系統**）。

神經障礙性疼痛是神經受壓迫或斷裂而產生的疼痛，神經受損處會出現伴隨著麻痺的疼痛，或者是如觸電般的疼痛。這可能是因為一級感覺神經將疼痛訊號傳輸給二級感覺神經時，釋放出過量的神經傳導物質。

這種疾病的藥物作用點

1. 抑制末梢組織的發炎
2. 抑制腦（中樞神經）的痛覺傳導
3. 抑制神經傳導物質的過量釋放

File 15 疼痛發生機制

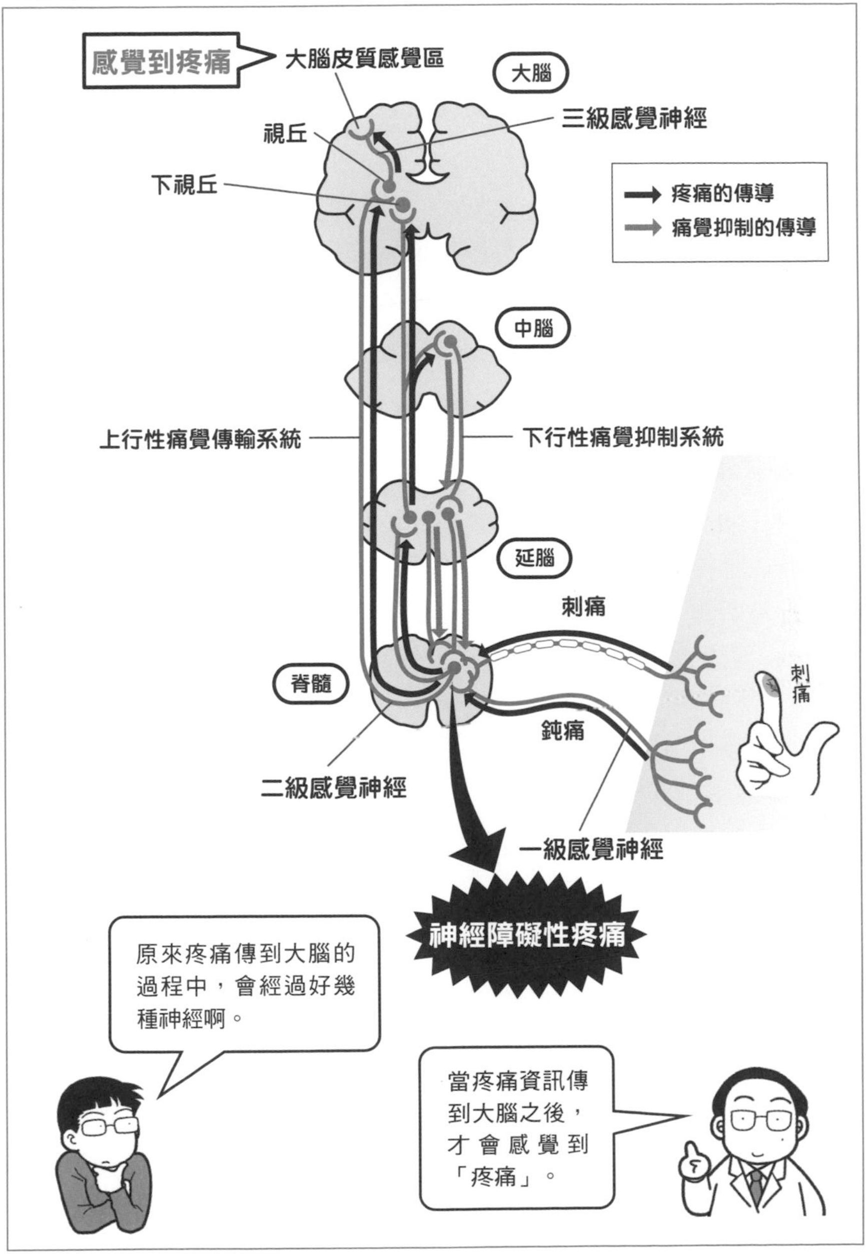

感覺到疼痛
大腦皮質感覺區
大腦
視丘
三級感覺神經
下視丘
疼痛的傳導
痛覺抑制的傳導
中腦
上行性痛覺傳輸系統
下行性痛覺抑制系統
延腦
刺痛
脊髓
刺痛
鈍痛
二級感覺神經
一級感覺神經
神經障礙性疼痛
原來疼痛傳到大腦的過程中，會經過好幾種神經啊。
當疼痛資訊傳到大腦之後，才會感覺到「疼痛」。

疼痛的治療藥物

❶ 抑制末梢組織的發炎

非類固醇消炎藥（Non-Steroidal Anti-Inflammatory Drug）[→File 16]

環氧合酶（Cyclooxygenase）可將發炎部位所釋出的花生四烯酸，轉變成前列腺素，而前列腺素會增強發痛作用。非類固醇消炎藥可抑制發炎部位之環氧合酶的作用。

學名（商品名）：Celecoxib（Celecox）、Loxoprofen Sodium Hydrate（Loxonin）

❷ 抑制腦（中樞神經）的痛覺傳導

鴉片類藥物（成癮性鎮痛藥、非成癮性鎮痛藥）[→File 17]

鴉片類藥物（Opioid）是與鴉片類受體有親和性之物質總稱，包括內源性嗎啡類物質、成癮性鎮痛藥、非成癮性鎮痛藥等。鴉片類受體可分為四類，其中與鎮痛作用有關的受體為 μ 受體。μ 受體主要位於中腦、脊髓後角、大腦皮質。這些地方的 μ 受體受刺激時，可產生很強的鎮痛作用。成癮性鎮痛藥會產生幸福感與依賴性等副作用，雖會抑制呼吸作用，但如果只是在治療疼痛症狀時適當使用，並不會有產生依賴性的危險。

學名（商品名）：Injectio Oxycodonae Hydrochloridi（疼始康定、Oxinorm）、Morphine Hydrochloride Hydrate（PACIF、OPSO、安倍心）、Fentany Citrate（Fentos、E-fen、Abstral）

❸ 抑制神經傳導物質的過量釋放

神經障礙性疼痛治療藥[→File 18]

一般推論，神經障礙性疼痛治療藥可以和一級感覺神經上的鈣離子通道結合，於神經興奮時，抑制鈣離子流入神經末梢。當神經末梢的鈣離子濃度減少，會抑制神經傳導物質麩胺酸、P物質、正腎上腺素（作用於下行性痛覺抑制系統）等物質過度釋放，發揮鎮痛作用。

學名（商品名）：Pregabalin（利瑞卡）

File 16 非類固醇消炎藥（NSAIDs）

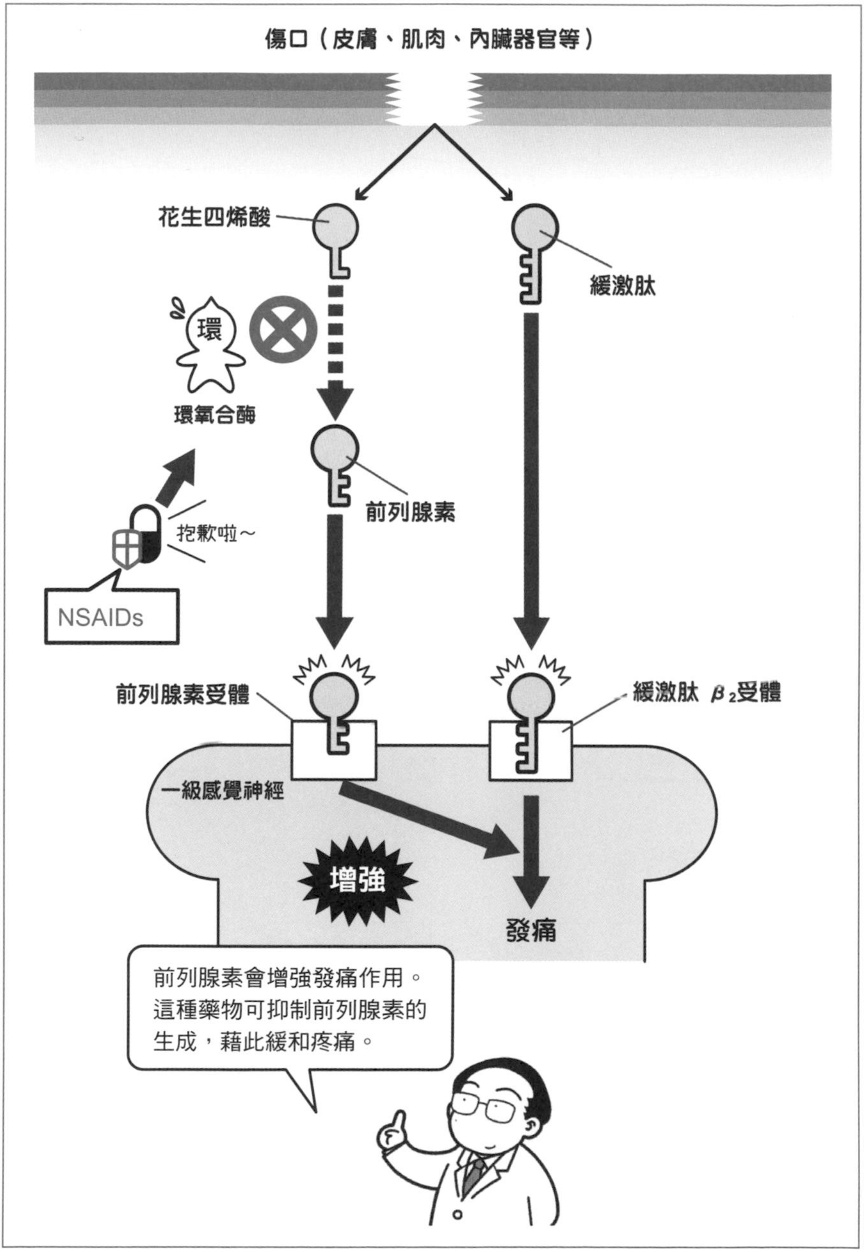
傷口（皮膚、肌肉、內臟器官等）
花生四烯酸
緩激肽
環
環氧合酶
抱歉啦～
NSAIDs
前列腺素
前列腺素受體
緩激肽 β₂受體
一級感覺神經
增強
發痛
前列腺素會增強發痛作用。這種藥物可抑制前列腺素的生成，藉此緩和疼痛。

File 17 鴉片類藥物（成癮性鎮痛藥、非成癮性鎮痛藥）

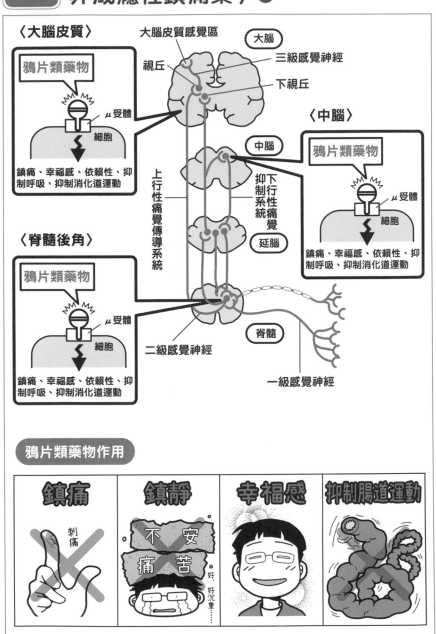

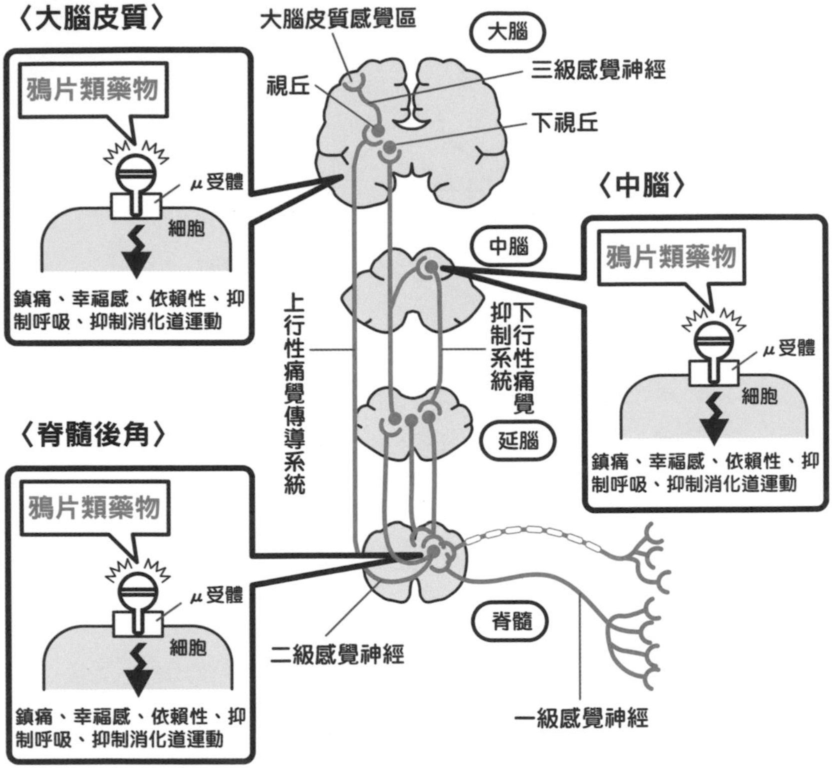

鴉片類藥物作用

藥物作用

File 18

神經障礙性疼痛治療藥（Pregabalin）⑪

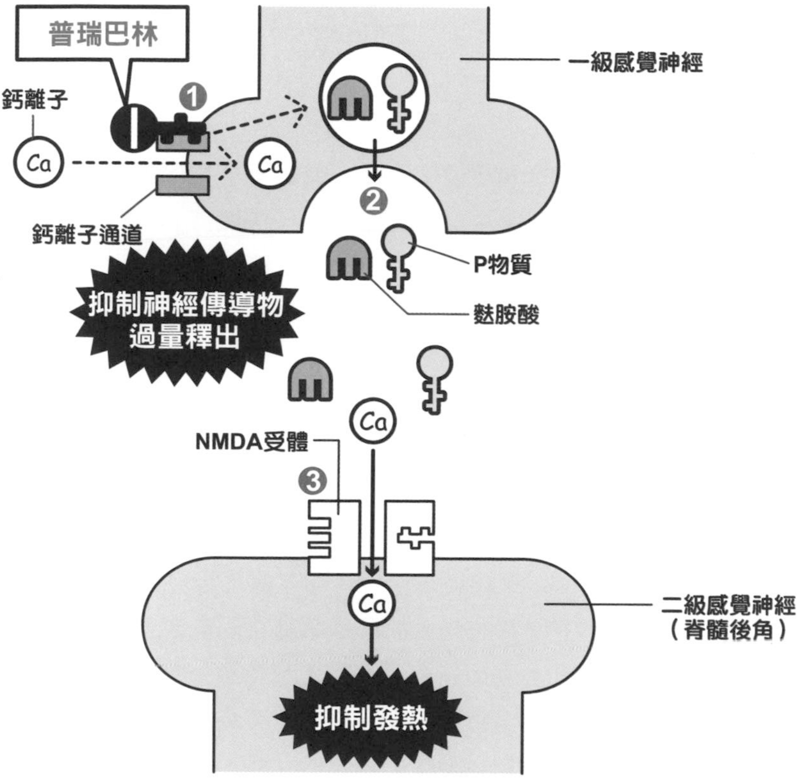

普瑞巴林
鈣離子
❶
Ca
Ca
鈣離子通道
一級感覺神經
❷
P物質
麩胺酸
抑制神經傳導物過量釋出
Ca
NMDA受體
❸
Ca
二級感覺神經（脊髓後角）
抑制發熱

❶ 與鈣離子通道結合，抑制鈣離子過度流入。

❷ 抑制神經末梢釋出過量麩胺酸與P物質。

❸ 麩胺酸與P物質減少，使NMDA受體不會被充分活化，進而減少鈣離子的流入量，抑制疼痛感。

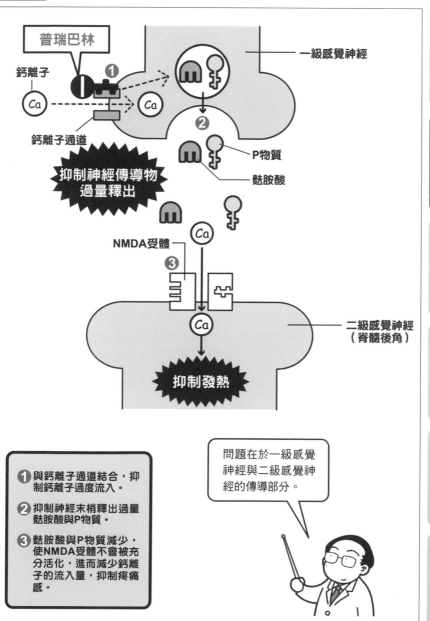

問題在於一級感覺神經與二級感覺神經的傳導部分。

Column

睡眠改善藥物是什麼？

想必有不少人會因為壓力或不安、煩惱等原因而難以入眠，或者即使睡著也會馬上醒來吧。如同我們在**1-6「失眠症」**中的介紹，如果晚上睡不著，在白天會有注意力不集中、工作能力低落等問題，就是所謂的失眠。如果這種狀況一直持續，影響到生活，就需視為一種疾病。失眠症的原因很多，治療時需優先消除這些造成失眠的原因。

醫師給失眠症病患的處方，常是苯二氮平類藥物或巴比妥類藥物。不過多數人的狀況其實不是疾病上的失眠症，而是由各式各樣原因所造成的暫時性失眠。近年來，許多藥局與藥妝店開始販賣以改善暫時性失眠症狀為目標的睡眠改善藥。睡眠改善藥含有苯海拉明（Diphenhydramine, p.48）等成分，可以緩和因壓力、不安、不規律的生活，所造成的暫時性失眠症狀。苯海拉明自過去以來便是綜合感冒藥的成分之一，也可用做抗過敏藥。有時服用感冒藥會讓人想睡覺，就是因為感冒藥中有這種成分。組織胺在腦內是能使人興奮的神經傳導物質，苯海拉明則可阻斷組織胺的受體，讓人想要睡覺。睡眠改善藥就是利用感冒藥「讓病患想睡覺」之副作用的藥物。

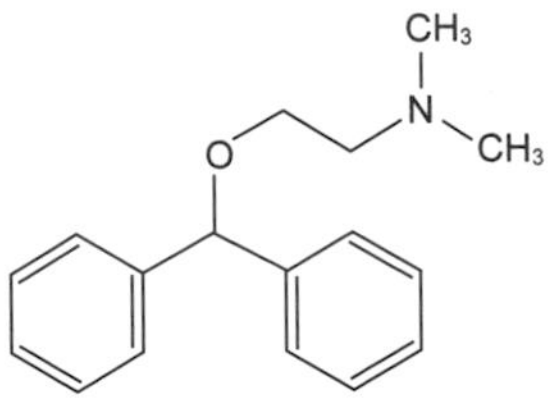

苯海拉明結構式

第2章

作用於心血管系統的藥物

Chapter 2-1

缺血性心臟病

死因第二名

當身體組織沒有獲得充足的血液，陷入氧氣不足的狀況，便稱做「缺血」。**缺血性心臟病**就是心臟肌肉（心肌）陷入缺血狀態時會產生的疾病總稱。

如果負責輸送氧氣與營養給心臟的動脈——冠狀動脈堵塞、血管變狹窄，便會導致**缺血性心臟病**。缺血性心臟病的代表性疾病包括**狹心症**與**心肌梗塞**。若冠狀動脈的血流量降低，使心肌暫時性陷入氧氣不足，會造成狹心症；若一部分的冠狀動脈完全被堵住，使部分心肌壞死，就是所謂的心肌梗塞。這兩種症狀都屬於自覺症狀，病患會感到胸口疼痛、有壓迫感。發作時間約會持續數十秒至數分鐘，一般來說，心肌梗塞的症狀較為強烈，持續時間也比較長。心臟疾病是日本人死因第二名，僅次於癌症。每五個日本人就有一個是因為心肌梗塞而死亡*。

缺血性心臟病的成因

動脈硬化是讓冠狀動脈變得狹窄、堵塞的主要原因。硬化後的動脈壁會失去彈力與柔軟度。當血液中的**膽固醇**被氧化，成為氧化膽固醇並累積在動脈內壁，便會使冠狀動脈的血管變窄，造成動脈粥狀硬化。

狹心症與心肌梗塞的發作原因包括激烈運動、緊張、興奮等。

這種疾病的藥物作用點

1. **擴張血管，減輕心臟負擔，增加心臟的氧氣供給**
2. **減少心臟工作量，減少氧氣消耗量**

*編註：臺灣65歲以上老年人第二大死因即為心臟病。

File 19 缺血性心臟病的致病機制

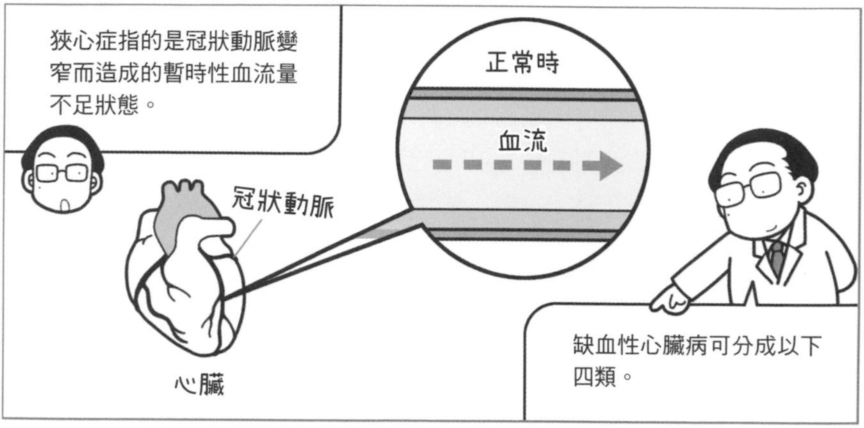
狹心症指的是冠狀動脈變窄而造成的暫時性血流量不足狀態。
正常時
血流
冠狀動脈
心臟
缺血性心臟病可分成以下四類。

運動型狹心症

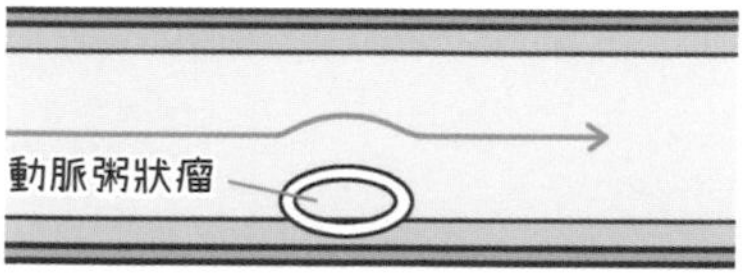
動脈粥狀瘤

因動脈硬化導致血管變窄，運動（勞動）時因瞬間增加了必須的氧氣量，而出現胸痛、壓迫感等症狀。

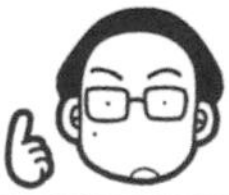

冠攣縮性狹心症

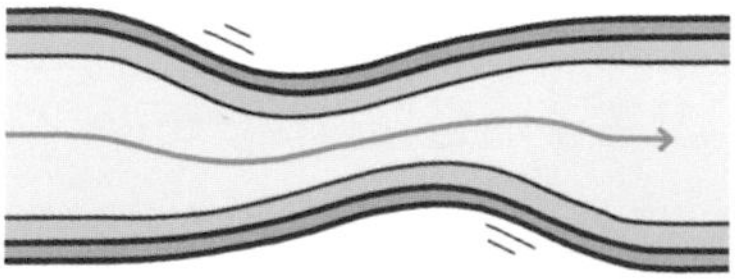

冠狀動脈痙攣（攣縮），導致血流急速減少而出現的症狀。可能是高血壓或壓力而誘發了攣縮。

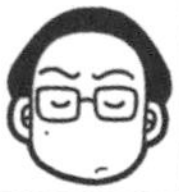

不穩定型狹心症

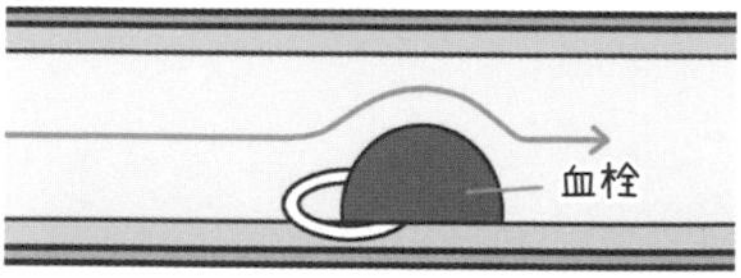
血栓

若累積在血管壁上的膽固醇隆起成塊（斑塊）崩解，為了修復這個部分，血管內的血栓會急速擴大，需盡早治療。

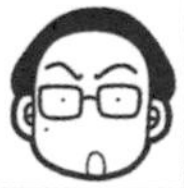

心肌梗塞

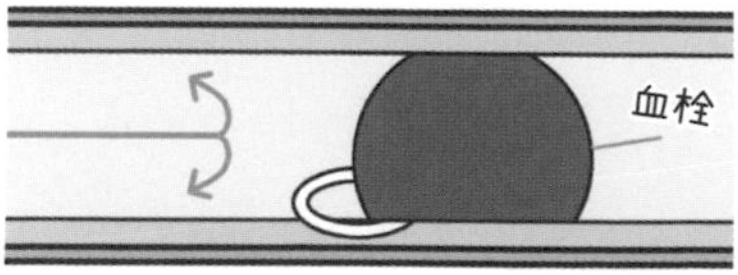
血栓

斑塊崩解所形成的血栓大到完全塞住血管，使心肌壞死。會產生劇烈的胸痛，已無法靠減緩狹心症症狀的藥物治療，還可能會突然死亡。

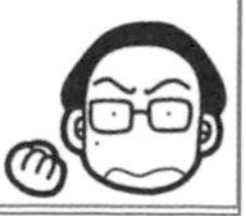

缺血性心臟病的治療藥物

① 擴張血管，減輕心臟負擔，增加心臟的氧氣供給

硝酸製劑[→File 20]

硝酸製劑可擴張靜脈，減少回到心臟的血液量，並擴張動脈，以增加心臟的氧氣供給，減輕心臟的負擔。硝酸製劑會在體內分解，釋放出神經傳導物之一的一氧化氮（NO），使所有血管的平滑肌放鬆。硝化甘油是代表性的硝酸製劑，但若是以口服方式服用，會在首渡效應下幾乎被完全分解掉，故通常會以舌下錠、貼布等方式，從微血管和皮膚滲入血液。

學名（商品名）：Nitroglycerin（Nitropen）、Isosorbide dinitrate（寧托樂、Frandol）

鈣離子通道拮抗劑[→File 22]

藉由擴張動脈的方式，減輕心臟的後負荷（心臟開始收縮時需承受的負荷）。若是冠狀動脈平滑肌內的鈣離子持續累積，可能會造成冠狀動脈的痙攣收縮（攣縮），故鈣離子通道拮抗劑可用於預防冠狀動脈的攣縮。

學名（商品名）：Nifedipine（冠達悅）、Diltiazem（合必爽）

② 減少心臟工作量，減少氧氣消耗量

β 受體阻斷劑[→File 24]

β 受體阻斷劑能阻斷分布於心肌細胞膜上的腎上腺素 β 受體，降低心肌收縮力，藉此減少心臟的氧氣消耗量，並抑制運動型狹心症所帶來的心臟負荷與氧氣消耗。若中斷服藥，會增強交感神經的功能，故絕對不能擅自停藥。

學名（商品名）：Bisoprolol（Maintate）、Propranolol（恩特來）

File 20

硝酸製劑 ㊀他

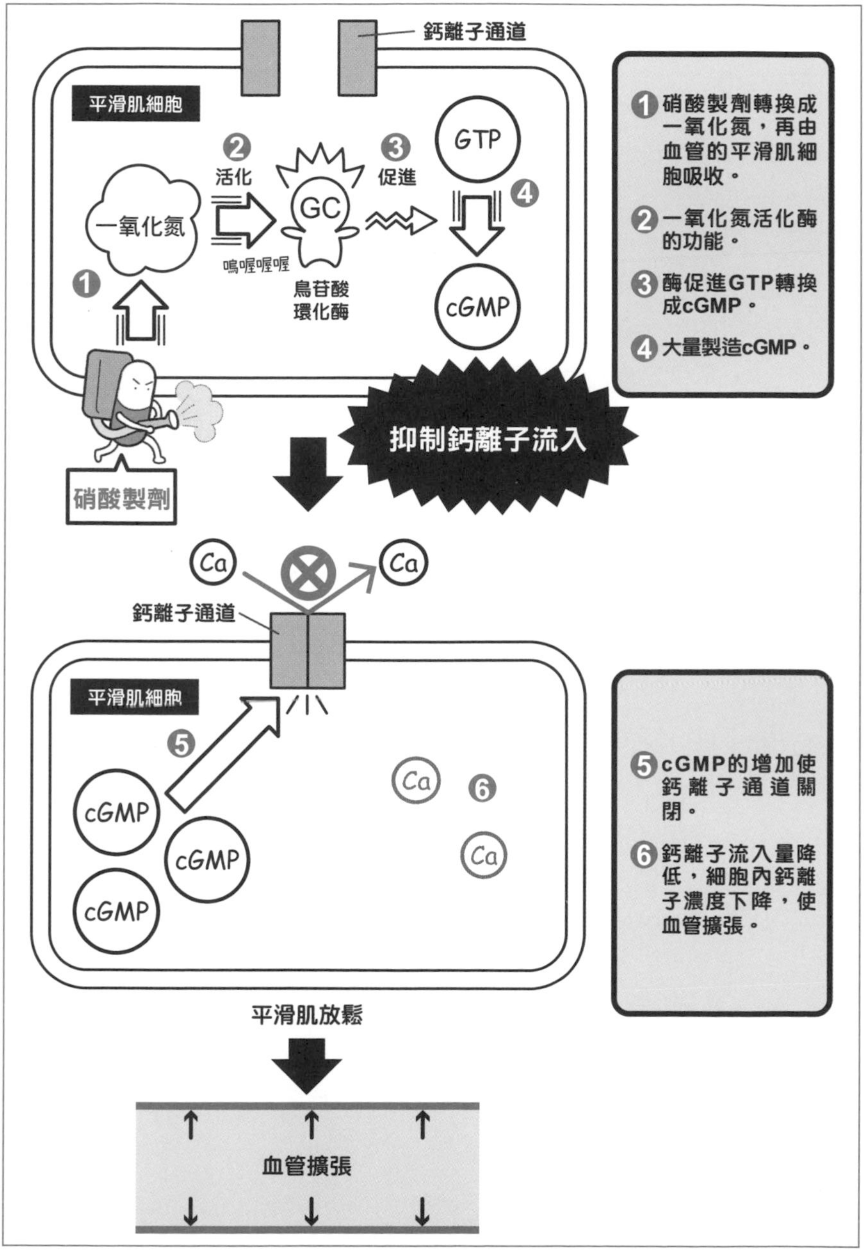
鈣離子通道
平滑肌細胞
❷ 活化
❸ 促進
GTP
❹
一氧化氮
GC
嗚喔喔喔
鳥苷酸環化酶
❶
cGMP
硝酸製劑
抑制鈣離子流入
❶硝酸製劑轉換成一氧化氮，再由血管的平滑肌細胞吸收。
❷一氧化氮活化酶的功能。
❸酶促進GTP轉換成cGMP。
❹大量製造cGMP。
Ca
Ca
鈣離子通道
平滑肌細胞
❺
cGMP
cGMP
cGMP
Ca
❻
Ca
❺cGMP的增加使鈣離子通道關閉。
❻鈣離子流入量降低，細胞內鈣離子濃度下降，使血管擴張。
平滑肌放鬆
血管擴張

Chapter 2-2

高血壓

不會產生自覺症狀，卻與各種重病息息相關

高血壓是一種代表性的生活習慣病，日本的高血壓患者多達四千萬人。依照WHO（世界衛生組織）的標準，**收縮壓**大於160 mmHg、**舒張壓**大於95 mmHg，就稱做有「高血壓」。

高血壓患者多不會產生自覺症狀，但如果高血壓狀態持續下去，便可能會引起腦中風、狹心症、心肌梗塞等疾病，並很可能因此而死亡。所以，不管高血壓病患是否有自覺症狀，都必須接受治療。

高血壓的治療中，改善生活習慣是一大重點，如改善飲食、限制食鹽與酒精的攝取量、禁菸、透過有氧運動消除肥胖等。只有改善了飲食生活，卻未能消除症狀時，才會使用藥物。如果生活習慣不改善，即使用藥也不會改善症狀。

高血壓的成因

高血壓發病的直接原因目前仍不明確，除了遺傳體質，還可能與身體活動量低、肥胖、吸菸、鹽分與酒精攝取過量等環境因素有關。

有些高血壓是因腎臟問題或激素異常造成，不過，在90%的高血壓患者中，我們並不曉得是什麼基礎疾病使他們的血壓升高，這類原因不明的高血壓稱做**本態性高血壓**。剩下10%的患者則是因為其他疾病使血壓升高，稱做**續發性高血壓**。

這種疾病的藥物作用點

1. 擴張血管
2. 降低心臟的收縮力
3. 減少體內血液量

*編註：臺灣每4人有1人患有高血壓。

File 21 血壓上升的機制

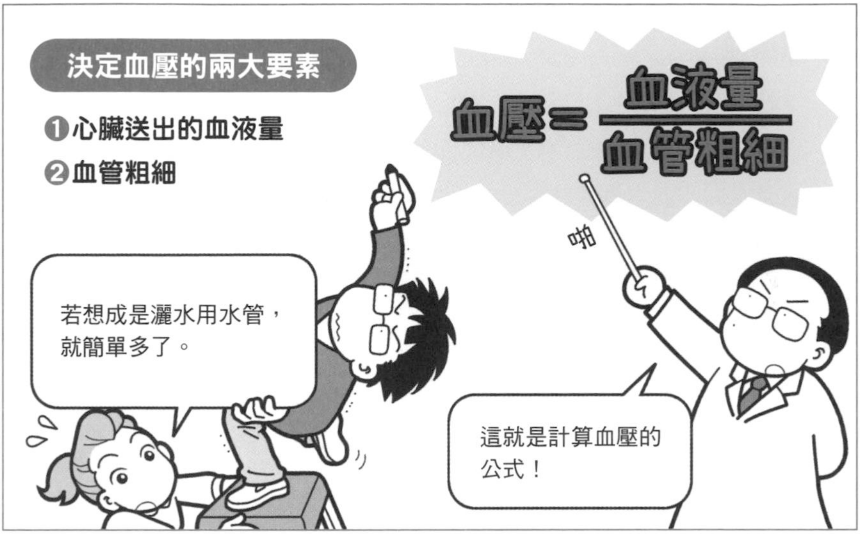
決定血壓的兩大要素
❶心臟送出的血液量
❷血管粗細
血壓＝血液量／血管粗細
啪
這就是計算血壓的公式！
若想成是灑水用水管，就簡單多了。

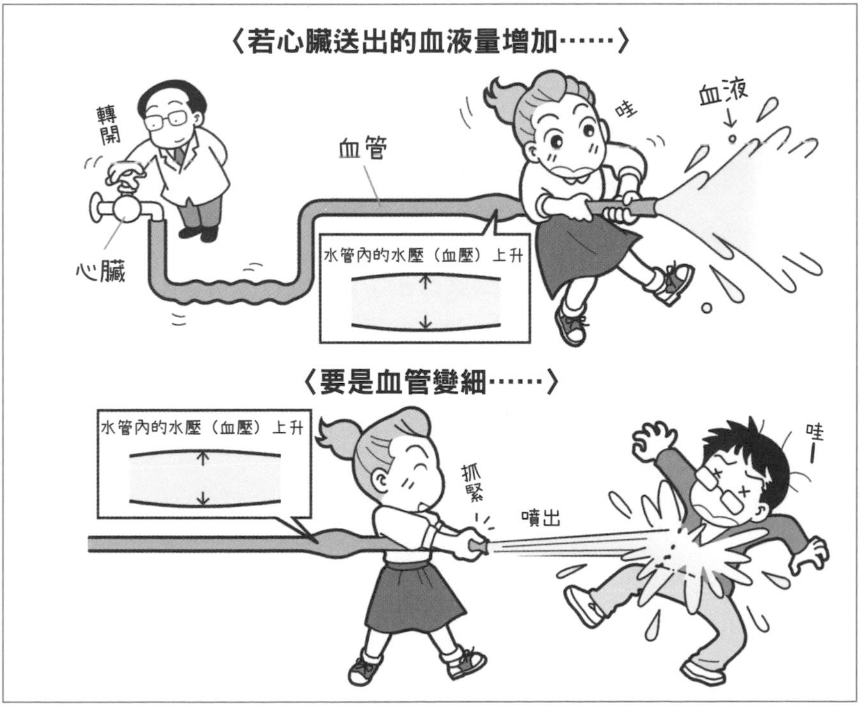
〈若心臟送出的血液量增加……〉
轉開
心臟
血管
水管內的水壓（血壓）上升
哇
血液
〈要是血管變細……〉
水管內的水壓（血壓）上升
抓緊
噴出
哇ー

高血壓的治療藥物

① 擴張血管

鈣離子通道拮抗劑[→File 22]

鈣離子通道拮抗劑可以堵住血管平滑肌上的鈣離子通道，防止鈣離子流入細胞內，使血管擴張、血壓下降。

學名（商品名）：Azelnidipine（阿哲地平）、Amlodipine（Amlodin、脈優）

血管張力素轉化酶（Angiotensin Converting Enzyme, ACE）抑制劑[→File 29]

血管張力素II能使血管收縮，血管張力素轉化酶可幫助血管張力素II的生成。這種藥物便是藉由抑制血管張力素酶的作用，降低血壓。

學名（商品名）：Imidapril hydrochloride（田納滋錠）、Enalapril（Renivace）

血管張力素受體拮抗劑（Angiotensin receptor blockers, ARB）[→File 29]

這種藥物能阻止血管張力素II與血管平滑肌細胞上的血管張力素II受體（AII受體）結合，藉此使血管擴張，降低血壓。

學名（商品名）：Telmisartan（必康平）、Olmesartan（雅脈）

② 減少體內血液量

利尿劑（噻嗪類利尿劑、環利尿劑）[→File 23]

體內鈉離子含量增加時，人會想攝取水分以降低體內鹽分濃度。體內水分增加後，循環血液量也會跟著增加，使血壓上升。利尿藥可作用在腎臟上，促進身體排出鈉與水分，減少體內血液量，藉此降低血壓。

學名（商品名）：Furosemide（來適泄）、Trichlormethiazide（服爾伊得安）

③ 降低心臟的收縮力

β受體阻斷劑[→File 24]

β受體阻斷劑可藉由阻斷心肌的腎上腺素β受體，減少心跳數、降低心肌收縮力道、減少心臟收縮一次時打出的血液量，以降低血壓。

學名（商品名）：Bisoprolol（Maintate）

File 22 鈣離子通道拮抗劑⑪

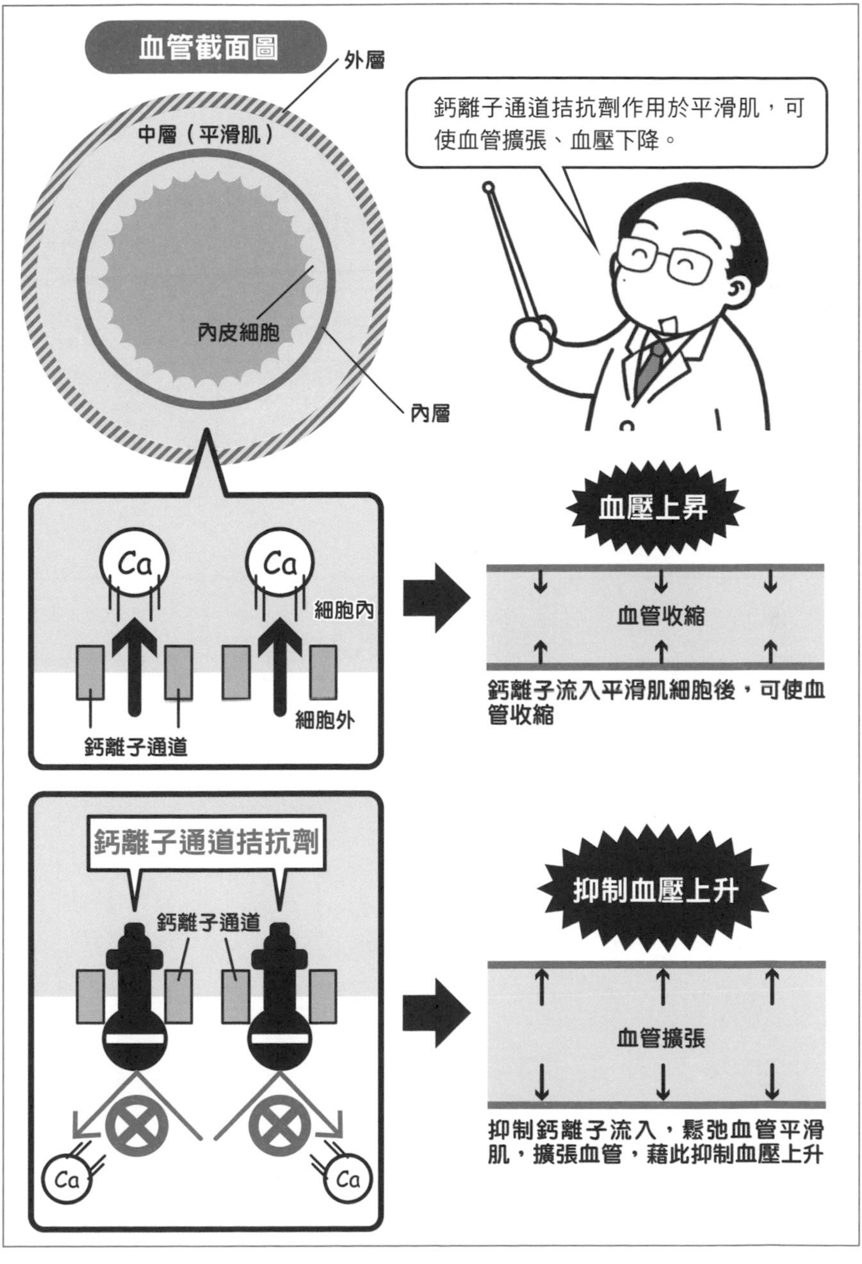
血管截面圖
外層
中層（平滑肌）
內皮細胞
內層
鈣離子通道拮抗劑作用於平滑肌，可使血管擴張、血壓下降。
Ca
Ca
細胞內
細胞外
鈣離子通道
血壓上昇
血管收縮
鈣離子流入平滑肌細胞後，可使血管收縮
鈣離子通道拮抗劑
鈣離子通道
Ca
Ca
抑制血壓上升
血管擴張
抑制鈣離子流入，鬆弛血管平滑肌，擴張血管，藉此抑制血壓上升

File 23 利尿劑

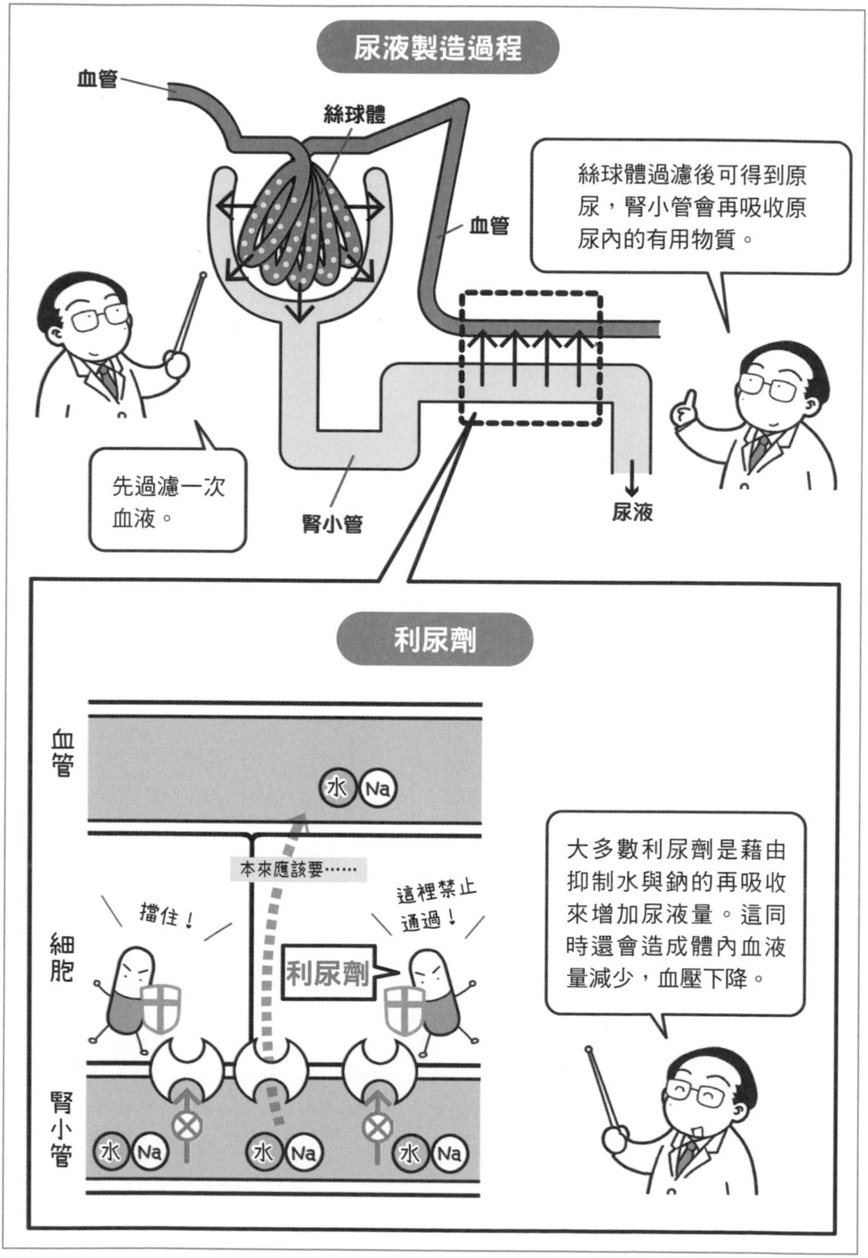
尿液製造過程
血管
絲球體
血管
絲球體過濾後可得到原尿，腎小管會再吸收原尿內的有用物質。
先過濾一次血液。
腎小管
尿液
利尿劑
血管
水
Na
本來應該要……
擋住！
這裡禁止通過！
細胞
利尿劑
腎小管
水
Na
水
Na
水
Na
大多數利尿劑是藉由抑制水與鈉的再吸收來增加尿液量。這同時還會造成體內血液量減少，血壓下降。

File 24

β受體阻斷劑

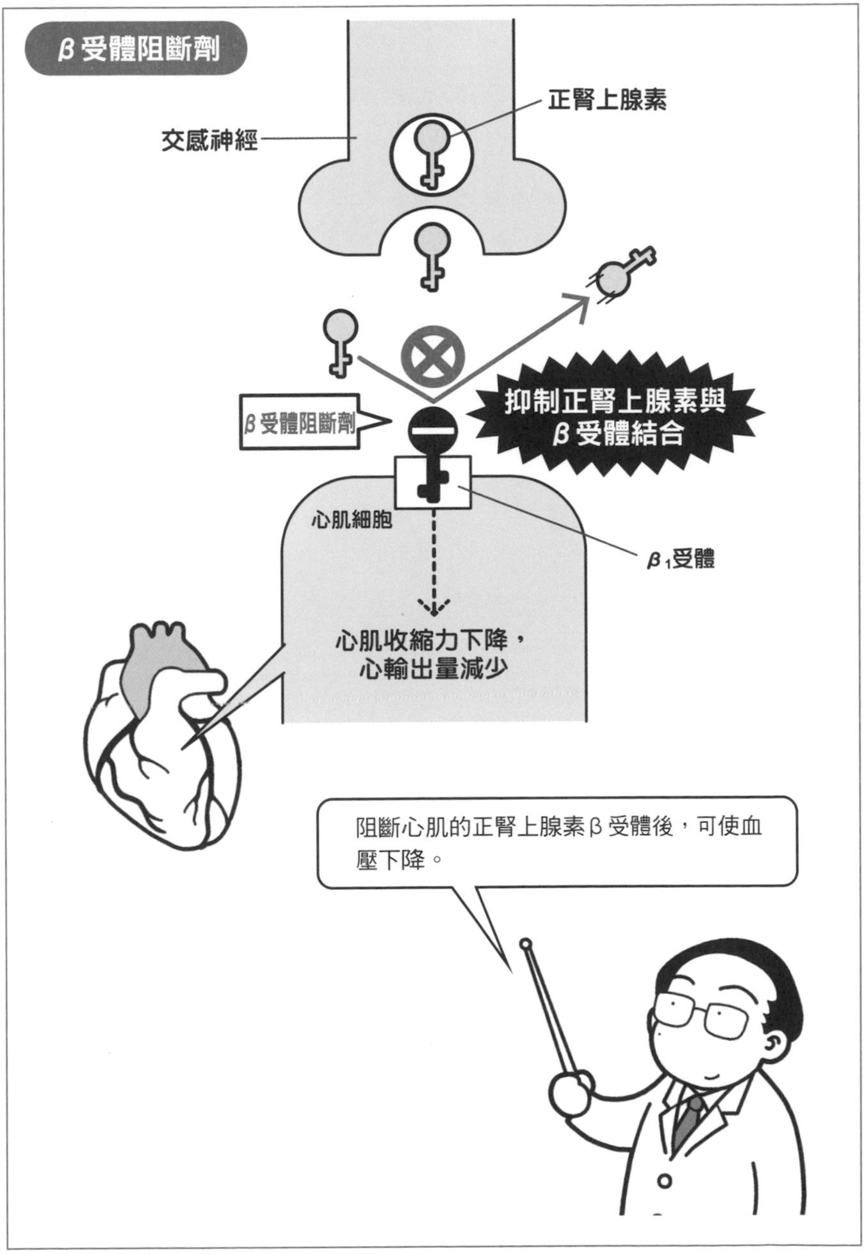

Chapter 2-3

心律不整

心臟跳動狀況出現異常

心臟收縮異常使心跳數或心律出現異常，便稱做**心律不整**。

心律不整可以分成心跳數過多的**過速性**心律不整，以及心跳數過少的**過緩性**心律不整。心跳數大於100次／分，屬於過速性心律不整；小於60次／分，便屬於過緩性心律不整。其中，只有過速性心律不整會以藥物治療；過緩性心律不整則不常以藥物治療，而是以心律調節器治療為主。

心律不整的成因

心臟的**竇房結**與**房室結**等部位會送出興奮訊號，使心臟得以跳動。當竇房結所發出的電訊號傳至整個心臟的過程中出了問題，便會造成心律不整。如果原本應該要產生規律訊號的竇房結異常興奮，便會使心肌細胞的跳動速度過快；如果竇房結沒辦法傳遞出興奮訊號，心肌便無法收縮，使心跳變慢。

心臟傳遞的興奮電訊號稱做**動作電位**。心肌表面有著與交感神經有關的腎上腺β受體、鈉離子通道、鈣離子通道、鉀離子通道等。當這些離子進出心肌細胞膜，就會產生動作電位。

這種疾病的藥物作用點

① **抑制心肌細胞的興奮**

File 25 心律不整的致病機制

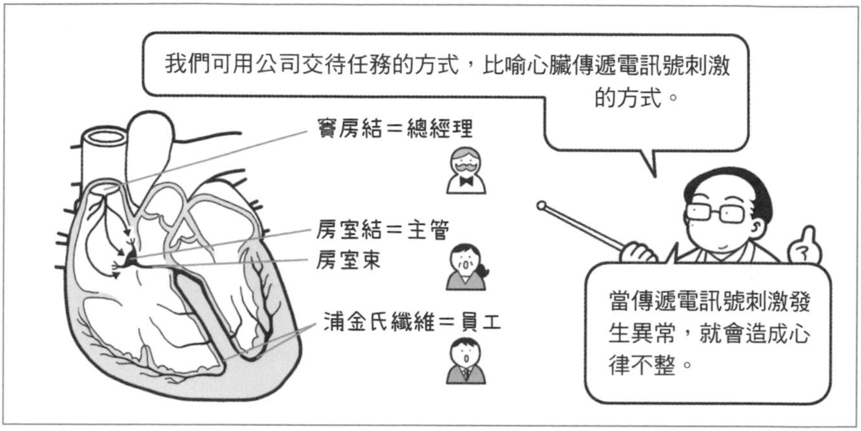
我們可用公司交待任務的方式，比喻心臟傳遞電訊號刺激的方式。
竇房結＝總經理
房室結＝主管
房室束
浦金氏纖維＝員工
當傳遞電訊號刺激發生異常，就會造成心律不整。

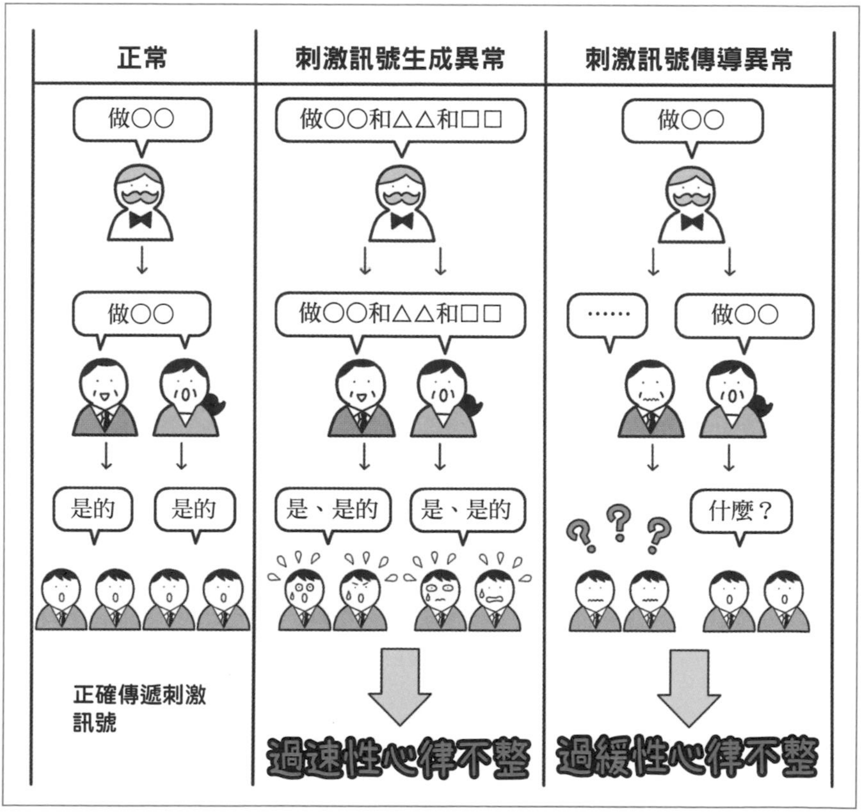
正常
刺激訊號生成異常
刺激訊號傳導異常
做○○
做○○和△△和□□
做○○
做○○
做○○和△△和□□
……
做○○
是的
是的
是、是的
是、是的
什麼？
正確傳遞刺激訊號
過速性心律不整
過緩性心律不整

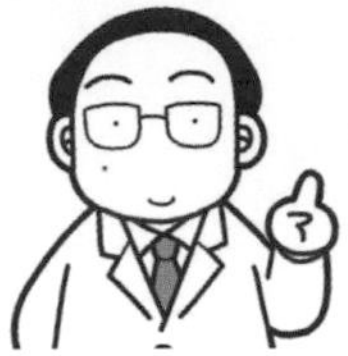

p.68介紹到「心肌細胞膜上的離子出入會產生動作電位，而心臟的興奮訊號可藉由這種動作電位來傳遞」。讓我們再更為具體地說明這件事。

離子出入與心肌細胞的動作電位

通常，細胞內側的鉀離子（K^+）較多、細胞外側則是鈉離子（Na^+）較多。心肌細胞也不例外。在一般狀態下，心肌（心室肌）細胞的電位（靜止膜電位）為負**[File 26 Ⓐ]**。

竇房結所產生的電訊號刺激抵達心肌細胞時，存在於細胞外的大量Na^+會經由鈉離子通道流入細胞內，使膜電位上升（動作電位上升）**[File 26 Ⓑ]**。

之後，存在於細胞內的大量K^+會經由鉀離子通道流出至細胞外。幾乎同時，鈣離子（Ca^{2+}）也會開始流入細胞，使心肌收縮。此時心肌細胞的膜電位一直處於正電位狀態**[File 26 Ⓒ]**。

心肌收縮後，在Na^+—Ca^{2+}交換機制（轉運蛋白）的作用下，細胞內一部分的Ca^{2+}會流出至細胞外，做為交換，細胞外的Na^+則流入細胞內。此時，K^+亦藉由鉀離子通道流出至細胞外，使活動電位逐漸下降。接著，在Na^+／K^+幫浦（轉運蛋白）的作用下，細胞內多餘的Na^+會流出至細胞外，做為交換，細胞外的K^+流入細胞內，使細胞內外的離子平衡與動作電位恢復原始狀態**[File 26 Ⓓ]**。

當這個過程出現異常，就會出現心律不整的情況。因此，我們可以藉由調整離子通道，改善心律不整。

File 26 離子進出與心肌細胞的活動電位

〈心肌（心室肌）細胞的動作電位〉

*不反應期：即使受到電訊號刺激，心肌細胞也不會產生反應的時期。

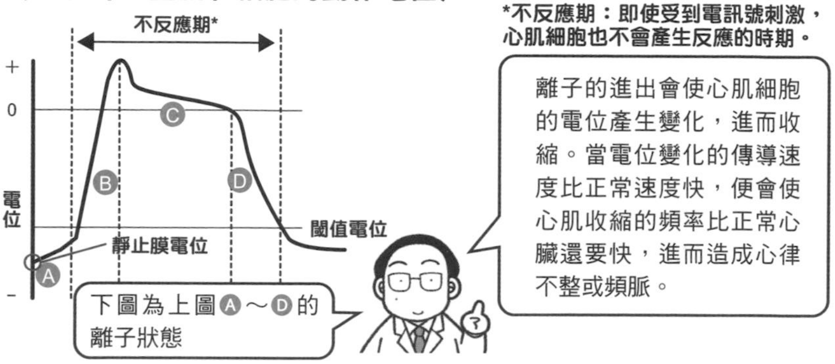
不反應期*
+
0
-
電位
A
B
C
D
靜止膜電位
閾值電位
下圖為上圖Ａ～Ｄ的離子狀態
離子的進出會使心肌細胞的電位產生變化，進而收縮。當電位變化的傳導速度比正常速度快，便會使心肌收縮的頻率比正常心臟還要快，進而造成心律不整或頻脈。

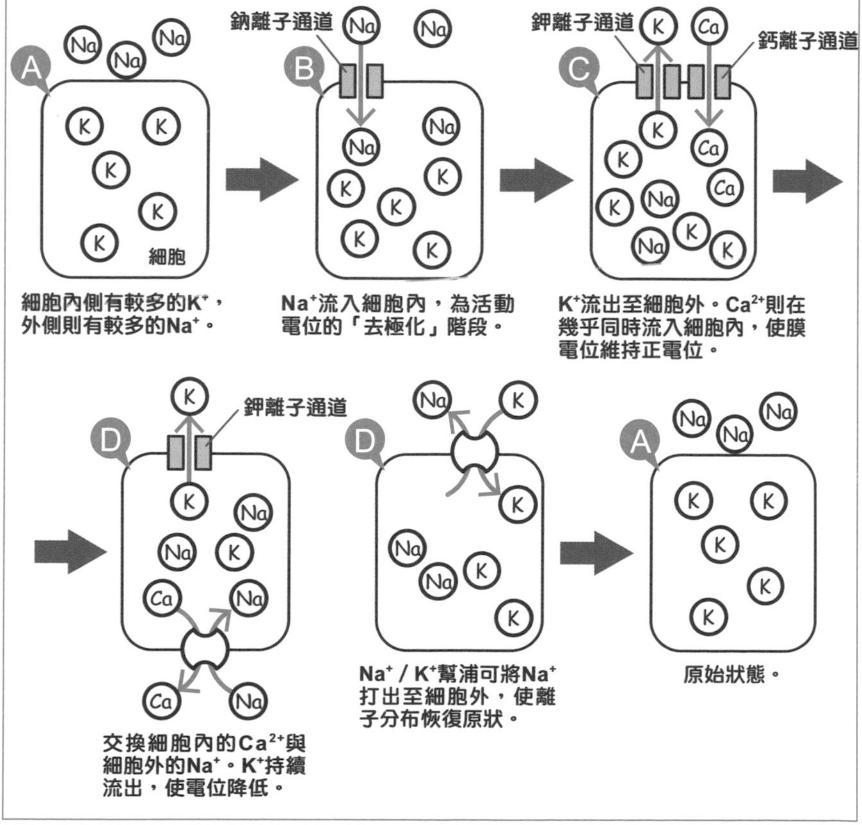
A
Na
K
細胞
細胞內側有較多的K^+，外側則有較多的Na^+。
B
鈉離子通道
Na^+流入細胞內，為活動電位的「去極化」階段。
C
鉀離子通道
鈣離子通道
Ca
K^+流出至細胞外。Ca^{2+}則在幾乎同時流入細胞內，使膜電位維持正電位。
D
鉀離子通道
交換細胞內的Ca^{2+}與細胞外的Na^+。K^+持續流出，使電位降低。
D
Na^+／K^+幫浦可將Na^+打出至細胞外，使離子分布恢復原狀。
A
原始狀態。

心律不整的治療藥物

❶ 抑制心肌細胞的興奮

鈉離子通道阻斷劑[→File 27]

這種藥物可藉由阻斷鈉離子通道（**File 26 Ⓑ**），抑制鈉離子流入心肌細胞，使動作電位一開始能平穩地上升。

學名（商品名）：Pilsicainide Hydrochloride Hydrate（Sunrythm）、Mexiletine（脈序律）

鉀離子通道阻斷劑[→File 27]

這種藥物可阻斷鉀離子通道（**File 26 Ⓓ**），抑制心肌細胞排出鉀離子至細胞外，延長動作電位的持續時間，使不反應期跟著延長，防止心肌細胞產生異常動作電位。

學名（商品名）：Amiodarone（Ancaron）、Sotalol（ Sotacoro）

β 受體阻斷劑

這種藥物可以藉由阻斷腎上腺素 β 受體，抑制心臟功能亢進。當交感神經過度興奮，使竇房結異常興奮，導致竇性頻脈，或者是異位節律點的出現，導致過速性心律不整，皆可用 β 受體阻斷劑進行治療。

學名（商品名）：Atenolo（天諾敏）

鈣離子通道拮抗劑

這種藥物可藉由阻斷鈣離子通道，抑制鈣離子流入心肌細胞，亦可防止心肌因鈣離子而產生異常動作電位。另外，還可以抑制竇房結與房室結之動作電位的去極化。

學名（商品名）：Bepridil（Bepricor）、Diltiazem（合必爽）

File 27 鈉離子通道阻斷劑②、鉀離子通道阻斷劑②

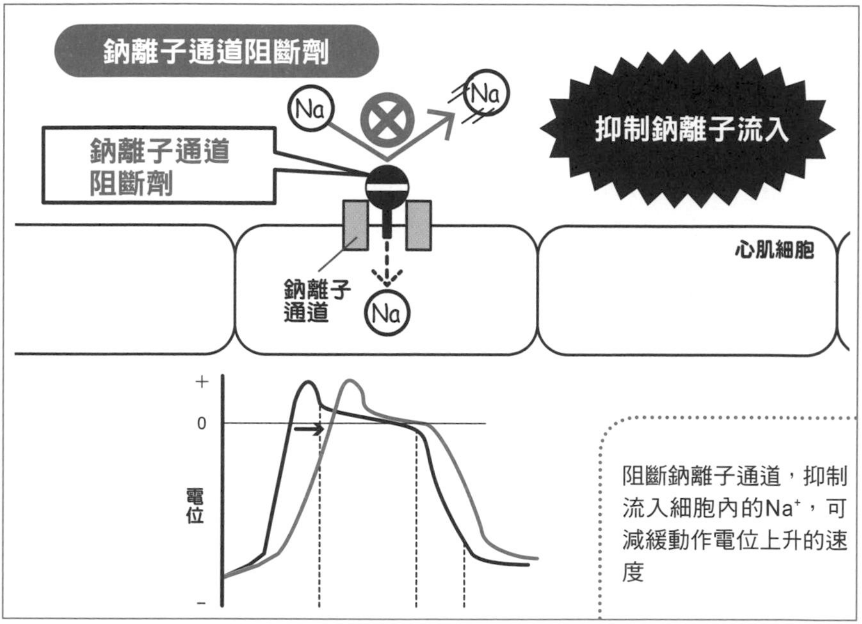
鈉離子通道阻斷劑
抑制鈉離子流入
Na
Na
鈉離子通道阻斷劑
心肌細胞
鈉離子通道
Na
+
0
電位
–
阻斷鈉離子通道，抑制流入細胞內的Na⁺，可減緩動作電位上升的速度

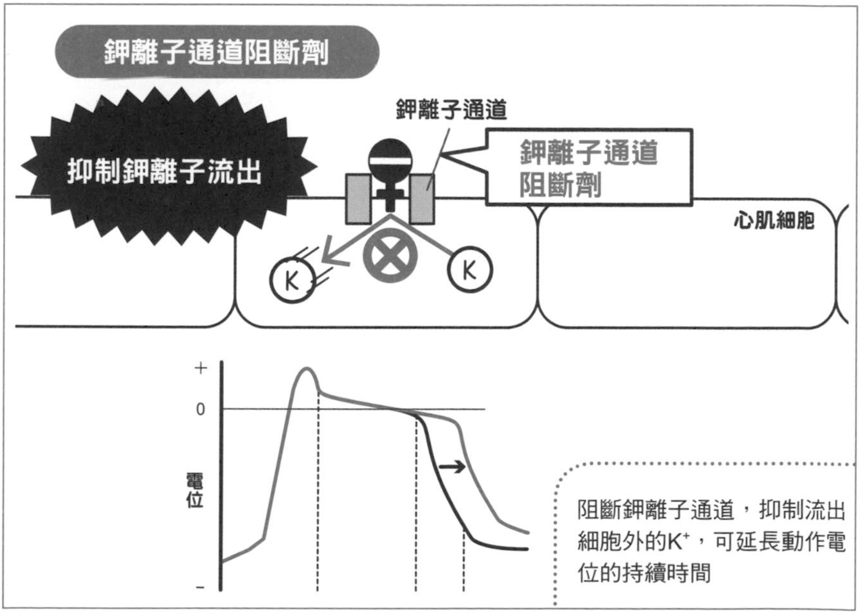
鉀離子通道阻斷劑
抑制鉀離子流出
鉀離子通道
鉀離子通道阻斷劑
心肌細胞
K
K
+
0
電位
–
阻斷鉀離子通道，抑制流出細胞外的K⁺，可延長動作電位的持續時間

Chapter 2-4

心衰竭

心臟功能下降，使血液供給量不足

當心臟出現某些異常，無法送出足夠血液至全身，便稱做**心衰竭**，也稱做心肌收縮力下降。心臟功能異常多發生於**左心室**與**右心室**。若是左心室功能下降，原本應該由大動脈送出心臟的血液便會滯流在左心室上游的肺中；若是右心室的功能下降，血液便會滯流在上游的肺中。血液滯流的狀態稱做「鬱血」，故心衰竭又叫做「**鬱血性心衰竭**」。心衰竭時，除了心輸出量下降、心悸、易疲勞，還會出冷汗，肺部也會因為瘀血而覺得呼吸困難，並出現咳嗽、過度呼吸等症狀。

高血壓、心律不整會帶給心臟負擔，但仍會保持幫浦機能。可是心臟的代償性機制到達極限時，心臟機能會急遽惡化，出現症狀。代償機制是在背後控制心臟活動的機制，可以藉由神經系統或激素改善原本偏低的心輸出量與血壓，使其恢復正常值。代償機制在急性心衰竭時可以發揮重要作用，但在慢性心衰竭中卻會造成心臟負擔，可能會誘發心律不整，造成心肌活動障礙，使心臟功能惡化。

心衰竭的成因

心衰竭多肇因於缺血性心臟病所造成的冠狀動脈異常。若提供給心肌的氧氣量偏低，會使心肌收縮力降低。此外，老化、貧血、高血壓、心律不整、肺栓塞、風濕、心臟瓣膜疾病、心肌炎等，皆可能造成心衰竭。心衰竭的成因很多，故治療時基本上以對症治療為主。嚴重的病患甚至有使用心肺輔助系統或人工心臟的需要。

這種疾病的藥物作用點

1. 擴張血管，減輕心臟負擔
2. 消除水腫，減輕心臟負擔
3. 抑制交感神經的亢進，減輕心臟負擔

疾病的概要

File 28 心衰竭的致病機制

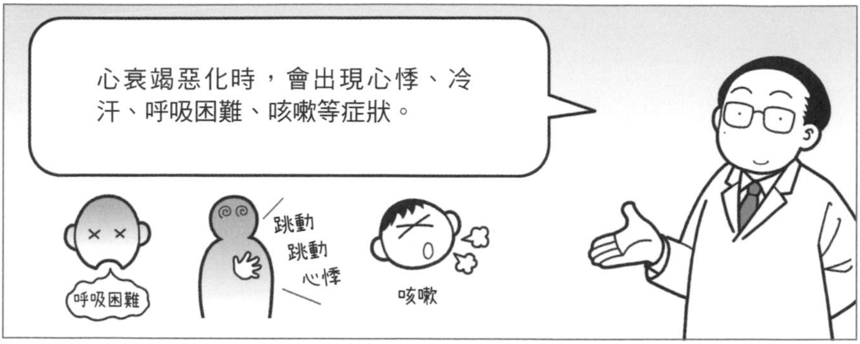
心衰竭惡化時，會出現心悸、冷汗、呼吸困難、咳嗽等症狀。
呼吸困難
跳動
跳動
心悸
咳嗽

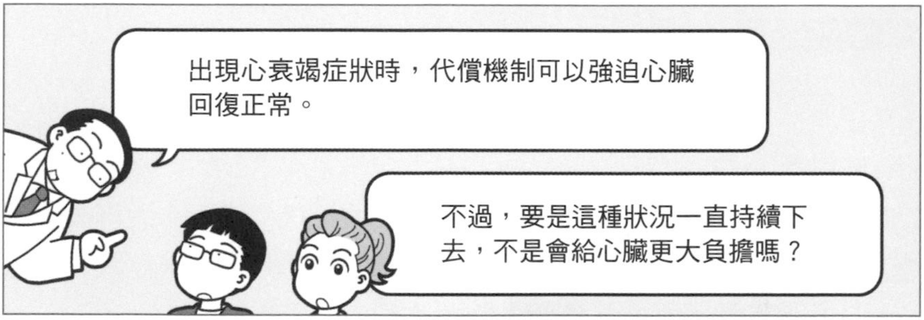
出現心衰竭症狀時，代償機制可以強迫心臟回復正常。
不過，要是這種狀況一直持續下去，不是會給心臟更大負擔嗎？

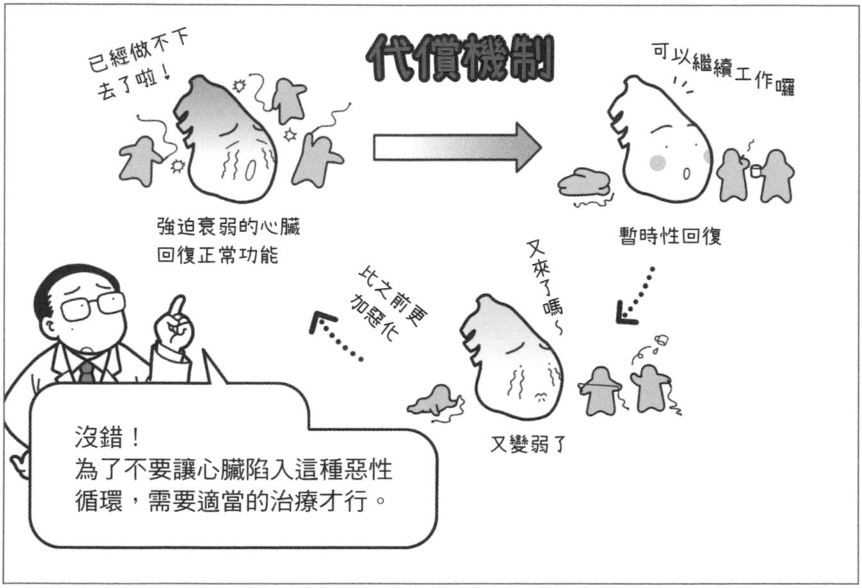
代償機制
已經做不下去了啦！
強迫衰弱的心臟回復正常功能
可以繼續工作囉
暫時性回復
又來了嗎～
又變弱了
比之前更加惡化
沒錯！
為了不要讓心臟陷入這種惡性循環，需要適當的治療才行。

心衰竭的治療藥物

① 擴張血管，減輕心臟負擔

血管張力素轉化酶（ACE）抑制劑[→File 29]／血管張力素受體拮抗劑（ARB）[→File 29]

這種藥物可以抑制正處於亢進狀態的腎素－血管收縮素－醛固酮系統，藉此抑制代償機制。ACE抑制劑可以抑制血管張力素轉化酶的功能，藉此抑制血管張力素II的生成。ARB則可抑制血管張力素II與AT_1受體的結合，藉此抑制血管收縮。

學名（商品名）：Enalaprilat（Renivace）、Candesartan（博脈舒）

② 消除浮腫，減輕心臟負擔

利尿劑[→File 23]

利尿劑可抑制腎小管對鈉離子的再吸收，以抑制對水的再吸收，增加排出至體外的尿量。這可以減少血管內的水分，改善浮腫，降低心臟的負擔，改善鬱血性心衰竭等症狀。

學名（商品名）：Furosemide（來適泄）、Trichlormethiazide（服爾伊得安）

醛固酮拮抗劑

醛固酮拮抗劑可阻斷遠曲小管的醛固酮受體。雖然利尿作用較弱，但可以抑制腎素－血管收縮素－醛固酮系統，進而抑制心衰竭代償機制，防止心衰竭的惡化。但此種藥物可能會造成高血鉀，需特別注意。

學名（商品名）：Spironolactone（安達通）、Eplerenone（Selara）

③ 抑制交感神經亢進，減輕心臟負擔

β受體阻斷劑[→File 24]

β受體阻斷劑可阻斷心肌細胞的β受體，降低心搏數與心肌收縮力，減緩心臟負擔。支氣管氣喘或心搏過慢的病患不可使用這種藥物。

學名（商品名）：Carvedilol（ARTIST）、Bisoprolol（Maintate）

File 29 血管張力素轉化酶（ACE）抑制劑、血管張力素受體拮抗劑（ARB）

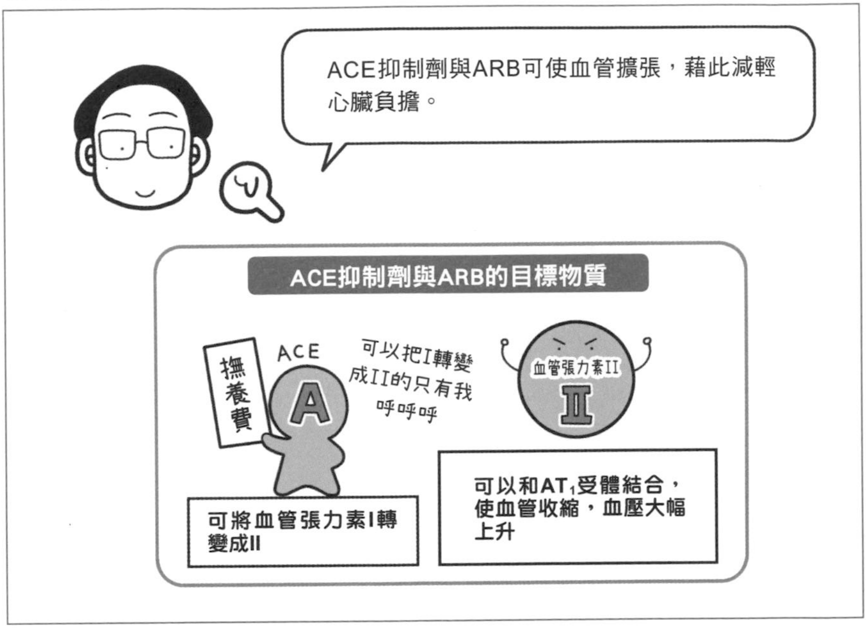
ACE抑制劑與ARB可使血管擴張，藉此減輕心臟負擔。
ACE抑制劑與ARB的目標物質
撫養費
ACE
A
可以把I轉變成II的只有我
呼呼呼
血管張力素II
II
可將血管張力素I轉變成II
可以和AT₁受體結合，使血管收縮，血壓大幅上升

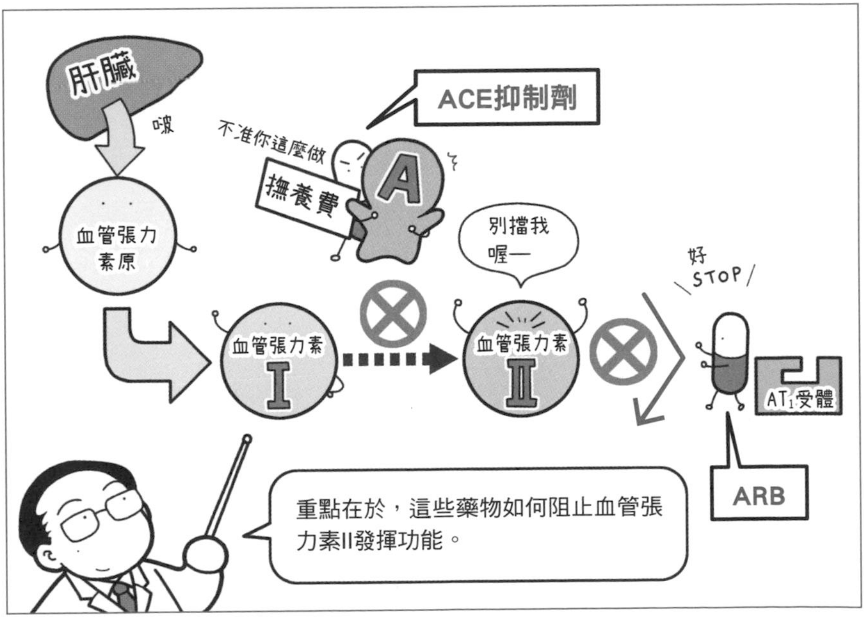
肝臟
啾
不准你這麼做
撫養費
A
ACE抑制劑
血管張力素原
別擋我喔—
好
STOP
血管張力素 I
血管張力素 II
AT₁受體
ARB
重點在於，這些藥物如何阻止血管張力素II發揮功能。

Column

硝化甘油是矽藻土炸藥的原料！？

我們在p.56提到狹心症治療藥物——硝化甘油。首次合成硝化甘油的是一百多年前的義大利化學家阿斯卡尼奧．索布雷洛。這種液體只要受到少量的熱或衝擊就會爆炸，當時的製造過程與搬運過程中曾發生多起事故。

在這之後，以創立諾貝爾獎聞名的阿佛烈．諾貝爾開發出了較易於加工的矽藻土炸藥（以硝化甘油為主要成分的炸藥）。矽藻土炸藥可於煤礦、隧道工程中使用，之後卻成為了戰爭工具。諾貝爾雖然因為矽藻土炸藥的開發而獲得了巨額財富，卻也因為矽藻土炸藥被用來做為殺人武器而苦惱，於是留下了遺言：「將販賣矽藻土炸藥所獲得的財產用來設立基金，並將其利息以獎金的形式分配給對全人類做出最大貢獻的人們」。這就是諾貝爾獎的緣由。

有人說，硝化甘油之所以會被當成藥物，是因為有人注意到患有狹心症的矽藻土炸藥工廠作業員，在工作日心臟病不會發作，休假日卻會發作。硝化甘油能使心臟冠狀動脈的血管擴張，減輕心臟負擔。硝化甘油可從皮膚吸收，故可預防矽藻土工廠作業員的心臟病發作。現在硝化甘油仍做為狹心症發作時的治療藥物（製成舌下錠的形式）被廣為使用。

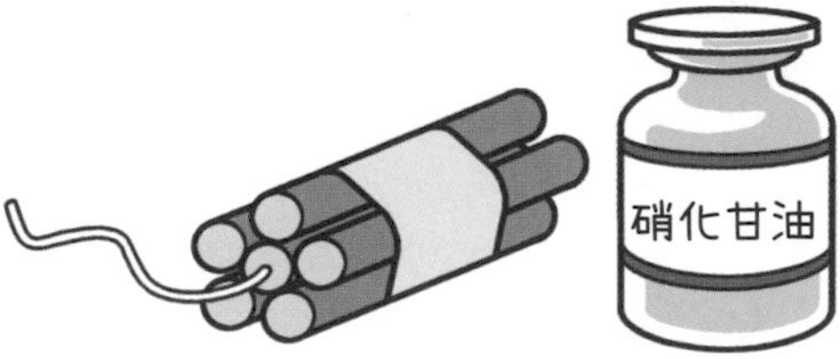

第3章

作用於呼吸系統的藥物

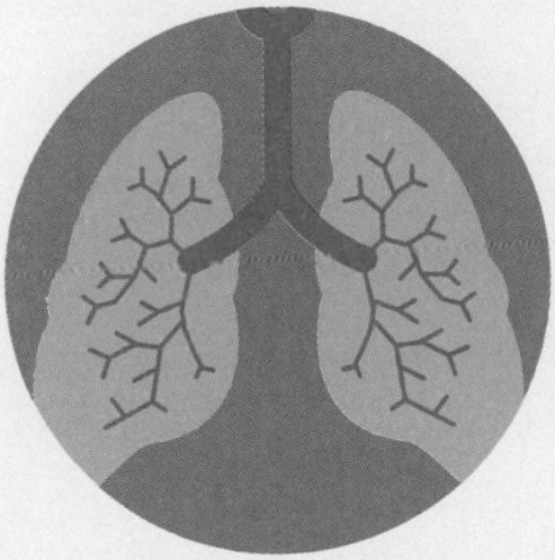

Chapter 3-1

咳嗽、痰

咳嗽與痰是呼吸道的防禦反應

咳嗽與**痰**皆為呼吸道將異物排出體外的防禦反應。以高黏度黏液包裹住異物，形成痰，再用力將其呼出的反應，就是咳嗽。不只一般性的感冒會使病患咳嗽，支氣管氣喘、肺炎、肺鬱血等各種疾病也可能會有咳嗽症狀。

原本咳嗽就是將異物排出體外的反應，應無必要刻意阻止。但沒有痰的乾咳會無端消耗體力，故在充分確認咳嗽原因後，可以使用止咳藥。另外，如想要吐痰卻吐不出來，可以使用化痰藥（氣管黏液溶解劑、氣管黏液修復劑）。

除去異物的機制

我們的身體本就有各種能排除空氣中異物的機制。若有異物進入鼻腔，鼻毛可將較大的異物擋在外面，再藉由分泌黏液與**纖毛運動**排除異物。**打噴嚏**也是一種除去異物的重要機制。這些機制可以擋住大部分異物，至於闖過這些機制的異物，就需以咳嗽、痰的方式排除。

呼吸道的分泌腺可以分泌黏液，使其保持濕潤。外界異物侵入時，呼吸道黏膜表面的分泌液可包裹住異物，被黏液包裹住的異物會轉變成痰，並在纖毛運動下從咽搬運至食道或口腔。這時，受到刺激的上皮細胞便會將訊號經由迷走神經送至延腦的咳嗽中樞，引發咳嗽，將痰排出體外。

這種疾病的藥物作用點

1. **使延腦不會發出「想要咳嗽」的訊號**
2. **使痰變得較為稀薄，易於排出**

File 30 咳嗽、痰的機制

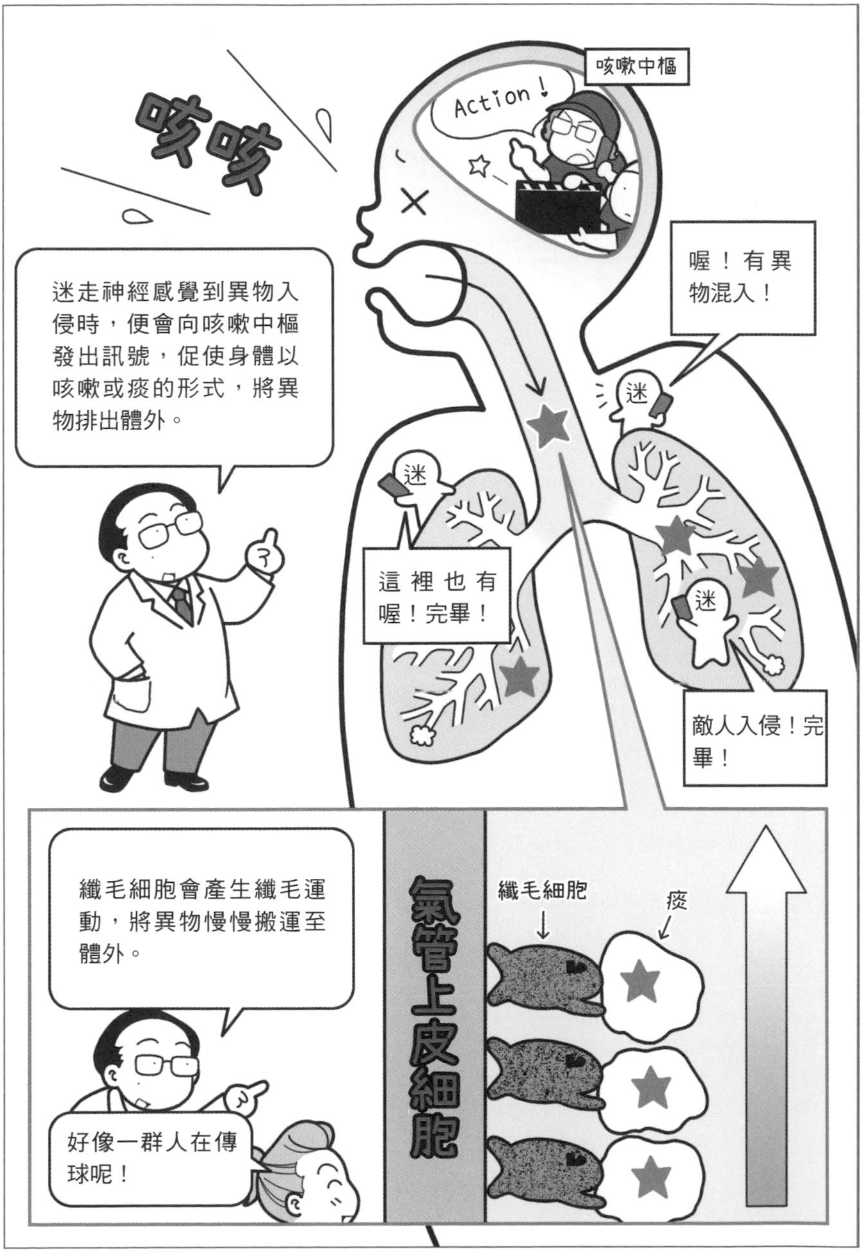

咳咳
咳嗽中樞
Action！
喔！有異物混入！
迷走神經感覺到異物入侵時，便會向咳嗽中樞發出訊號，促使身體以咳嗽或痰的形式，將異物排出體外。
迷
迷
這裡也有喔！完畢！
迷
敵人入侵！完畢！
纖毛細胞會產生纖毛運動，將異物慢慢搬運至體外。
氣管上皮細胞
纖毛細胞
痰
好像一群人在傳球呢！

咳嗽、痰的治療藥物

① 使延腦不會發出「想要咳嗽」的訊號

中樞性止咳藥[→File 31]

這種藥物可以抑制延腦的咳嗽中樞，產生止咳作用。麻醉性止咳藥除了有強力止咳作用，還有止痛與止瀉作用。非麻醉性止咳藥則幾乎沒有止痛作用與成癮性。副作用則包括嗜睡、便祕、噁心等。

學名（商品名）：Dextromethorphan（滅咳康）、Codeine Phosphate Hydrate（可待因磷酸鹽）

② 使痰變得較為稀薄，易於排出

氣管黏液溶解劑[→File 31]

這種藥物可以破壞痰內的黏蛋白，降低其黏度，發揮化痰效果。

學名（商品名）：Bromhexine（氣舒痰）、Ethyl L-Cysteine Hydrochloride（胱蛋白）

氣管黏液修復劑[→File 31]

這種藥物可以促進呼吸道的漿液分泌，藉由分解高黏度的黏多醣，使痰的成分接近正常狀態。氨溴索（Ambroxol）可以促進肺分泌肺表面活性物質（使肺泡更容易擴張的物質），促進肺的換氣效率，也有潤滑呼吸道壁的作用。

學名（商品名）：Carbocistene（免咳痰）、氨溴索（沐舒痰）

MEMO 痰的顏色與黏性

痰內的異物種類不同時，痰的顏色與黏性也會不一樣。舉例來說，得到肺炎等細菌感染症時，痰內會包含許多白血球與細菌戰鬥後的殘骸，而形成黃色黏液般的痰。另一方面，透明而稀薄的痰則表示身體分泌了過多黏液，這可能是因為過敏或吸菸等刺激造成。

File 31 中樞性止咳藥㊗、氣管黏液溶解劑㊗、氣管黏液修復劑㊗

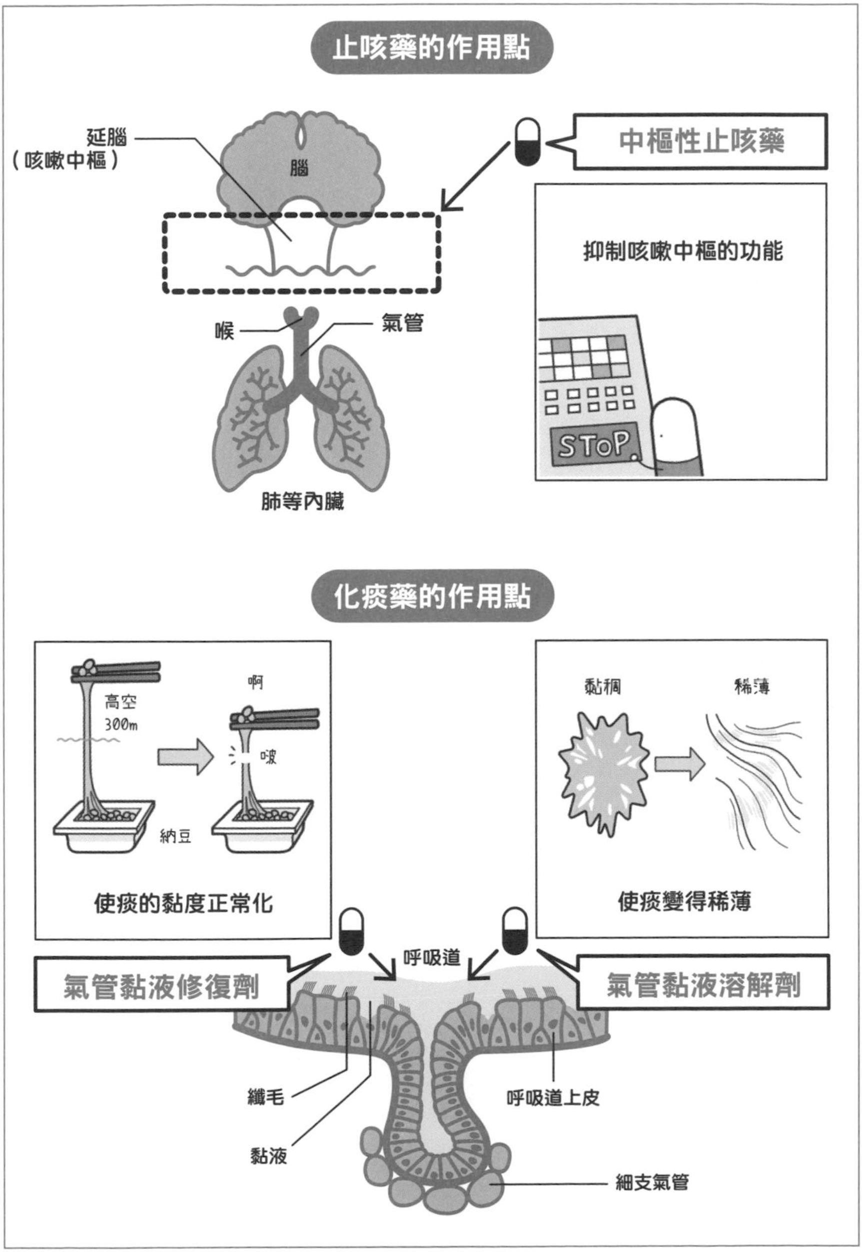

止咳藥的作用點
延腦
（咳嗽中樞）
腦
中樞性止咳藥
抑制咳嗽中樞的功能
STOP
喉
氣管
肺等內臟
化痰藥的作用點
高空
300m
啊
啵
納豆
使痰的黏度正常化
黏稠
稀薄
使痰變得稀薄
呼吸道
氣管黏液修復劑
氣管黏液溶解劑
纖毛
黏液
呼吸道上皮
細支氣管

Chapter 3-2

支氣管氣喘

不只讓人很痛苦，甚至還可能導致窒息

支氣管氣喘指的是供空氣流動的呼吸道（主要是支氣管）發炎、浮腫，使空氣流動受到限制的疾病。病患的支氣管碰到各種刺激時會產生過敏反應，像是突然咳得很激烈、發出「咻——咻——」的喘氣聲、持續出現呼吸困難狀況等。

支氣管氣喘症狀有的輕到能自然治癒，也有的嚴重到會窒息死亡。小孩的氣喘通常會隨著年齡增長而減輕，然而三到四人中會有一位在長大成人後復發。大人氣喘的發病率約為二十分之一。

若氣喘狀況持續很長一段時間，支氣管反覆經歷過發炎、修復過程，管壁會越來越厚，難以恢復原狀，過敏性也會跟著提高，故需長時間調理患部。

支氣管氣喘的成因

氣喘的發病、惡化與遺傳有關。另外，蟎、黴菌等造成過敏的物質（**過敏原**）、支氣管遭感染、壓力、空氣汙染、化學物質、天氣變化等環境因素也可能會引發氣喘。過敏原會導致支氣管發炎、腫脹，使支氣管平滑肌收縮。為了修復發炎造成的損傷，身體會改變支氣管周圍的細胞組成（**氣管重塑**），提高過敏性，使支氣管壁變厚，且難以恢復原先狀態。

這種疾病的藥物作用點

1. 擴張支氣管，使空氣流動更為通暢
2. 消除支氣管的發炎或浮腫

File 32 支氣管氣喘的致病機制

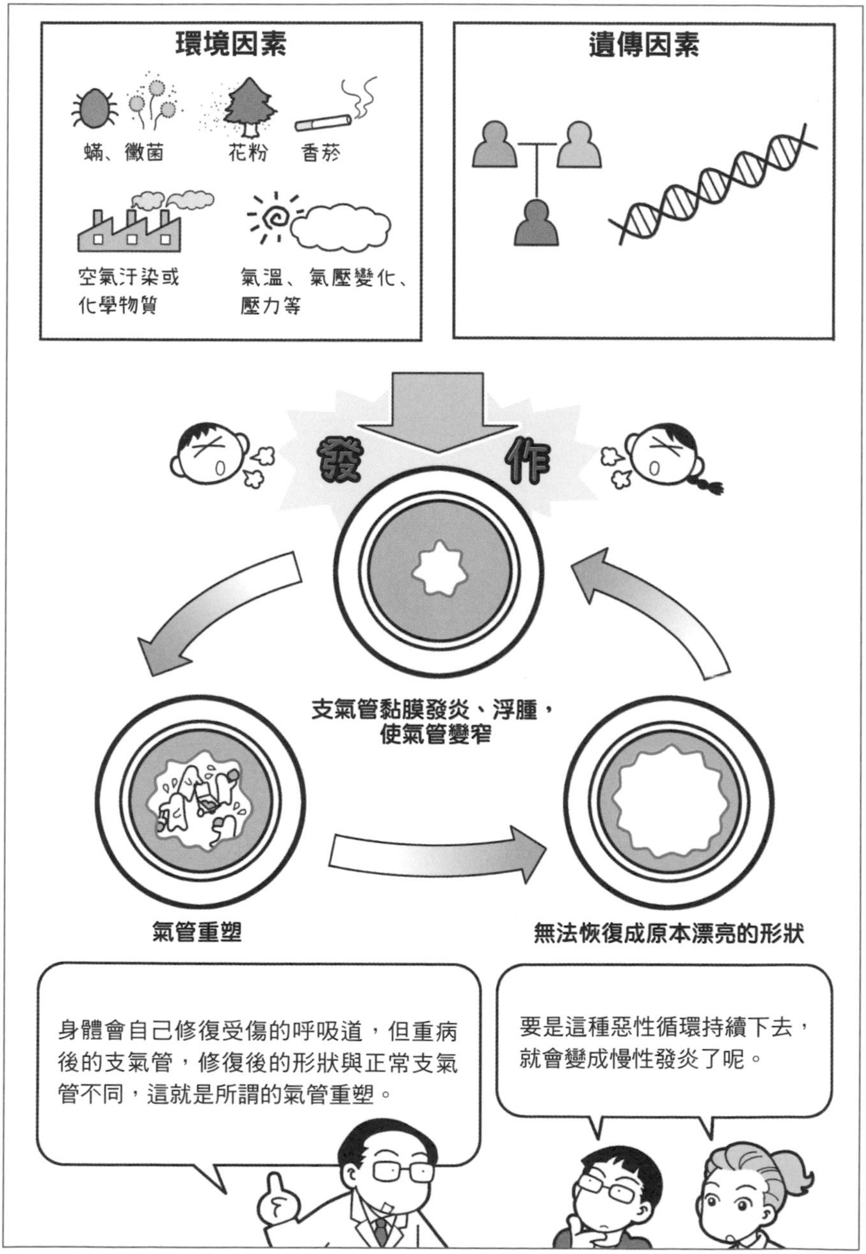
環境因素
蟎、黴菌
花粉
香菸
空氣汙染或化學物質
氣溫、氣壓變化、壓力等
遺傳因素
發作
支氣管黏膜發炎、浮腫，使氣管變窄
氣管重塑
無法恢復成原本漂亮的形狀
身體會自己修復受傷的呼吸道，但重病後的支氣管，修復後的形狀與正常支氣管不同，這就是所謂的氣管重塑。
要是這種惡性循環持續下去，就會變成慢性發炎了呢。

支氣管氣喘的治療藥物

① 擴張支氣管，使空氣流動更為通暢

β受體致效劑[→File 33]

可刺激支氣管平滑肌細胞上的腎上腺素β受體，使支氣管擴張。可製成吸入藥或貼布，在氣喘發作時使用，或預防發作。由於發炎所造成的浮腫，對氣喘發作與否的影響很大，故這種藥物在重病時效果並不好。

學名（商品名）：Tulobuterol（Hokunalin）、Procaterol Hydrochloride Hydrate（滅喘淨液）

白三烯受體拮抗劑[→File 33]

抗過敏藥的一種。白三烯這種化學物質可以促使支氣管收縮，而這種藥物可抑制白三烯的作用，藉此擴張支氣管。可抑制並改善氣管重塑作用，卻也有腹瀉、腹痛等副作用。

學名（商品名）：Montelukast sodium（欣流口服顆粒劑、Kipres）

茶鹼製劑[→File 33]

細胞內的訊息傳遞物質cAMP可促進支氣管擴張，磷酸二酯酶可分解cAMP。茶鹼製劑則可藉由抑制磷酸二酯酶，增加支氣管平滑肌的cAMP濃度，使支氣管擴張。常與抗發炎藥物併用。在血液中的有效濃度範圍很小，且會出現噁心、心律不整、痙攣等副作用。

學名（商品名）：茶鹼（Theodur、Uniphyl）、Aminophyline（Neophyllin）

② 消除支氣管的發炎或浮腫

類固醇[→File 33]

有很強的抗發炎作用，可以最有效地抑制支氣管發炎。類固醇吸入劑可以直接抵達支氣管，故較不會產生全身性的副作用。

學名（商品名）：Budesonide（可滅喘都保）、Fluticasone（Flutide）

File 33 β受體致效劑、白三烯受體拮抗劑、茶鹼製劑、類固醇

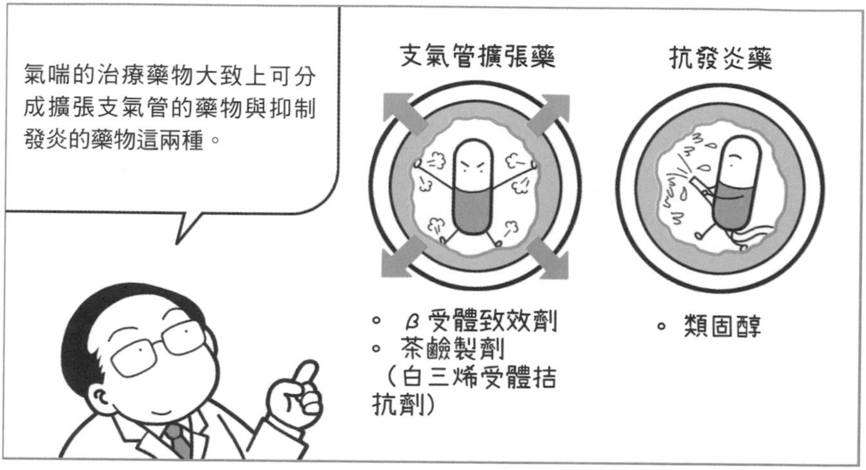

氣喘的治療藥物大致上可分成擴張支氣管的藥物與抑制發炎的藥物這兩種。
支氣管擴張藥
抗發炎藥
。β受體致效劑
。茶鹼製劑
（白三烯受體拮抗劑）
。類固醇

β受體致效劑

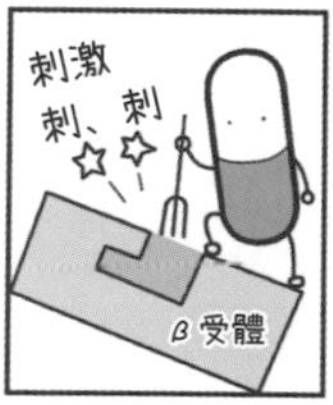

刺激
刺、刺
β受體

刺激支氣管平滑肌細胞的β受體，使支氣管擴張。

白三烯受體拮抗劑

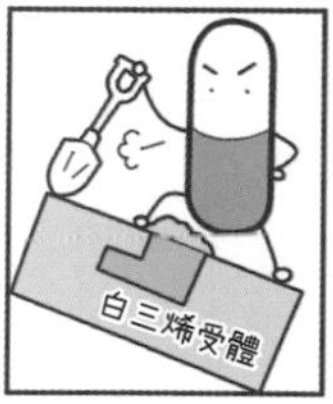

白三烯受體

抑制有收縮氣管作用的白三烯活動，擴張支氣管。

茶鹼製劑

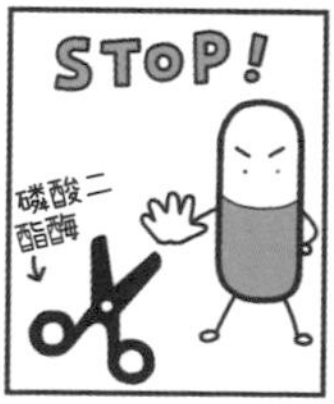

STOP！
磷酸二酯酶

抑制會分解cAMP的磷酸二酯酶，使支氣管擴張。

類固醇

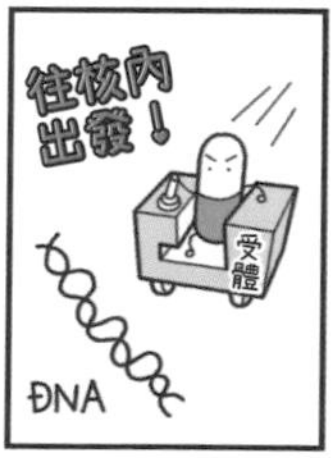

往核內出發！
受體
DNA

與細胞的受體結合，可抑制與發炎有關的DNA。

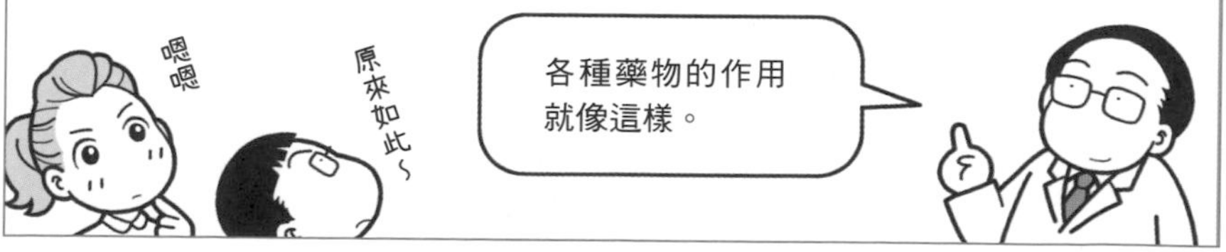

嗯嗯
原來如此～
各種藥物的作用就像這樣。

Column

戒菸輔助藥物的種類與使用

就像人們說的「吸菸有百害而無一利」一樣，吸菸不只會造成肺癌、氣喘等呼吸系統相關疾病，還是狹心症、心肌梗塞、腦梗塞、消化性潰瘍等疾病的原因。由「平成25（2013）年日本全國吸菸者比例調查」可以得知，日本成年男性的吸菸率雖持續減少至33%，但和其他國家相比仍偏高。成年女性的吸菸率則變動不大，維持在10%左右。不過，年輕女性吸菸率的增加，卻與青少年吸菸同樣成為了很大的社會問題。

與戒菸相關的補助藥物包括含有尼古丁製劑的尼古丁貼片、尼古丁口香糖，以及不含尼古丁的內服藥物伐尼克蘭等。使用這些產品戒菸時，成功率為使用安慰劑的1.4～2.3倍。在日本，尼古丁貼片屬於醫療用醫藥品或一般用醫藥品，可在一般藥局內購得。一天一次，原則上會在早晨時貼在上臂或背部，在標準的戒菸過程中需持續使用八週。尼古丁口香糖在日本是一般用醫藥品，一天內用量不能超過二十四個，且只有在想要吸菸時才使用。使用一個月後需逐漸減少用量，三個月後便可停止使用。伐尼克蘭為醫療用藥品，需從預計之戒菸開始日的一週前開始服用，戒菸開始之後需增加服用量，持續服用十二週。

這些藥物在每個人身上的戒菸效果各有差異，選擇符合自己體質的戒菸輔助藥，才是戒菸的捷徑。

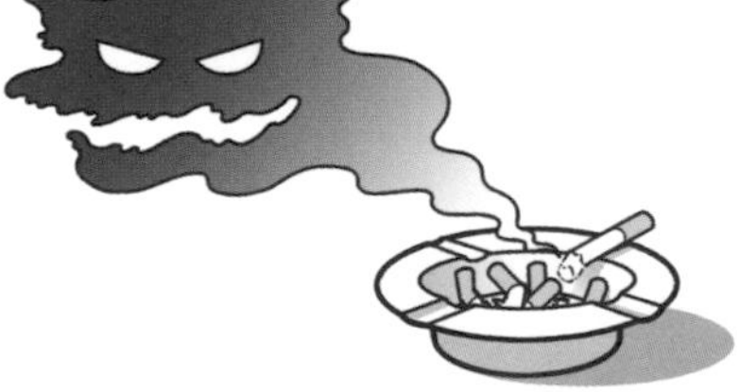

第4章

作用於消化系統的藥物

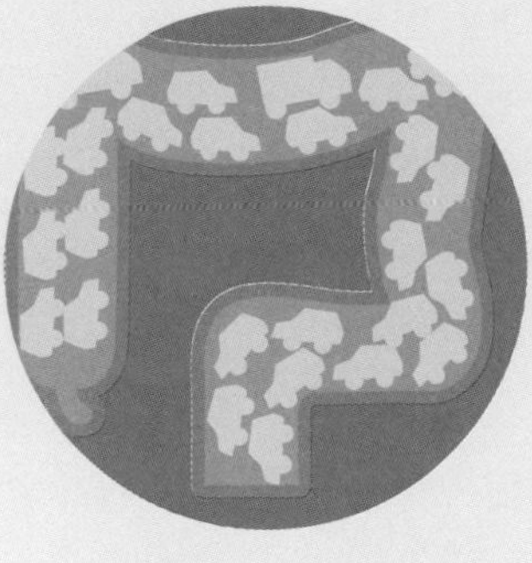

Chapter 4-1

噁心、嘔吐

可能表示身體潛藏著重大疾病

當受汙染的食品或有害的化學物質進入體內，身體便會以**噁心、嘔吐**等方式將這些物質排出體外，為身體的防禦制之一。除了消化系統的疾病，內耳功能出現障礙、因腦出血造成腦壓上升、重大疾病等，皆可能會引起噁心或嘔吐，故治療時應針對引起噁心與嘔吐的原因進行處置。噁心、嘔吐等不舒服的感覺不僅會造成心理上的負擔，還可能會造成營養不良。此外，嘔吐物可能會傷到食道，還可能會造成誤嚥，故在某些狀況下需極力抑制嘔吐反應。

嘔吐機制

延腦有掌管嘔吐反應的**嘔吐中樞**。嘔吐中樞能在接收到來自多處身體部位的訊息後引發嘔吐反應，包括同樣位於腦幹的**化學受體觸發區**（**CTZ**：Chemoreceptor Trigger Zone）、可感覺到暈車或暈船的內耳**前庭器官**、被受汙染之食物刺激的器官、腦內出血所造成的腦壓上升等等。嘔吐中樞與神經系統之間的關係尚未明瞭，不過我們已經知道CTZ中存在許多可接收來自腦與消化管之訊息的多巴胺受體、血清素受體，以及可接收來自腦與前庭神經之訊息的組織胺受體、乙醯膽鹼的蕈鹼類受體等，一般認為這些受體與噁心、嘔吐反應有關。

嘔吐中樞興奮時，會將相關資訊送至迷走神經與橫膈膜神經，再傳達至控制腹肌的脊神經，提高腹壓，引起嘔吐反應**[File 34]**。

這種疾病的藥物作用點

1. **在嘔吐中樞受到興奮刺激之前，加以阻斷**
2. **抑制反射性嘔吐**

File 34 噁心、嘔吐的致病機制

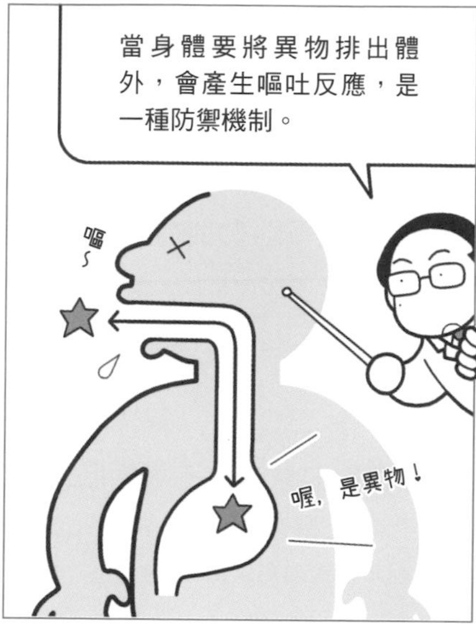

當身體要將異物排出體外，會產生嘔吐反應，是一種防禦機制。
嘔～
喔，是異物！

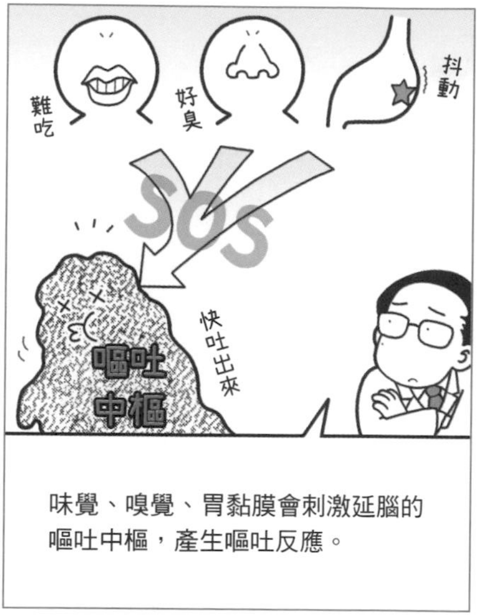

難吃
好臭
抖動
SOS
快吐出來
嘔吐中樞
味覺、嗅覺、胃黏膜會刺激延腦的嘔吐中樞，產生嘔吐反應。

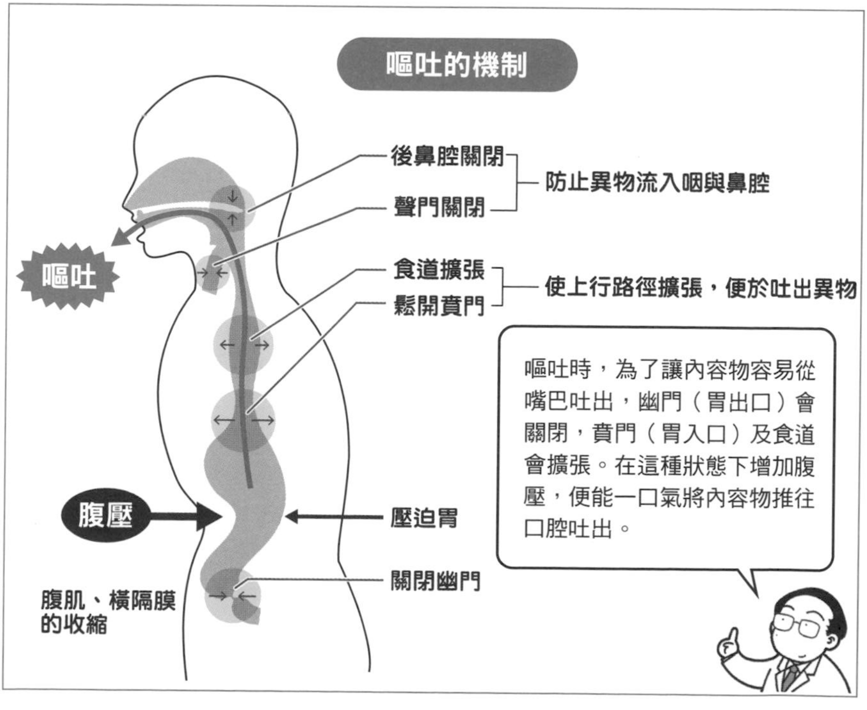

嘔吐的機制
後鼻腔關閉
聲門關閉
防止異物流入咽與鼻腔
食道擴張
鬆開賁門
使上行路徑擴張，便於吐出異物
嘔吐
腹壓
壓迫胃
關閉幽門
腹肌、橫隔膜的收縮
嘔吐時，為了讓內容物容易從嘴巴吐出，幽門（胃出口）會關閉，賁門（胃入口）及食道會擴張。在這種狀態下增加腹壓，便能一口氣將內容物推往口腔吐出。

噁心、嘔吐的治療藥物

❶ 在嘔吐中樞受到興奮刺激之前，加以阻斷

多巴胺受體阻斷劑[→File 35]

這種藥物可以阻斷CTZ的多巴胺受體。對於大多數噁心、嘔吐狀況有效，但對暈車暈船所造成的嘔吐無效。副作用包括嗜睡與分泌乳汁等。

學名（商品名）：Metoclopramide（腹寧朗）、Domperidone（Nauzelin）

抗組織胺藥[→File 35]

這種藥物可以阻斷嘔吐中樞與內耳—前庭神經核之神經細胞上的組織胺受體，有止吐作用。可有效改善暈車暈船（暈動病）、梅尼爾氏症、手術後嘔吐等症狀。副作用包括嗜睡、腸胃不適、倦怠感等。

學名（商品名）：Dimenhydrinate（克暈片）、Diphenhydramine Salicylate “kongo”（途樂旅明）

血清素受體抑制劑[→File 35]

這種藥物可以阻斷位於CTZ與消化管迷走神經末端的血清素受體，產生止吐作用。服用抗癌藥物時會有噁心、嘔吐等副作用，此時這種藥物就是減緩這些副作用的第一選擇。不過這種藥物也有便祕、頭痛、肝功能障礙等副作用。

學名（商品名）：Palonosetron（Aloxi）、Granisetron（康您適強）

❷ 抑制反射性嘔吐

抗膽鹼藥

抗膽鹼藥可以阻斷位於胃壁之乙醯膽鹼的蕈鹼類受體，使胃壁變得鬆弛，並抑制胃酸分泌，發揮止吐作用。還可做為末梢性止吐劑，抑制反射性嘔吐（經由迷走神經或交感神經刺激嘔吐中樞而產生的嘔吐反應）。副作用包括便祕、口渴、排尿困難等。

學名（商品名）：Atropine Sulfate Hydrate（阿托品）

File 35

多巴胺受體阻斷劑、抗組織胺藥、血清素受體抑制劑

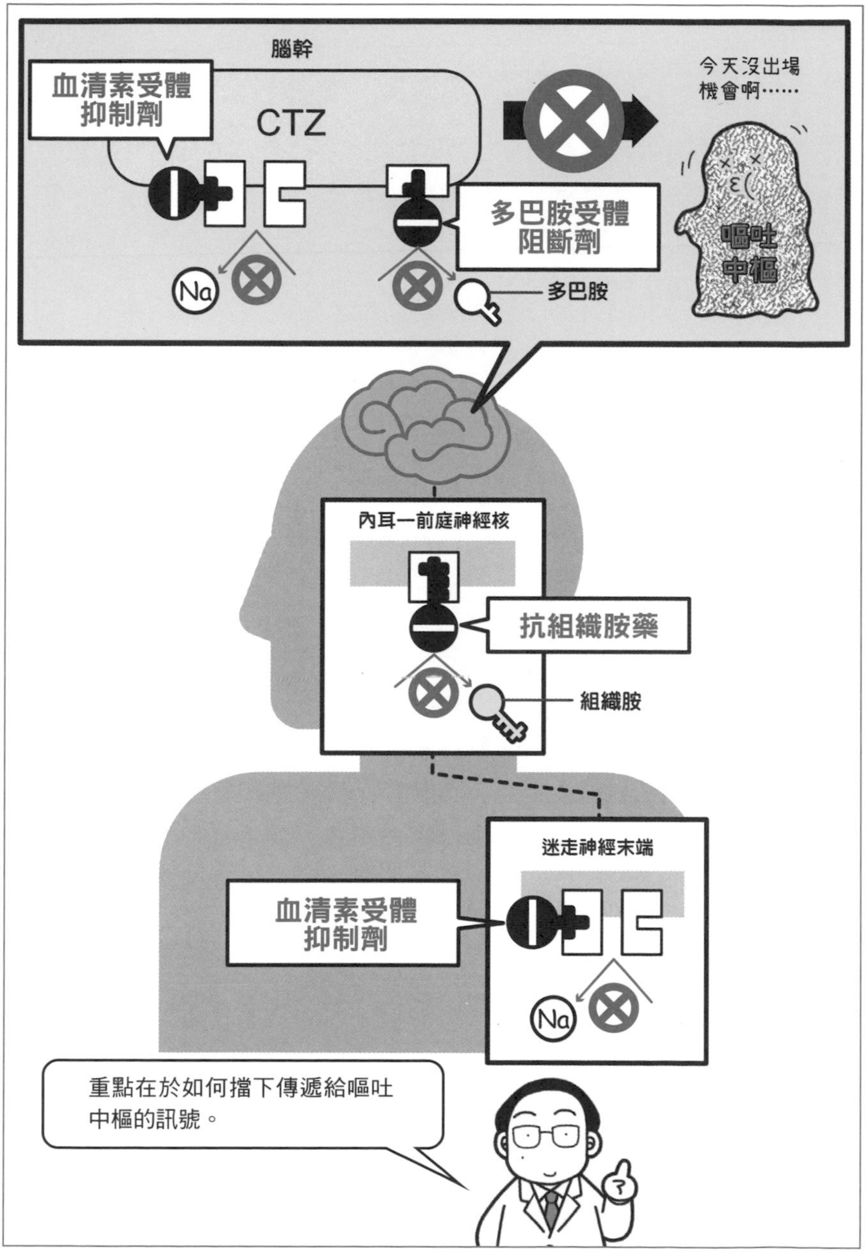

Chapter 4-2

腹瀉

排出含有大量水分、又稀又軟的大便

腹瀉是腸道狀況異常時會出現的症狀。不過，腹瀉也可能是要盡快將壞菌、病毒、毒物等有害物質排出體外的防禦反應。因此，重點不在於停止腹瀉，而是在調查腹瀉的原因，做出適合處置，並補充大量流失的水分與電解質。

腹瀉的成因

腹瀉是自我防衛機制之一。腹瀉的原因可以分為：①會造成食物中毒的細菌、病毒、毒物等有害物質進入人體；②克隆氏症、潰瘍性大腸炎等腸道發炎；③壓力或生活習慣不正常造成消化不良。一般來說，進入大腸的消化物是養分已被吸收完畢的液狀消化物，大腸會繼續吸收這些消化物的水分，使其一邊固化一邊前進。大腸內沒有消化酶，故幾乎不會進行消化作用，而腸道內的食物殘渣會由細菌發酵分解。然而，當某些會造成食物中毒的細菌、病毒進入腸道內，消化管會分泌大量黏液，使腸道的**蠕動運動**變得很快，在還沒充分吸收完水分時就排出大便。另外，腸道發炎時，腸道壁會出現大量滲出液，這也會造成腹瀉。此外，壓力與生活習慣不正常會導致腸躁症，腸躁症患者的大腸功能下降，食物與水分會停留在腸道內使大腸膨脹，還會促進蠕動運動，導致腹瀉。

這種疾病的藥物作用點

1. 補充腸內細菌，使腸道功能恢復正常
2. 抑制腸道過度運動
3. 減輕對腸道的刺激

File 36 腹瀉的三個原因

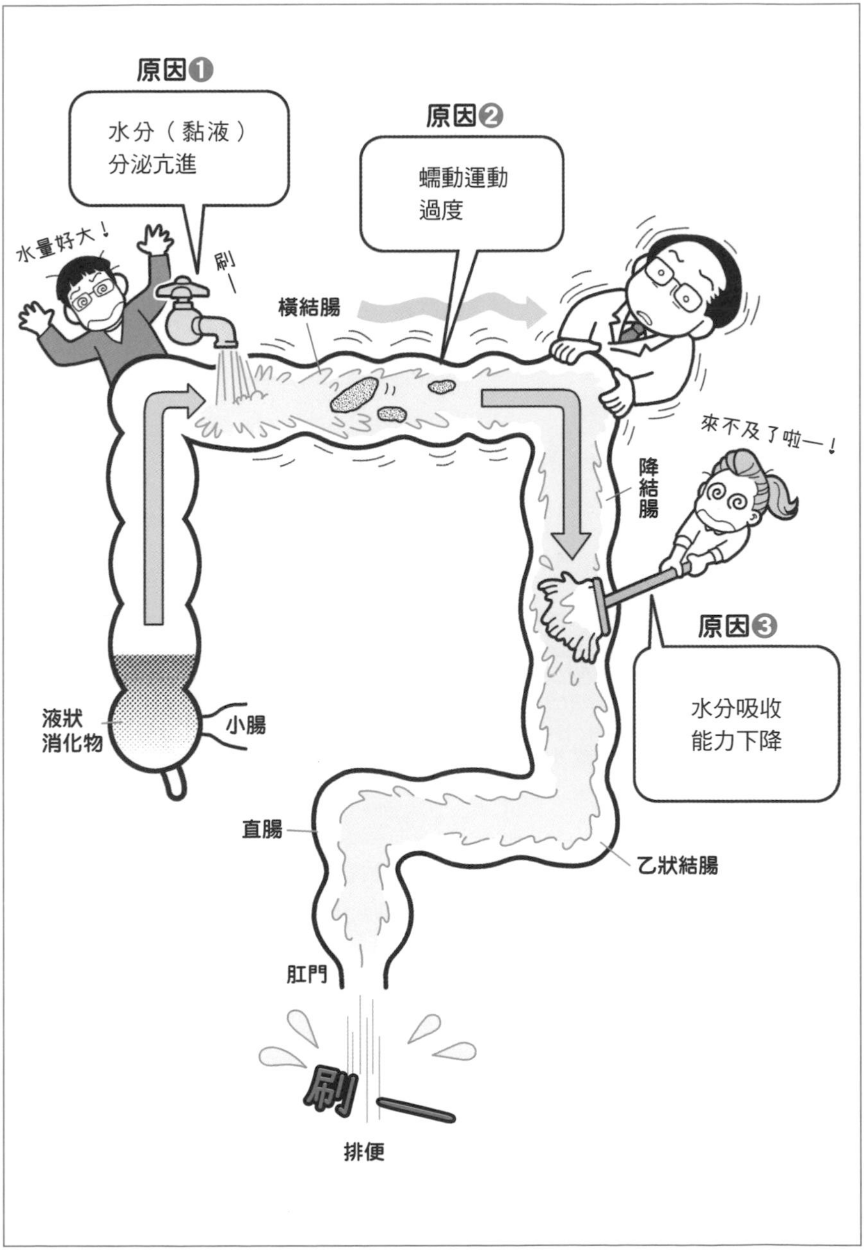

腹瀉的治療藥物

① 補充腸內細菌，使腸道功能恢復正常

整腸劑[→File 37]

補充可以調整腸道功能的腸內細菌（乳酸菌、酪酸菌、比菲德氏菌等），抑制病原菌的增殖，平衡腸道狀況，但副作用是會讓人有脹氣感。

學名（商品名）：酪酸菌（妙利散）、比菲德氏菌（洛克飛、表飛鳴）

② 抑制腸道過度運動

腸躁抑制劑[→File 37]

抑制會對腸道 μ 鴉片受體作用、促進腸道運動的副交感神經功能，以改善腹瀉。Loperamide可以抑制副交感神經末端釋放乙醯膽鹼，藉此抑制腸道運動。副作用包括腹痛、便祕、消化不良等。

學名（商品名）：Loperamide Hydrochloride（Lopemin）

③ 減輕對腸道的刺激

收斂劑[→File 37]

這種藥物可以和腸黏膜的蛋白質結合形成一層薄膜，保護腸黏膜，減輕對腸道的刺激。單寧酸蛋白不會溶解於水中，抵達腸道後才會開始分解。

學名（商品名）：單寧酸蛋白（定拉平）、Bismuth Subnitrate

吸附劑

這種藥物能以其表面活性吸附腸道內的細菌毒素、腐敗物質，預防腸道發炎。藥物中常包含活性碳或矽酸鋁（珪酸鋁）。副作用包括胃部脹氣感、想要嘔吐等。

學名（商品名）：天然珪酸鋁（Adsorbin）

File 37 整腸劑㊀、腸躁抑制劑㊁、收斂劑㊀

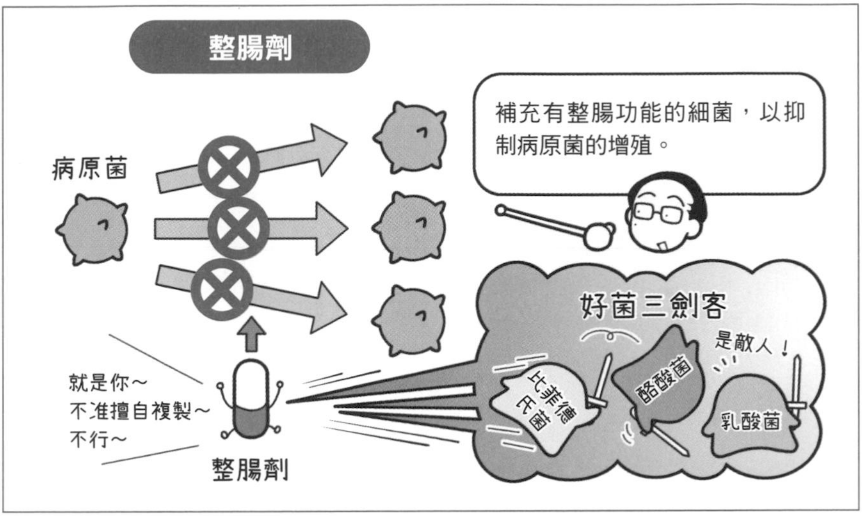
整腸劑
補充有整腸功能的細菌，以抑制病原菌的增殖。
病原菌
好菌三劍客
是敵人！
比菲德氏菌
酪酸菌
乳酸菌
就是你～
不准擅自複製～
不行～
整腸劑

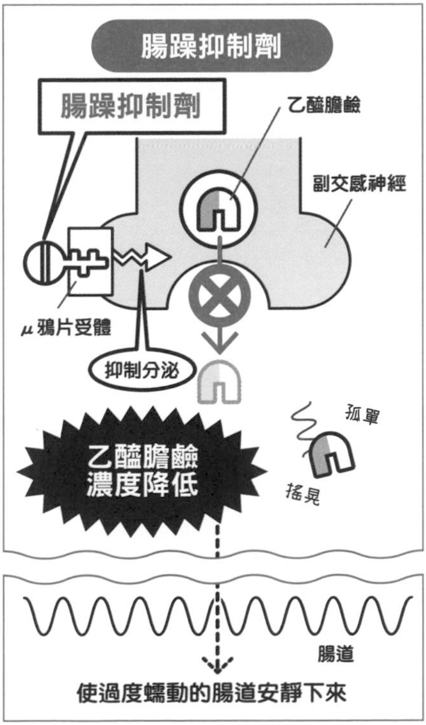
腸躁抑制劑
腸躁抑制劑
乙醯膽鹼
副交感神經
μ鴉片受體
抑制分泌
乙醯膽鹼濃度降低
孤單
搖晃
腸道
使過度蠕動的腸道安靜下來

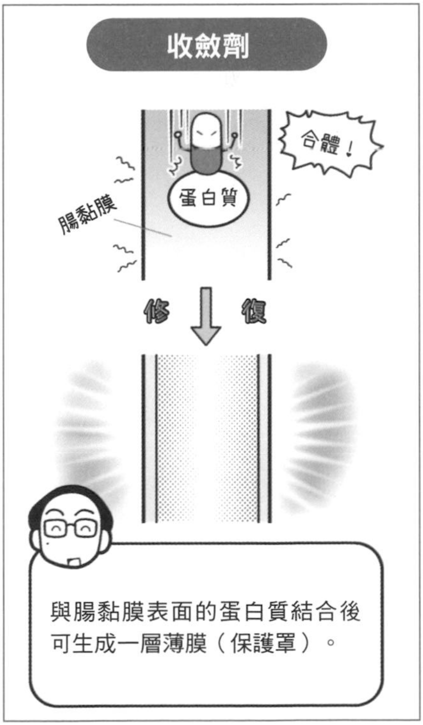
收斂劑
合體！
蛋白質
腸黏膜
修
復
與腸黏膜表面的蛋白質結合後可生成一層薄膜（保護罩）。

Chapter 4-3

便祕

糞便長時間停留在腸道內

便祕指的是糞便長時間停留在大腸內無法排出的狀態。每個人的排便頻率各有差異，故便祕時所感覺到的痛苦也各不相同。便祕多是由環境變化、飲食生活混亂、壓力引起，但也可能是因為某些疾病導致，消化系統的手術也可能使腸道變狹窄而出現便祕情況。症狀包括激烈的腹痛、噁心、嘔吐等。

便祕的成因

食物內的營養素幾乎都會被小腸吸收。營養素被吸光後的食物殘渣來到大腸後，大腸會慢慢吸收剩下的水分，到直腸附近之後再以糞便的形式累積起來。直腸的糞便到一定程度，腦便會藉由自律神經興奮促使直腸排出糞便。另一方面，要是一直忍耐便意，這一連串的排便反射會越來越弱，使人容易出現便祕情況。瀉藥與浣腸的濫用也是便祕的原因（**直腸性便祕**）。另外，睡眠不足或壓力大所造成的自律神經反應過度、使腸道痙攣、妨礙大便在腸道內前進等，也可能是便祕的原因（**痙攣性便祕**）。除此之外，因疾病或生產造成體力耗弱、因年紀大使大腸整體的蠕動運動變弱等，都可能會讓人便祕（**弛緩性便祕**），這種便祕常出現在女性、高齡者、長期臥床的病患身上。

這種疾病的藥物作用點

1. 以水分增加大便體積，促進便意
2. 刺激腸壁以促進蠕動運動
3. 促進腸道分泌水分，提高糞便輸送效率

File 38 便祕的種類

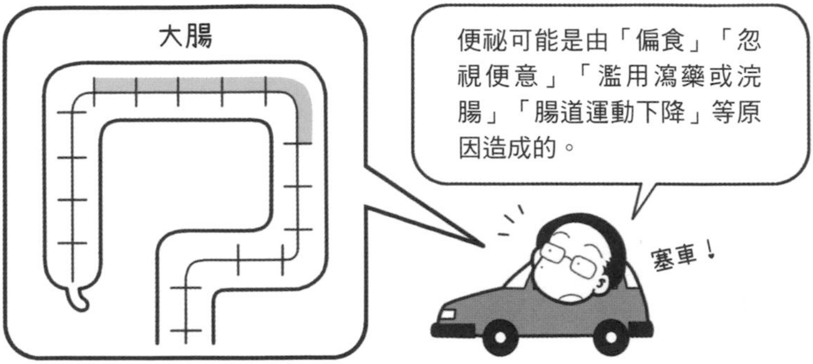
大腸
便祕可能是由「偏食」「忽視便意」「濫用瀉藥或浣腸」「腸道運動下降」等原因造成的。
塞車！

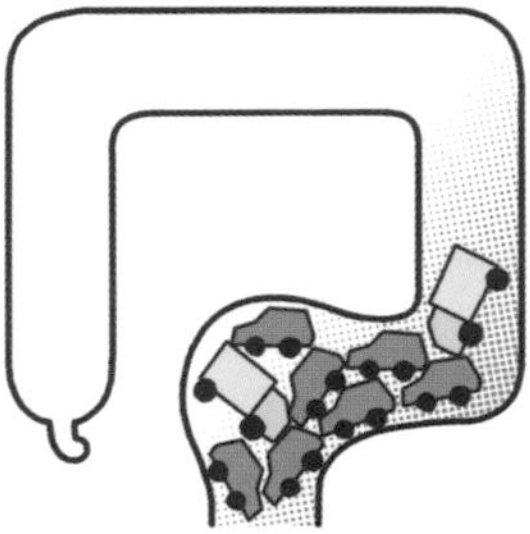

付費站（出口）塞車

直腸性便祕

即使糞便已經到了直腸，便意卻沒辦法傳到腦，因而造成便祕。

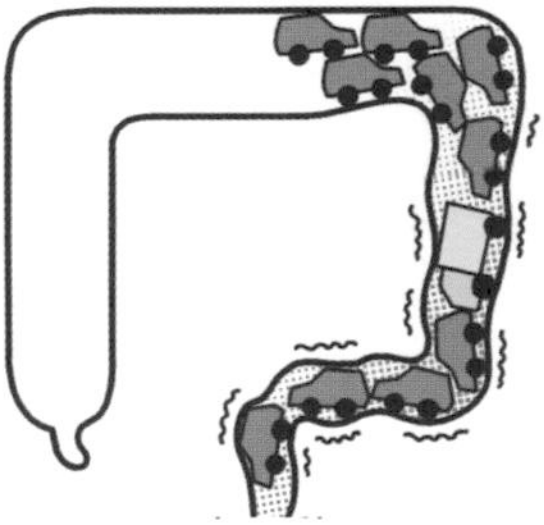

車道減少的塞車

痙攣性便祕

壓力造成自律神經混亂，使腸道痙攣，因而造成便祕。

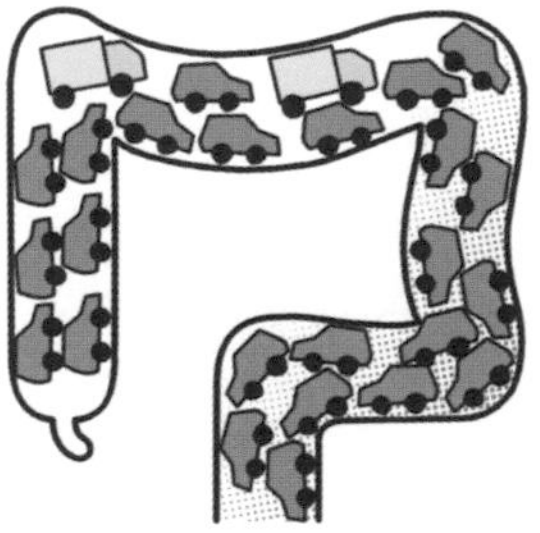

全線塞車

弛緩性便祕

大腸的緊張感、蠕動運動變弱，肌肉能力下降，因而引起便祕。

便祕的治療藥物

① 以水分增加大便體積，促進便意

膨脹性瀉藥[→File 39]

這種藥物可促進腸道內容物吸收水分膨脹，以促進蠕動運動與排便。若與一杯以上的水一起服用的話效果更好。由於治療便祕的機制和生理上的排便類似，故比較沒有腸胃穿孔的危險。

學名（商品名）：羧甲基纖維素（Bulkose）

鹽類瀉藥

這種藥物可使大腸內的鹽類濃度保持一定，藉此保持大腸內水分以促進排便。另外，因為藥物內含難以被吸收的電解質，故可使水分保留在大腸，增加大便的體積。高齡人士與腎功能低下的患者，有可能會引起高鎂血症，給藥時需慎重。

學名（商品名）：氧化鎂（Maglax）

② 刺激腸壁以促進蠕動運動

大腸刺激性瀉藥[→File 39]

這種藥物可刺激大腸產生強力的蠕動運動以促進排便。會產生用藥依賴性，由於會造成黏膜發炎，故不建議長期使用。

學名（商品名）：Sennosides（便立清）、Sodium Picosulfate Hydrate（Laxoberon）

小腸刺激性瀉藥

這種藥物可刺激小腸產生蠕動運動以促進排便。蓖麻子油會在小腸內分解，促進蠕動運動，軟化較硬的糞便，並有潤滑腸壁的作用。但有使骨盆內充血的副作用，故孕婦不能服用。

學名（商品名）：蓖麻子油

③ 促進腸道分泌水分，提高糞便輸送效率

氯離子通道致效劑[→File 40]

氯離子通道致效劑可活化小腸黏膜上皮細胞的氯離子通道，提高腸道內的氯離子濃度，促進腸道細胞將血管內的鈉離子與水分分泌至腸道內。腸道內的水分增加後，有利於糞便的輸送，並促進排便。要注意的是，對於年輕女性來說，易產生噁心等副作用。

學名（商品名）：Lubiprostone（Amitiza）

鳥苷酸環化酶受體致效劑[→File 40]

鳥苷酸環化酶受體致效劑，可刺激小腸或大腸之黏膜上皮細胞的鳥苷酸環化酶受體，增加細胞內的cGMP量。cGMP可活化黏膜上皮細胞的氯離子通道，促進腸道分泌水分，藉此提高腸道內糞便的輸送效率，並促進排便。

學名（商品名）：Linaclotide（Linzess）

膽汁酸轉運蛋白抑制劑[→File 40]

膽汁酸轉運蛋白，可將已分泌至消化道的膽汁酸，再吸收回腸道細胞。膽汁酸轉運蛋白抑制劑則可抑制這種作用，藉此增加流入大腸的膽汁酸。膽汁酸可與大腸內的特定受體（TGR5）結合，促進大腸腸道的水分分泌與消化道蠕動，以促進排便。

學名（商品名）：Elobixibat Hydrate（Goofice）

File 39

膨脹性瀉藥(他)、大腸刺激性瀉藥(他)

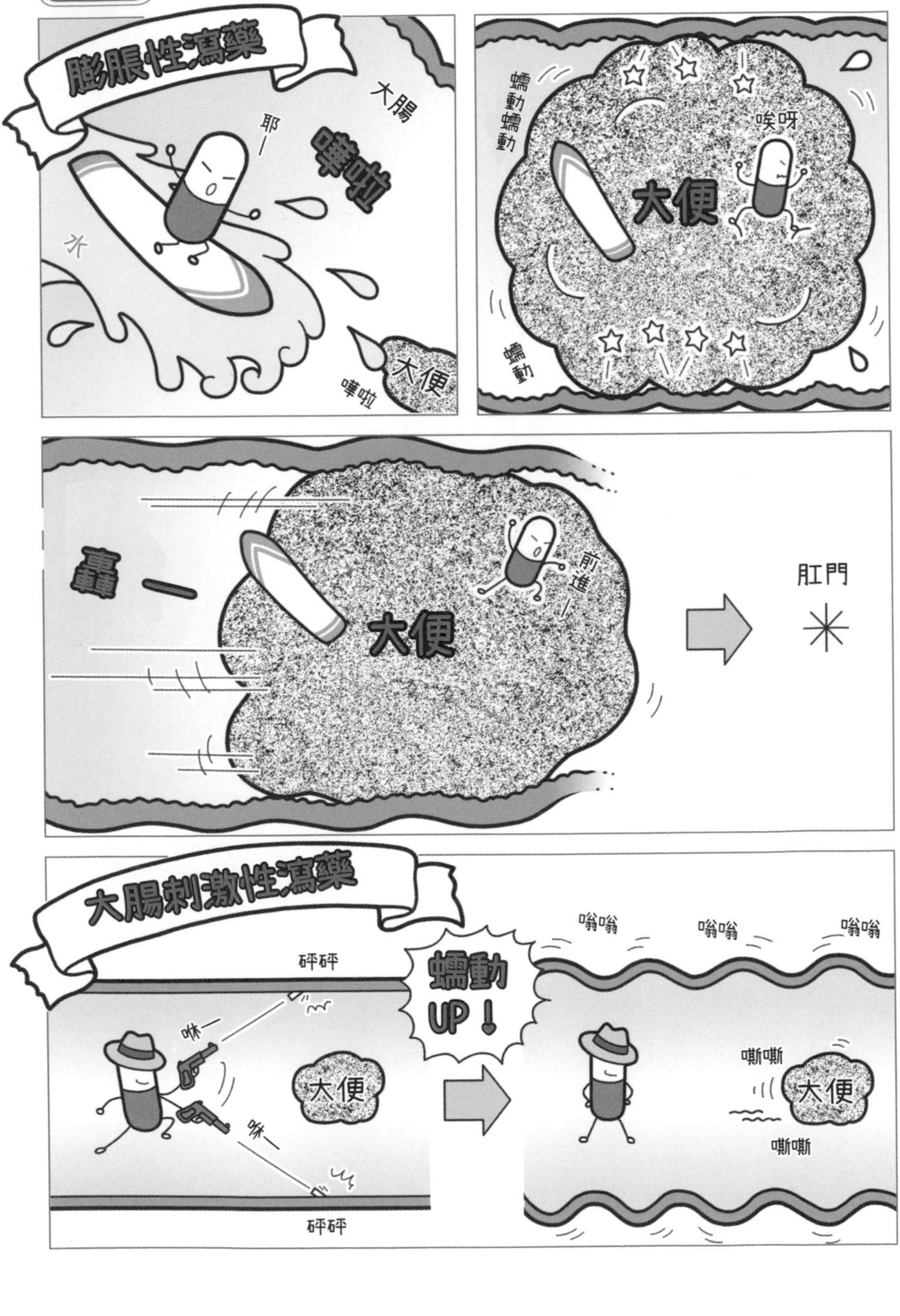

File 40 氯離子通道致效劑、鳥苷酸環化酶受體致效劑、膽汁酸轉運蛋白抑制劑

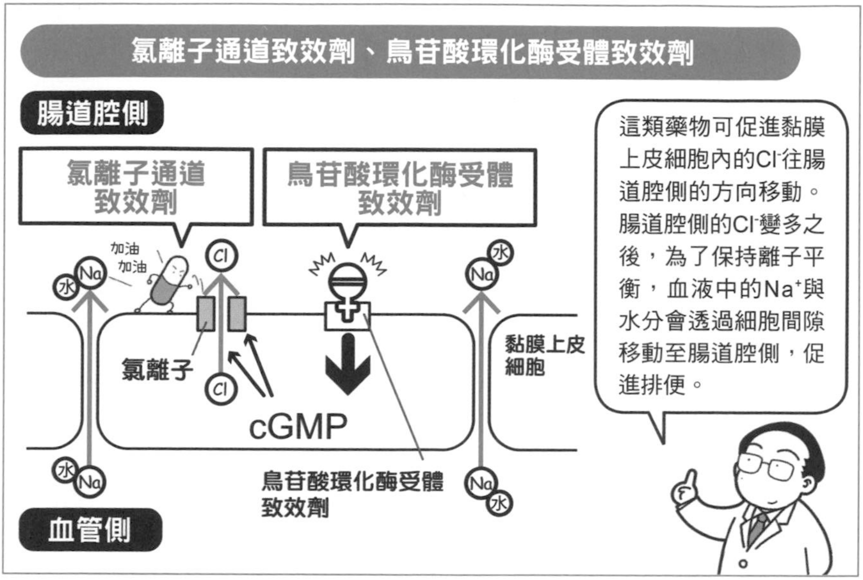

氯離子通道致效劑、鳥苷酸環化酶受體致效劑
腸道腔側
氯離子通道致效劑
鳥苷酸環化酶受體致效劑
加油加油
Cl
Na
水
氯離子
cGMP
黏膜上皮細胞
鳥苷酸環化酶受體致效劑
血管側
這類藥物可促進黏膜上皮細胞內的Cl⁻往腸道腔側的方向移動。腸道腔側的Cl⁻變多之後，為了保持離子平衡，血液中的Na⁺與水分會透過細胞間隙移動至腸道腔側，促進排便。

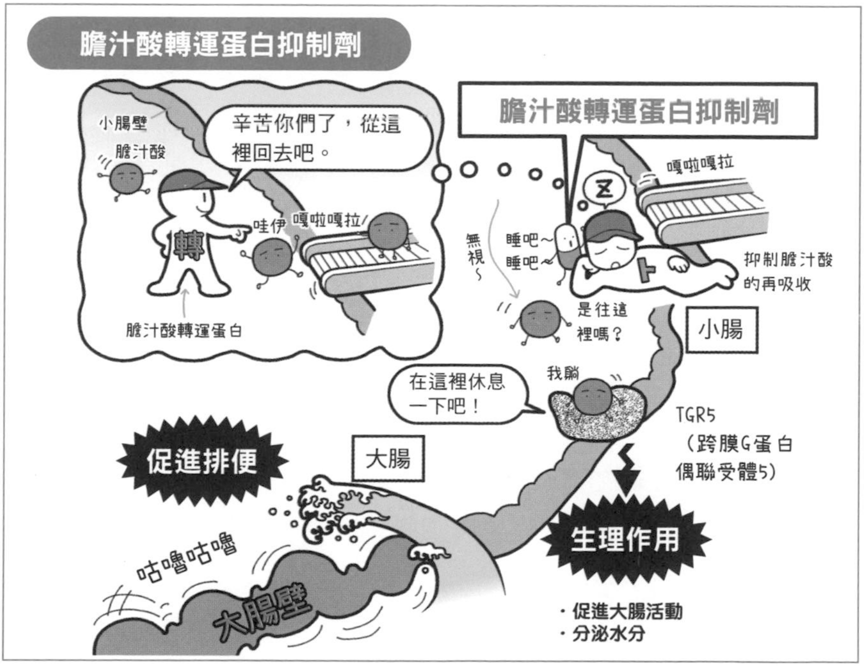

膽汁酸轉運蛋白抑制劑
小腸壁
膽汁酸
辛苦你們了，從這裡回去吧。
轉
哇伊
嘎啦嘎拉
膽汁酸轉運蛋白
膽汁酸轉運蛋白抑制劑
嘎啦嘎拉
無視～
睡吧～
睡吧～
抑制膽汁酸的再吸收
是往這裡嗎？
小腸
在這裡休息一下吧！
我躺
TGR5
（跨膜G蛋白偶聯受體5）
促進排便
大腸
生理作用
・促進大腸活動
・分泌水分
咕嚕咕嚕
大腸壁

Chapter 4-4

消化性潰瘍

因胃酸過多等原因造成胃壁損傷

消化性潰瘍指的是含有胃酸與胃蛋白酶等的胃液，傷害到胃壁或十二指腸壁的疾病。胃壁內側由外而內依序為黏膜層、黏膜下層、肌肉層。正常情況下，胃分泌胃液以消化食物時，胃內側的黏膜可在黏液的保護下不受傷害。然而，要是胃酸增加、黏液減少，使平衡被打破，便會產生消化性潰瘍（**胃潰瘍、十二指腸潰瘍**）等，出現腹痛、食慾下降、噁心等症狀。當胃或十二指腸黏膜層下方的黏膜下層與肌肉層受損，就稱做消化性潰瘍。

消化性潰瘍的成因

造成消化性潰瘍的原因很多，包括壓力、破壞胃黏膜的**幽門螺旋菌**（Helicobacter pylori）、止痛時常使用的非類固醇消炎止痛藥（NSAIDs）等。這些原因會打破胃酸、胃蛋白酶等**攻擊因子**，與黏膜、黏膜血液等**防禦因子**之間的平衡，造成消化性潰瘍。

在我們實際吃下食物，或者是想像自己吃下酸梅的時候，便會反射性地分泌胃液。胃液分泌自胃黏膜上的無數個小洞（胃腺）。就像「沒有酸就沒有潰瘍」這句話說的一樣，要治療潰瘍，抑制胃液（胃酸）的分泌是一大重點。

這種疾病的藥物作用點

1. 抑制含有胃酸與胃蛋白酶之胃液的分泌
2. 增強處於弱勢的防禦因子

File 41 消化性潰瘍的致病機制

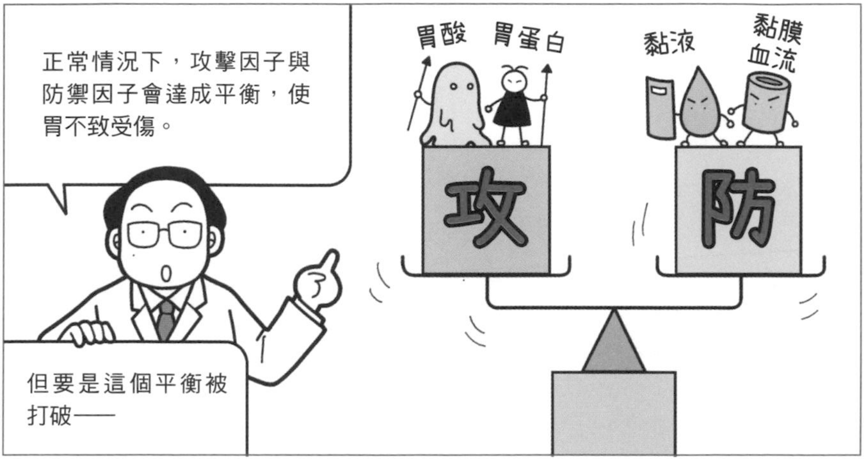
正常情況下，攻擊因子與防禦因子會達成平衡，使胃不致受傷。
但要是這個平衡被打破——
胃酸
胃蛋白
黏液
黏膜血流
攻
防

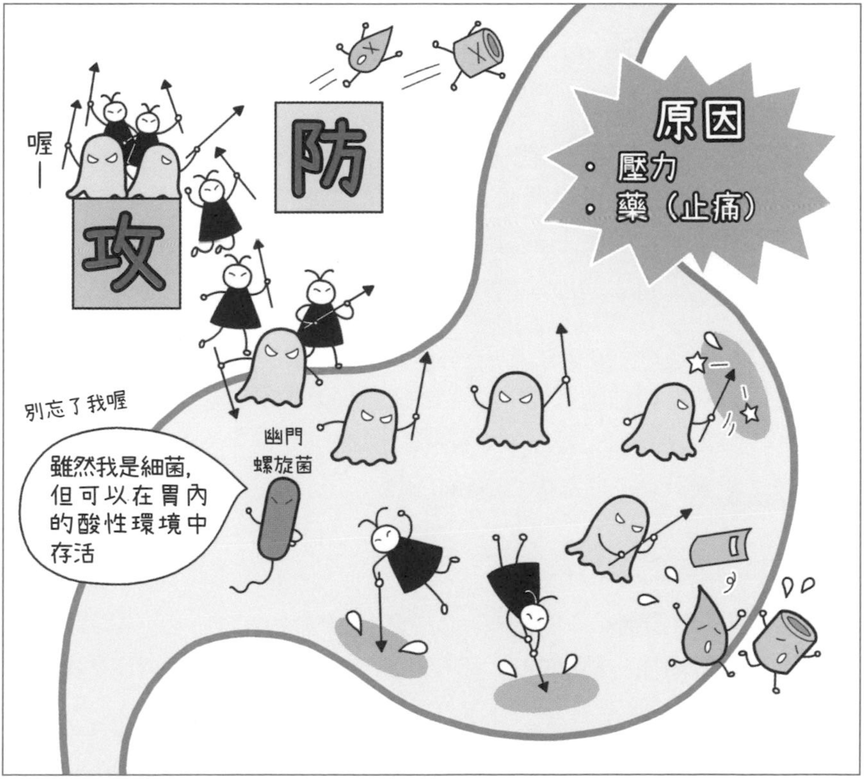
喔—
防
攻
原因
・壓力
・藥（止痛）
別忘了我喔
雖然我是細菌，但可以在胃內的酸性環境中存活
幽門螺旋菌

消化性潰瘍的治療藥物

① 抑制含有胃酸與胃蛋白酶之胃液的分泌

組織胺受體拮抗劑（H_2受體阻斷劑）[→File 42]

這種藥物可以阻斷胃壁細胞的組織胺受體，抑制胃酸分泌。但長時間使用下，會使胃壁細胞上的組織胺受體數量增加，抑制胃酸分泌的作用也越來越弱。是最常用的消化性潰瘍治療藥物之一。

學名（商品名）：Famotidine（蓋舒泰）、Lafutidine（Protecadin）

氫離子幫浦抑制劑[→File 42]

胃腺胃壁細胞分泌胃酸的最後一個階段有氫離子幫浦參與，這種藥物可和氫離子幫浦結合，強力抑制胃酸分泌。是最常用的消化性潰瘍治療藥物之一。

學名（商品名）：Omeprazole（Omepral）、Lansoprazole（泰克胃通）

抗膽鹼藥[→File 42]

這種藥物可以阻斷胃壁細胞的蕈鹼類受體，抑制胃液分泌。但也會同時阻斷唾腺、腸胃平滑肌、心臟等的蕈鹼類受體，產生口渴、便祕、排尿困難、心跳加快等副作用。

學名（商品名）：Pirenzepine（胃見痊）、Tiquizium bromide（Thiaton）

抗胃泌素劑[→File 42]

藉由抑制胃壁細胞胃泌素受體的結合，抑制胃酸分泌。此外，也會促進黏膜成分合成，有保護胃黏膜的作用。

學名（商品名）：Proglumide（Promid）

② 增強處於弱勢的防禦因子

防禦因子增強劑

促進血流增加、黏液的產生與分泌，因組織的修復作用以強化胃黏膜。

學名（商品名）：Rebamipide（Mucosta）、Teprenone（Selbex）

File 42 組織胺受體拮抗劑（H_2受體阻斷劑）、氫離子幫浦抑制劑、抗膽鹼藥、抗胃泌素劑

胃腺的胃壁細胞可分泌胃液，胃壁細胞上主要有三種受體。

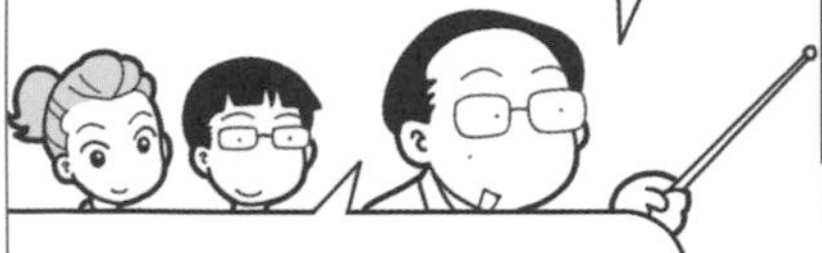

刺激因子抑制劑，可藉由與受體的結合，來抑制胃酸分泌。

胃壁細胞受體

組織胺受體	生物活性物質
蕈鹼類受體	副交感神經的神經傳導物質
胃泌素受體	消化管激素

※ 另外還有直接分泌胃酸的氫離子幫浦

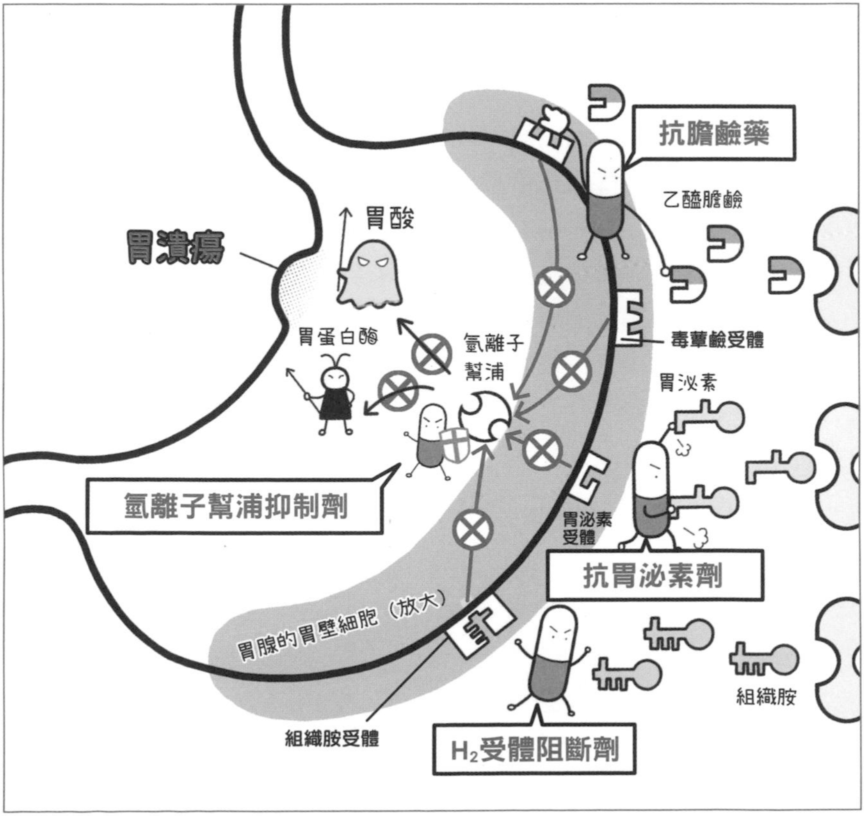

胃潰瘍
胃酸
胃蛋白酶
氫離子幫浦
氫離子幫浦抑制劑
抗膽鹼藥
乙醯膽鹼
毒蕈鹼受體
胃泌素
胃泌素受體
抗胃泌素劑
胃腺的胃壁細胞（放大）
組織胺受體
組織胺
H_2受體阻斷劑

Column

功能性消化不良

過去，要是病患的慢性胃部不適、慢性胃痛持續了一段時間，以內視鏡檢查時卻沒有發現消化性胃潰瘍或胃癌等異常，又找不到其他原因，通常會被診斷成神經性胃炎或慢性胃炎，但事實上，胃很可能沒有發炎。近年來我們會用「功能性消化不良」來稱呼這類疾病。

若病患在半年前就出現「飯後胃部不適」「飯後早期飽足感」「上腹部疼痛」「上腹部灼熱感」等其中一個狀況，且持續三個月以上，以內視鏡檢查時卻找不到任何異常，便會被診斷為功能性消化不良。功能性消化不良可以分成飯後胃部不適、易產生早期飽足感的飯後腹脹症候群，以及上腹部疼痛、易產生灼熱感的上腹痛症候群等兩類。原因可能是胃排出食物的速度過慢，即運動功能障礙，或者是胃過度敏感等。

治療功能性消化不良，一般會從改善生活習慣、飲食療法、藥物療法中做選擇。患者須飲食規律，均衡飲食，避免高脂肪飲食、飲食過度，不要累積壓力，還需要禁菸。在藥物療法中，可使用啡莫替定、奧美拉唑等胃酸分泌抑制劑、消化管運動功能改善藥、中藥的六君子湯等，除此之外也可使用乙醯膽鹼酶抑制劑中的Acotiamide，提高乙醯膽鹼濃度，促進消化管運動。

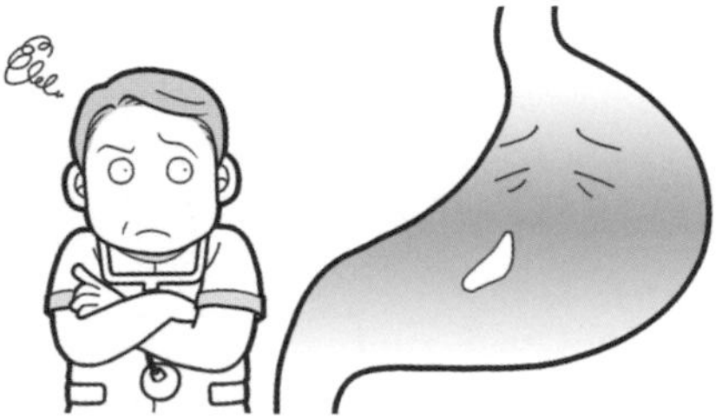

第5章

作用於內分泌系統、代謝系統的藥物

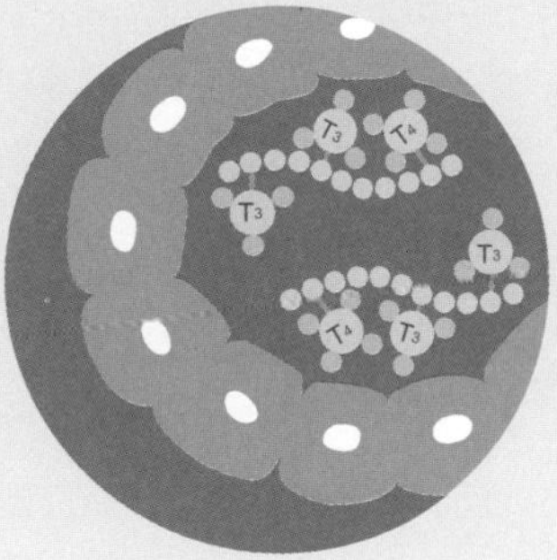

Chapter 5-1

血脂異常症

血液中的脂質過多

血脂異常症過去曾被稱做高血脂症，是指血液中脂質（**膽固醇**與**中性脂肪**）比例過高的狀況。脂質是身體的組成成分之一，也是身體不可或缺的物質。血脂異常症的病患不會痛也不會癢，故很可能會放著不管，但若放著不管，**動脈硬化**的狀況會越來越嚴重，可能會導致心肌梗塞等重大疾病，故需密切注意病況。

血脂異常症的成因

身體所利用的膽固醇一部分來自我們攝取的食物，不過大部分是由肝臟合成。膽固醇是細胞膜的成分，也是某些激素的原料，在體內扮演了重要角色，多餘的膽固醇則會累積在肝臟。

膽固醇不會溶於水中，而是會與**LDL**或**HDL**等**脂蛋白**[File 43]結合，在血液中流動。若肝臟的膽固醇過多，與LDL結合的膽固醇（LDL膽固醇）便會陸續進入血液中，附著於血管內側，造成動脈硬化。因此，LDL膽固醇又稱做**壞膽固醇**。另一方面，HDL可以回收血液與細胞中多餘的膽固醇，將其運送至肝臟。HDL還可以回收附著於血管上的的膽固醇，降低動脈硬化的危險，故HDL膽固醇又稱做**好膽固醇**。

中性脂肪也可藉由脂蛋白運送至脂肪組織與肌肉，不過中性脂肪的增加會使HDL膽固醇減少、LDL膽固醇增加。故中性脂肪的增加也是動脈硬化的原因。

這種疾病的藥物作用點

1. 減少血液中的膽固醇
2. 活化酶，促進中性脂肪分解

File 43 脂質代謝與動脈硬化的關係

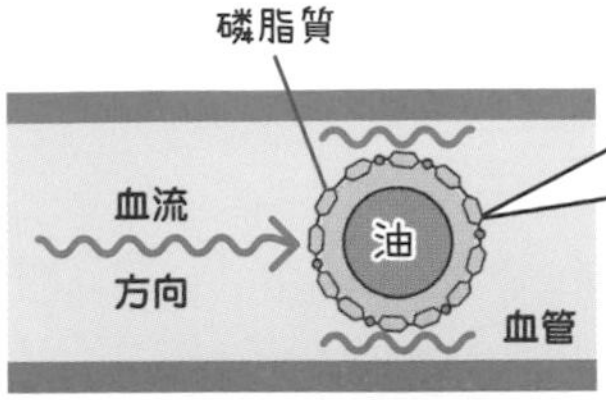
磷脂質
血流
方向
油
血管

脂質（油）部分被磷脂質包覆著在血液中流動

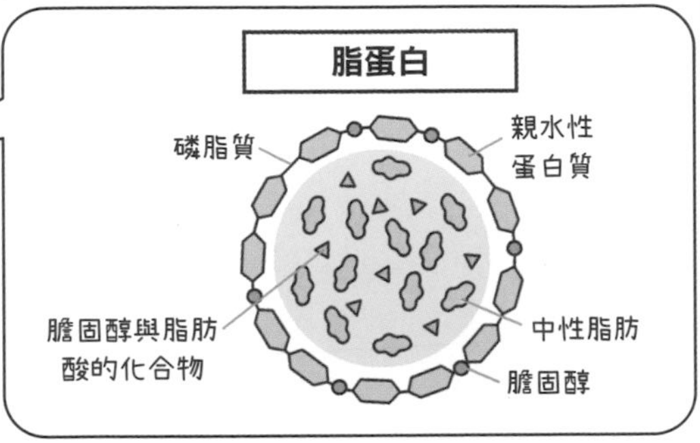
脂蛋白
磷脂質
親水性
蛋白質
膽固醇與脂肪
酸的化合物
中性脂肪
膽固醇

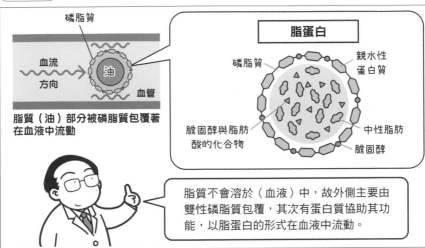

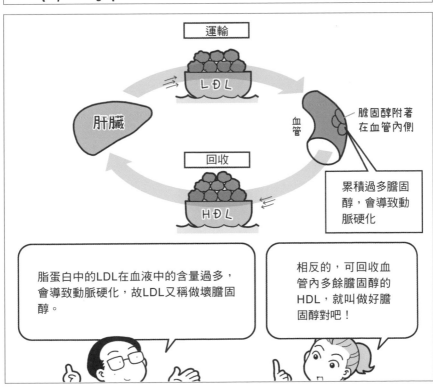

脂質不會溶於（血液）中，故外側主要由雙性磷脂質包覆，其次有蛋白質協助其功能，以脂蛋白的形式在血液中流動。

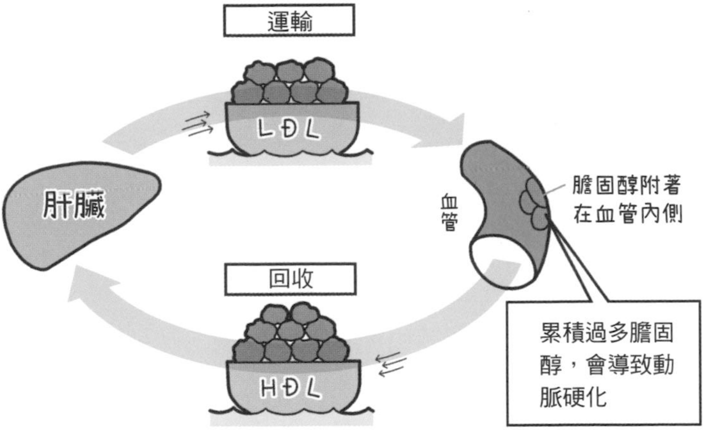
運輸
LDL
肝臟
血管
膽固醇附著
在血管內側
回收
HDL
累積過多膽固
醇，會導致動
脈硬化

脂蛋白中的LDL在血液中的含量過多，會導致動脈硬化，故LDL又稱做壞膽固醇。

相反的，可回收血管內多餘膽固醇的HDL，就叫做好膽固醇對吧！

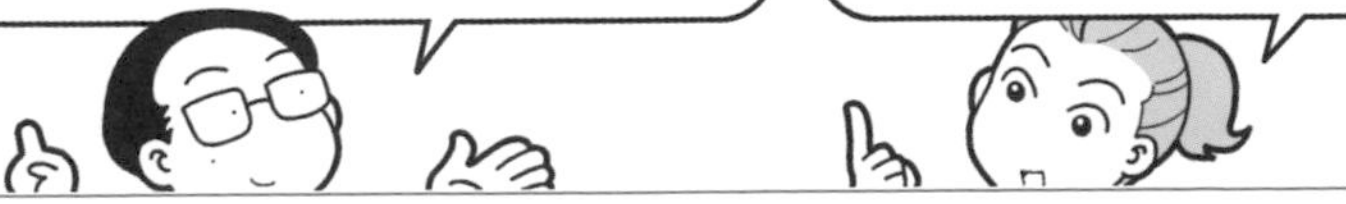

血脂異常症的治療藥物

① 減少血液中的膽固醇

HMG-CoA還原酶抑制劑（Statin類藥）[→File 44]

HMG-CoA還原酶是肝臟製造膽固醇過程中會用到的酶，這種藥物可以抑制HMG-CoA的作用。為了補充肝臟膽固醇的不足，肝臟會促進血液中的膽固醇進入肝臟，使LDL膽固醇大幅下降。不過會產生肌肉溶解（橫紋肌溶解症）的副作用。

學名（商品名）：Rosuvastatin（冠脂妥）、Pravastatin（美百樂鎮）、Atorvastatin（立普妥）

膽固醇吸收抑制劑

這種藥物可以抑制消化管對膽固醇的吸收。依澤替米貝（Ezetimibe）可以抑制小腸的膽固醇轉運蛋白功能。與HMG-CoA還原酶抑制劑比起來，這種藥物降低膽固醇的效果較弱。

學名（商品名）：依澤替米貝（Zetia）

② 活化酶，促進中性脂肪分解

Fibrate類藥

Fibrate類藥物可以藉由活化脂蛋白酶，加速分解中性脂肪與游離脂肪酸。不過這種藥物的效果易受飲食影響，飯後服用的吸收效果較佳。要是腎臟功能較弱，橫紋肌溶解症的風險會偏高。

學名（商品名）：Fenofibrate（力平之、Tricor）、Bezafibrate（倍利脂）、Pemafibrate（Parmodia）

菸鹼酸

菸鹼酸可以抑制脂肪組織分解脂肪，也可抑制HDL的分解，藉此增加HDL膽固醇的量。會使血管擴張，故有顏面與上肢泛紅的副作用。

學名（商品名）：Nicomol（可利血寧）

藥物作用

File 44 HMG-CoA還原酶抑制劑

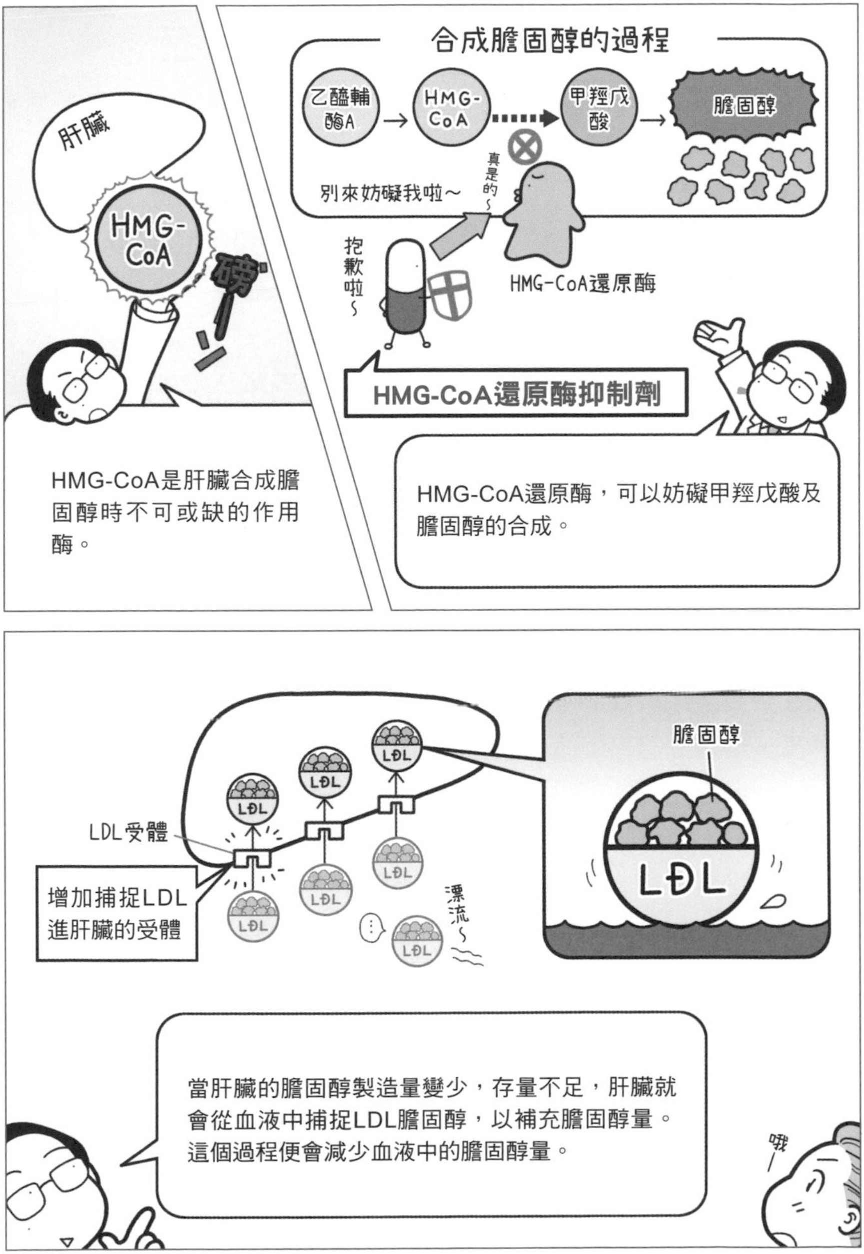

肝臟
HMG-CoA
砰
HMG-CoA是肝臟合成膽固醇時不可或缺的作用酶。
合成膽固醇的過程
乙醯輔酶A → HMG-CoA → 甲羥戊酸 → 膽固醇
別來妨礙我啦～
真是的～
抱歉啦～
HMG-CoA還原酶
HMG-CoA還原酶抑制劑
HMG-CoA還原酶，可以妨礙甲羥戊酸及膽固醇的合成。
LDL受體
增加捕捉LDL進肝臟的受體
LDL
漂流～
膽固醇
當肝臟的膽固醇製造量變少，存量不足，肝臟就會從血液中捕捉LDL膽固醇，以補充膽固醇量。這個過程便會減少血液中的膽固醇量。
哦—

Chapter 5-2

糖尿病

每五個人就有一人是病患，或者即將是病患

一般人可能會以為，**糖尿病**就是尿裡面有糖的疾病。但其實這只是糖尿病的一種症狀而已。糖尿病指的是血液中的糖濃度（**血糖值**）高於正常狀態的疾病。日本約有九百五十萬人「很可能患有糖尿病」*。事實上，大概每五人就有一人是潛在的糖尿病病患。

糖尿病的症狀包括多喝、多尿等。血糖過高時，為了補充水分稀釋血液，喉嚨會變得很渴。於是病患會攝取大量水分，出現**多尿**症狀。另外，要是持續高血糖的狀態，會傷害血管、導致血管較細的腎臟出現異常、眼睛視網膜出現異常而失明、手腳神經受損、動脈硬化等嚴重併發症。若要治療糖尿病，不只要控制血糖，控制血清脂質、血壓也很重要。

糖尿病的成因

在各種激素的控制下，血糖會維持在一定範圍內。**胰島素**由胰臟的**胰島** β 細胞分泌，可將我們從食物中吸收的糖送至肝臟與脂肪組織儲存，使血糖下降。如果持續過著糟糕的生活習慣，胰島素的分泌量會逐漸減少，效果也越來越差，使血糖越來越不容易下降，造成糖尿病（**第二型糖尿病**）。另一方面，約有一成的糖尿病患者是遺傳因素造成，他們的胰臟原本就無法製造胰島素（**第一型糖尿病**）。

這種疾病的藥物作用點

1. 促進胰島素的分泌
2. 抑制腎臟對糖分的再吸收
3. 抑制糖分分解，延緩吸收

*編註：臺灣有220萬糖尿病人口。

File 45 糖尿病的致病機制

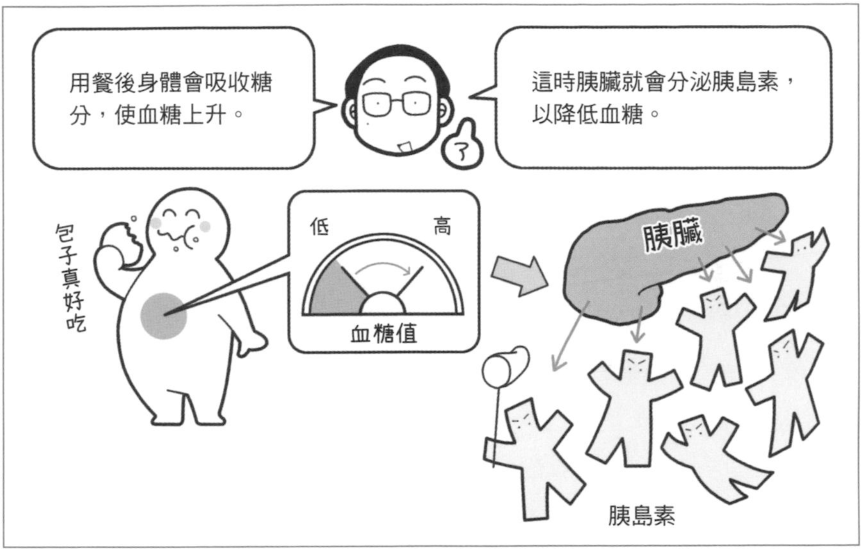
用餐後身體會吸收糖分，使血糖上升。
這時胰臟就會分泌胰島素，以降低血糖。
包子真好吃
低
高
血糖值
胰臟
胰島素

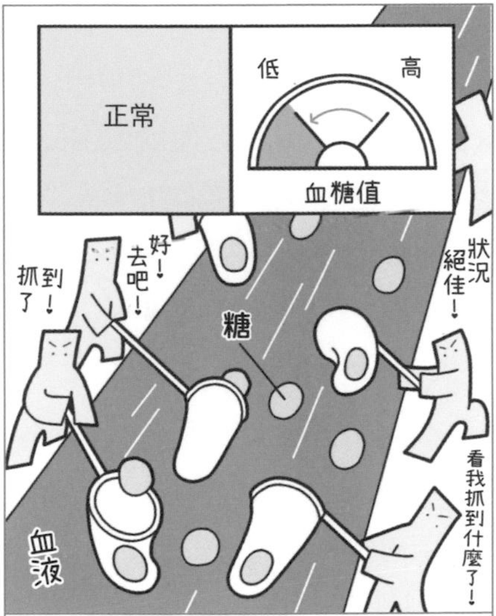
正常
低
高
血糖值
好！去吧！
抓到了！
狀況絕佳！
糖
看我抓到什麼了！
血液

在胰島素的作用下，肝臟、肌肉、脂肪組織會吸收這些糖分，使血糖下降。

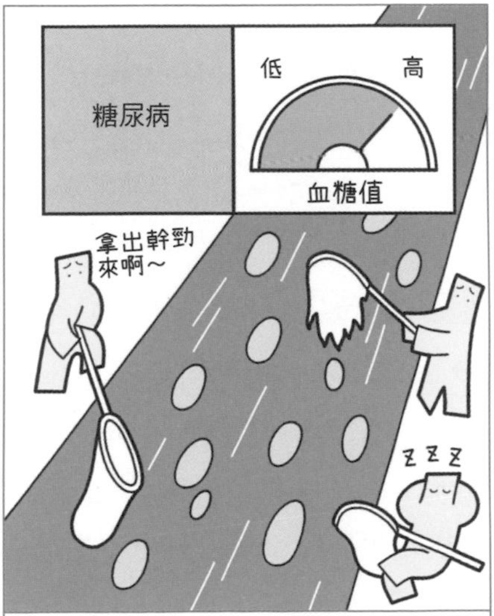
糖尿病
低
高
血糖值
拿出幹勁來啊～
Z Z Z

若胰島素分泌量過少，功能變差，血糖就降不下來。

糖尿病的治療藥物

❶ 促進胰島素的分泌

磺胺尿素類藥（Sulfonylurea）[→File 46]

這類藥物可以和胰臟β細胞上的磺胺尿素受體結合，影響鉀離子通道、鈣離子通道，促進胰島素的分泌。持續效果時間長，引起低血糖的頻率很高。

學名（商品名）：Glimepiride（瑪爾胰）、Gliclazide（Glimicron）

速效型促胰島素分泌劑

和磺胺尿素類藥一樣，會與磺胺尿素受體結合，促進胰島素分泌。比起SU藥，速效型促胰島素分泌劑被腸道吸收的速度更快，若在飯前三十分鐘服用會導致低血糖，故最好吃飯時再服用。

學名（商品名）：Mitiglinide（快如妥）、Repadlinide（Surepost）

DPP-4抑制劑[→File 46]

藉由抑制從小腸分泌出、能分解促進胰島素分泌的荷爾蒙腸泌素的酵素（二肽基肽酶-4抑制劑：DPP-4），維持腸泌素的作用，維持胰島素的分泌量。單獨給藥時，引起低血糖的風險較低。

學名（商品名）：Sitagliptin（佳糖維、Glactiv）、Vildagliptin（Equa）

GLP-1受體致效劑[→File 46]

GLP-1受體致效劑不容易被DPP-4分解，可發揮腸促胰島素般的功能，刺激胰臟β細胞的GLP-1受體，促進其分泌胰島素。與DPP-4抑制劑類似，單獨給藥時不易造成低血糖情況。

學名（商品名）：Dulaglutide（易週糖）、Liraglutide（胰妥善）

② 抑制腎臟對糖分的再吸收

SGLT-2抑制劑[→File 47]

SGLT-2抑制劑可抑制腎臟近曲小管上，負責糖分再吸收之SGLT-2（鈉一葡萄糖協同轉運蛋白2）作用。糖尿病患者的SGLT-2比正常人還要多，因此血糖會比較高。SGLT-2的作用受抑制後，可使更多糖分經尿液排泄，改善高血糖情形。用藥後會增加尿液中的糖分，故可能會導致尿道感染與生殖道感染，需特別注意。

學名（商品名）：Dapagliflozin Propylene Glycolate Hydrate（福適佳）、Canagliflozin Hydrate（可拿糖）

③ 抑制糖分分解，延緩吸收

α葡萄糖酐酶抑制劑[→File 47]

小腸黏膜上有α葡萄糖酐酶，可以將雙醣（蔗糖等小分子）分解成單醣。α葡萄糖酐酶抑制劑可以和α葡萄糖酐酶結合，抑制其作用，進而抑制飯後血糖急遽上升。單獨使用時不易造成低血糖，又不會與其他藥物產生交互作用，故能與其他降血糖藥併用。主要的副作用包括腹部飽足感、放屁次數增加等。這是因為抵達大腸的雙醣分子會被腸內細菌分解、發酵，產生氣體。

學名（商品名）：Miglitol（Seibule ）、Voglibose（Basen）、Acarbose（醣祿）

File 46 磺胺尿素類藥（SU藥）、DPP-4抑制劑、GLP-1受體致效劑

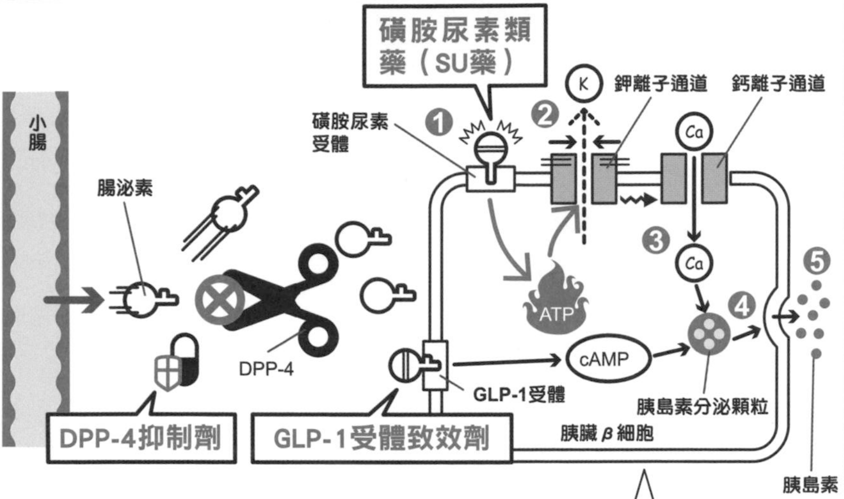
磺胺尿素類藥（SU藥）
小腸
腸泌素
DPP-4
DPP-4抑制劑
GLP-1受體致效劑
磺胺尿素受體
K
鉀離子通道
鈣離子通道
Ca
ATP
cAMP
GLP-1受體
胰島素分泌顆粒
胰臟β細胞
胰島素

〈SU藥的作用流程〉

1. 磺胺尿素藥（SU藥）與受體結合
2. 鉀離子通道關閉
3. 鈣離子流入量增加
4. 鈣離子刺激胰島素分泌顆粒
5. 胰島素分泌顆粒釋放出胰島素

〈腸泌素的作用〉

小腸分泌腸泌素
↓
刺激胰臟β細胞的GLP-1受體
↓
細胞內的cAMP增加，促進胰島素分泌
↓
DPP-4使腸泌素迅速分解

DPP-4抑制劑會持續抑制分解腸泌素的作用，GLP-1受體致效劑會取代腸泌素，持續刺激受體的作用。

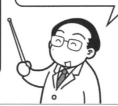

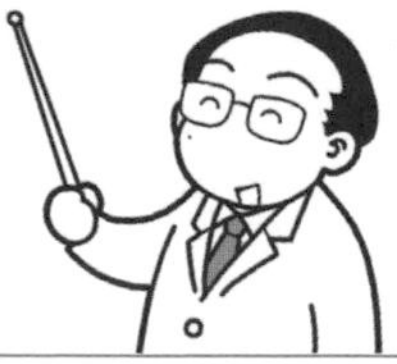

File 47 SGLT-2抑制劑、α葡萄糖酐酶抑制劑

SGLT-2抑制劑

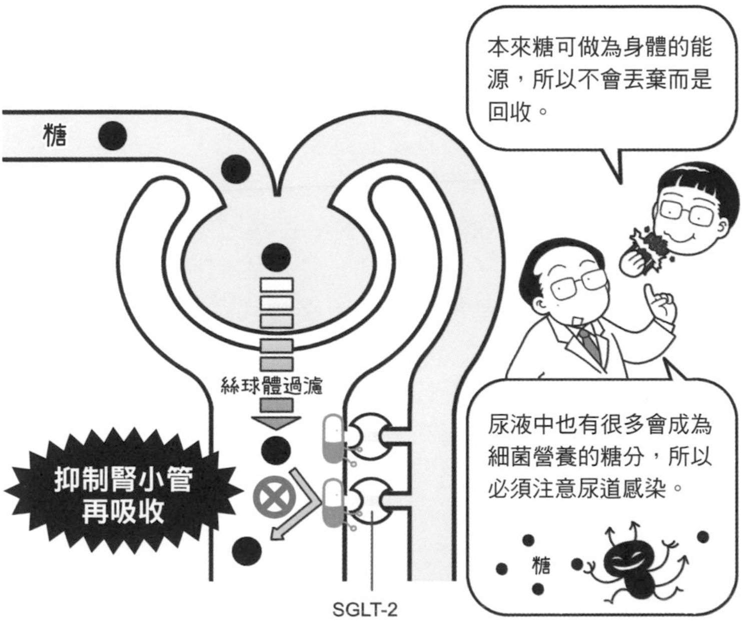
本來糖可做為身體的能源，所以不會丟棄而是回收。
糖
絲球體過濾
抑制腎小管再吸收
SGLT-2
尿液中也有很多會成為細菌營養的糖分，所以必須注意尿道感染。
糖

α葡萄糖酐酶抑制劑

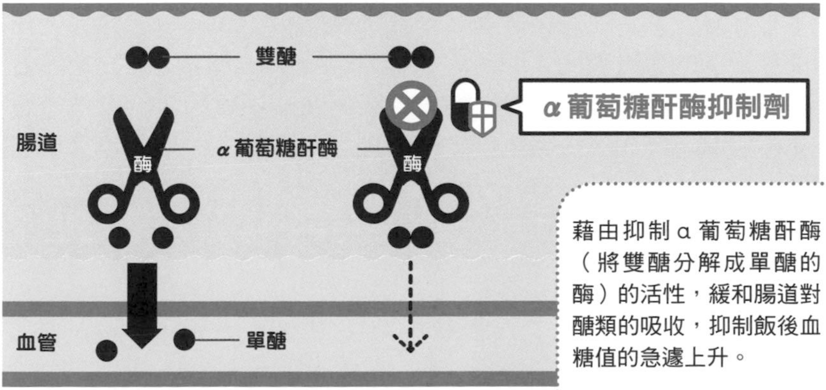
雙醣
α葡萄糖酐酶抑制劑
腸道
α葡萄糖酐酶
酶
酶
血管
單醣

藉由抑制α葡萄糖酐酶（將雙醣分解成單醣的酶）的活性，緩和腸道對醣類的吸收，抑制飯後血糖值的急遽上升。

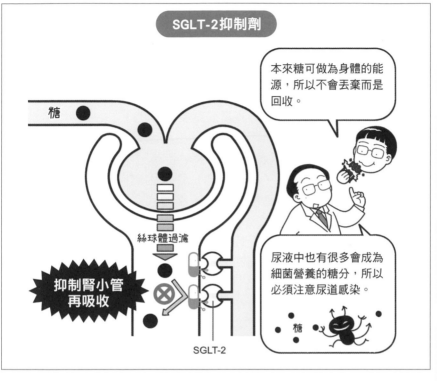

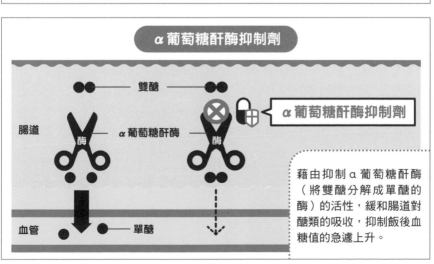

Chapter 5-3

甲狀腺機能障礙

機能亢進症與機能低下症

內分泌腺位於身體各處，可藉由其所分泌的激素，調整身體各部位機能，維持生命活動。甲狀腺是位於喉嚨附近的內分泌腺。甲狀腺素在調節新陳代謝與體溫時扮演著很重要的角色。

甲狀腺機能障礙可以分成甲狀腺素生產過量的**甲狀腺機能亢進**，以及缺乏甲狀腺素的**甲狀腺機能低下**。若罹患甲狀腺機能亢進症，新陳代謝會變得過於活躍，出現心悸、呼吸困難、出汗增加等症狀。另一方面，若罹患甲狀腺機能低下症，**新陳代謝**會變得低落，產生浮腫、便祕、全身發冷等症狀。

甲狀腺機能亢進症的代表性疾病是**葛瑞夫茲氏病**，一萬人中就有六人會罹患這種疾病，女性病患數又是男性的二至三倍。另一方面，**橋本病**是甲狀腺機能低下症之一，病患也大都是女性，一萬人中就有四十到五百人會罹患這種疾病。

甲狀腺機能障礙的成因

甲狀腺機能障礙的原因大都出自**自體免疫疾病**。當體內甲狀腺素減少，為了保持恆定性，我們的腦會發出訊息，要求甲狀腺製造甲狀腺素。具體來說，腦所釋放的**促甲狀腺素**（TSH）會刺激甲狀腺，製造甲狀腺球蛋白，並使之與來自食物的碘結合，製造甲狀腺素。在葛瑞夫茲氏病的患者體內，即使甲狀腺素已足夠，TSH受體抗體仍會像TSH一樣，持續刺激甲狀腺細胞，合成過量的甲狀腺素。另一方面，在橋本病患者體內，自體免疫反應會破壞甲狀腺，使甲狀腺素量明顯減少。

這種疾病的藥物作用點

1. 直接給予體內缺乏的甲狀腺素（甲狀腺機能低下時）
2. 抑制甲狀腺素合成（甲狀腺亢進時）

File 48 甲狀腺素分泌機制

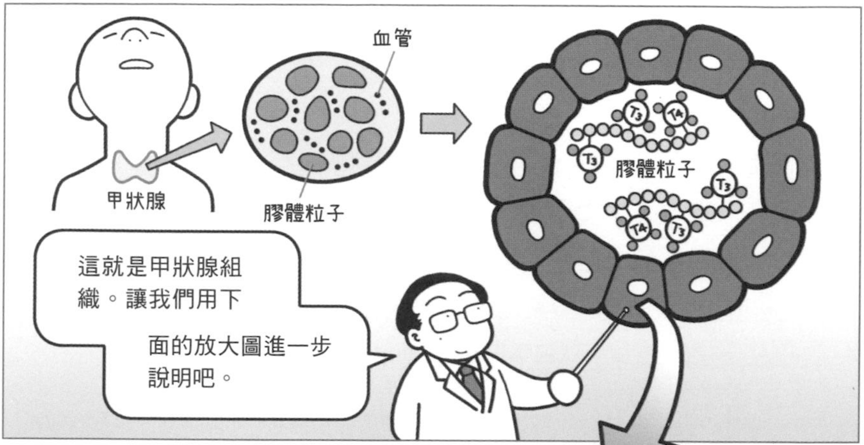
血管
甲狀腺
膠體粒子
膠體粒子
這就是甲狀腺組織。讓我們用下面的放大圖進一步說明吧。

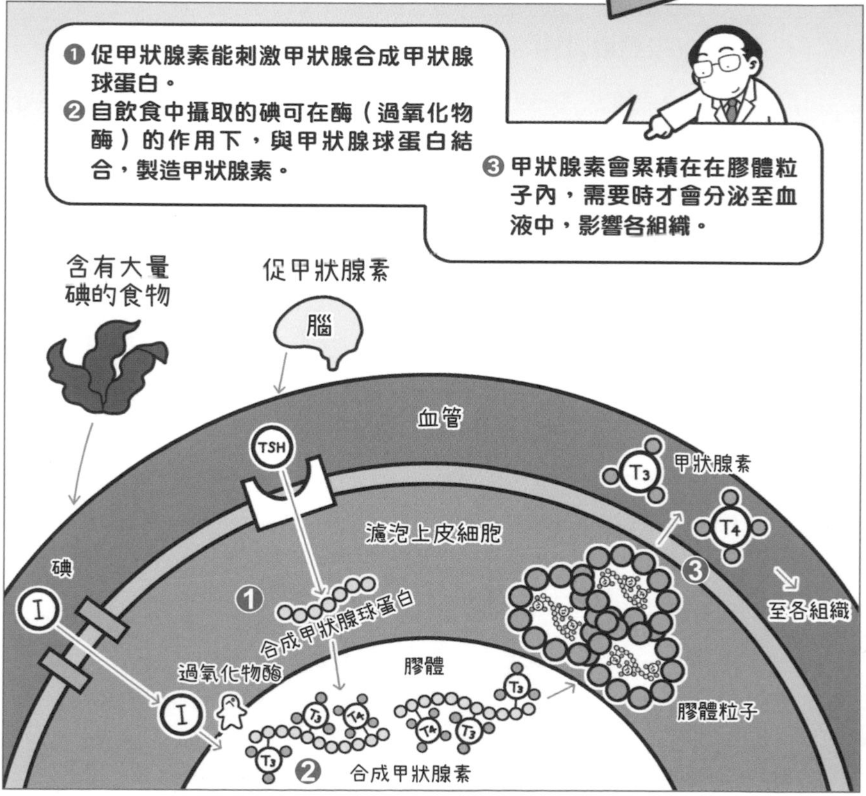
❶ 促甲狀腺素能刺激甲狀腺合成甲狀腺球蛋白。
❷ 自飲食中攝取的碘可在酶（過氧化物酶）的作用下，與甲狀腺球蛋白結合，製造甲狀腺素。
❸ 甲狀腺素會累積在在膠體粒子內，需要時才會分泌至血液中，影響各組織。
含有大量碘的食物
促甲狀腺素
腦
血管
TSH
甲狀腺素
濾泡上皮細胞
碘
① 合成甲狀腺球蛋白
過氧化物酶
膠體
③
至各組織
膠體粒子
② 合成甲狀腺素

甲狀腺機能障礙的治療藥物

① 直接給予體內缺乏的甲狀腺素（甲狀腺機能低下時）

甲狀腺激素製劑[→File 49]

這種藥物可以代替分泌量過低的甲狀腺素，與分布於全身的甲狀腺素受器結合（補充療法）。合成三碘甲狀腺原氨酸（T_3）的藥效比合成甲狀腺素（T_4）還要快，但作用時間也比較短。若給藥過量，會出現心跳過快、出汗、失眠、食慾不振等副作用。

學名（商品名）：左旋甲狀腺素（Thyradin-S）

② 抑制甲狀腺素合成（甲狀腺亢進時）

甲狀腺過氧化酶抑制劑

在合成甲狀腺素的過程中，甲狀腺過氧化酶可促進甲狀腺球蛋白與碘結合。甲狀腺過氧化酶抑制劑，則可抑制甲狀腺過氧化酶的作用，藉此治療甲狀腺亢進症。這種藥物亦可抑制肝臟中T_4脫碘酶的作用，藉此抑制T_3的生成。需特別注意的是，這種藥物的副作用是會得到顆粒性白血球缺乏症。

學名（商品名）：Thiamazole（Mercazole）、Propylthiouracil（Propacil）

MEMO 三碘甲狀腺原氨酸（T_3）四碘甲狀腺原氨酸（T_4）

甲狀腺素大致上可以分成有三個碘的三碘甲狀腺原氨酸，和有四個碘的四碘甲狀腺原氨酸。甲狀腺所分泌的甲狀腺素大都是四碘甲狀腺原氨酸。四碘甲狀腺原氨酸移動至身體各處時，會在[File 49]所列出的各組織中被代謝成三碘甲狀腺原氨酸，使其做為激素的作用變得更強。

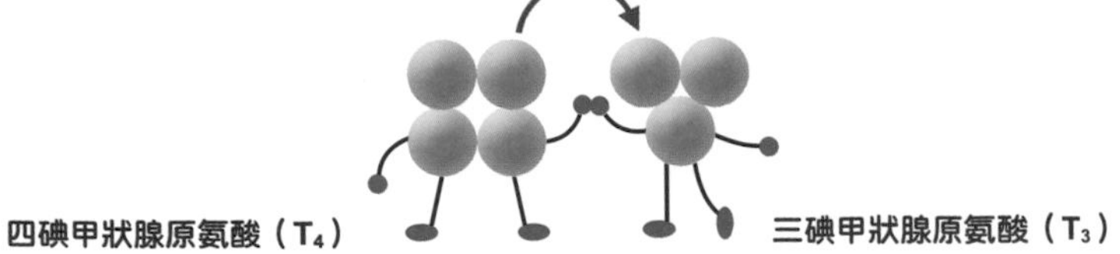

File 49 甲狀腺素製劑

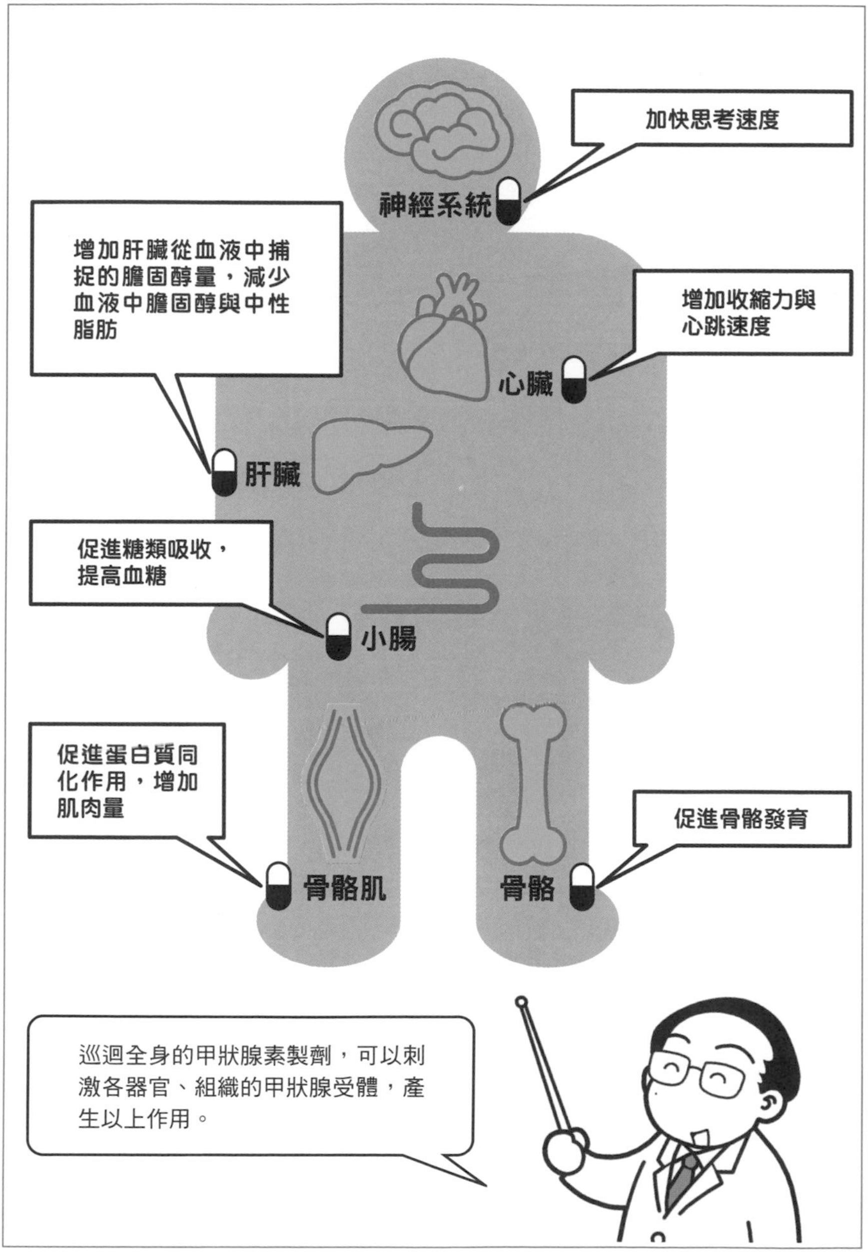
加快思考速度
神經系統
增加肝臟從血液中捕捉的膽固醇量，減少血液中膽固醇與中性脂肪
增加收縮力與心跳速度
心臟
肝臟
促進糖類吸收，提高血糖
小腸
促進蛋白質同化作用，增加肌肉量
促進骨骼發育
骨骼肌
骨骼
巡迴全身的甲狀腺素製劑，可以刺激各器官、組織的甲狀腺受體，產生以上作用。

Chapter 5-4

痛風

就算只是風吹也會覺得很痛

痛風患者的某些身體部位會感到劇烈疼痛，甚至到了「被風吹到就會痛」的地步。其中，腳的拇趾根部特別容易出現病變，另外還會出現在腳趾甲、腳跟、膝關節等下肢部位，有時也會出現在手指、手腕等部位。蘇格拉底、牛頓、達爾文等偉人也曾為這種疾病所苦。

痛風好發於三十歲至五十歲的男性，每五名成年男性中，就有一名是潛在的痛風發作者。痛風與肥胖、運動不足、酒精攝取過度等有關，是一種生活習慣病。要是放著不管，可能會引起腎臟、心臟的併發症。

痛風的成因

當血液中**尿酸**過多，會在關節等位置形成結晶，便會造成痛風。尿酸是體內**嘌呤**（核酸的成分）等物質在代謝後所產生的廢物。人體一天內會製造500～700 mg的尿酸，同時腎臟可藉由尿液排出近乎等量的尿酸以達到平衡。不過，如果吃太多含有大量嘌呤的肉類，或者是喝太多酒，都會增加尿酸生成量。另外，壓力增加時，也會讓尿酸的生成與排出失衡，使血液中尿酸濃度上升，造成**高尿酸血症**。尿酸難溶於水，故要是血液中的尿酸過多，就會在關節內部形成結晶。免疫系統的白血球會將尿酸結晶視為異物並試圖排除，於是身體便會出現發炎反應，使患者感到疼痛。

這種疾病的藥物作用點

1. 抑制尿酸生成
2. 盡快將尿酸排出體外
3. 止痛

File 50 痛風的致病機制

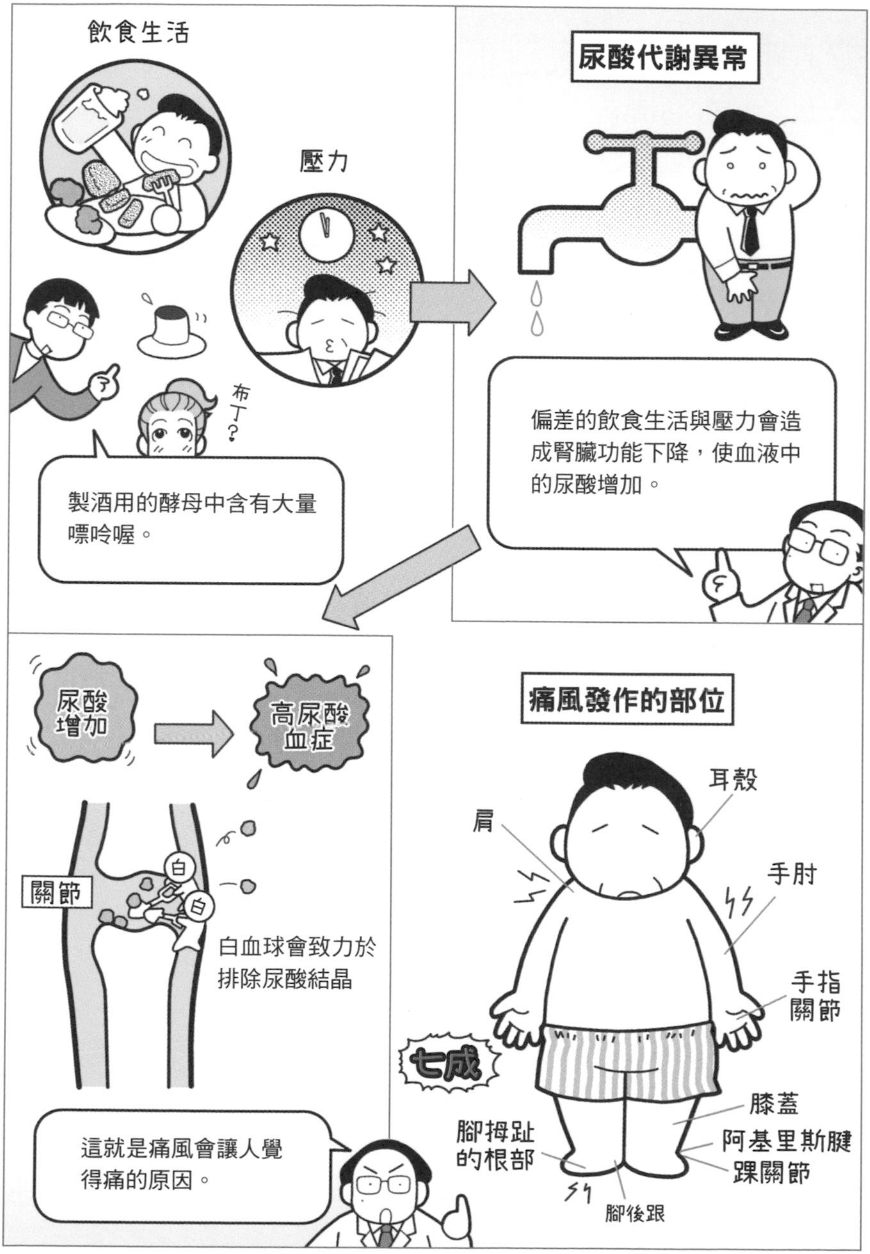

飲食生活
壓力
布丁？
製酒用的酵母中含有大量嘌呤喔。
尿酸代謝異常
偏差的飲食生活與壓力會造成腎臟功能下降，使血液中的尿酸增加。
尿酸增加
高尿酸血症
關節
白
白
白血球會致力於排除尿酸結晶
這就是痛風會讓人覺得痛的原因。
痛風發作的部位
耳殼
肩
手肘
手指關節
七成
膝蓋
阿基里斯腱
腳拇趾的根部
踝關節
腳後跟

痛風的治療藥物

① 抑制尿酸生成

尿酸生成抑制劑[→File 51]

在將嘌呤代謝尿酸的過程中，黃嘌呤氧化酶扮演著重要角色，而別嘌呤醇（Allopurinol）則可抑制黃嘌呤氧化酶的作用，藉此抑制尿酸生成。且別嘌呤醇的代謝產物也有抑制黃嘌呤氧化酶的作用，故藥效的持續時間很長。由於這是腎排泄型藥物，腎功能障礙的患者在服用這種藥物之後，藥物的代謝產物會累積在血液內，故需減少用藥量。

學名（商品名）：Febuxostat（福避痛）、別嘌呤醇（Zyloric）

② 盡快將尿酸排出體外

促尿酸排泄劑[→File 51]

近曲小管的蛋白質URAT1負責再吸收尿酸，而促尿酸排泄劑可抑制URAT1的作用，藉此促進尿酸排泄，使長期留在體內的多餘尿酸得以排出。療程開始時，大量體內尿酸會經尿液排出體外，可能會誘發腎結石的形成。如果有腎功能障礙，藥效會很差。

學名（商品名）：Benzbromarone（癒爾尿酸）、Probenecid（Benecid）

③ 止痛

痛風發作治療藥

痛風發作時，常會使用非類固醇性消炎藥做為止痛藥。秋水仙素可以抑制白血球的變形運動（抑制白血球為了移除尿酸而聚集在關節處）、吞噬作用（抑制白血球對尿酸的消化、分解作用）。在出現痛風發作前兆時使用，可以避免痛風發作。不過除了會產生腹瀉、噁心、腹痛等副作用，還會引起白血球減少等血液問題。

學名（商品名）：秋水仙素（Colchicine）

File 51 尿酸生成抑制劑、促尿酸排泄劑

尿酸生成抑制劑

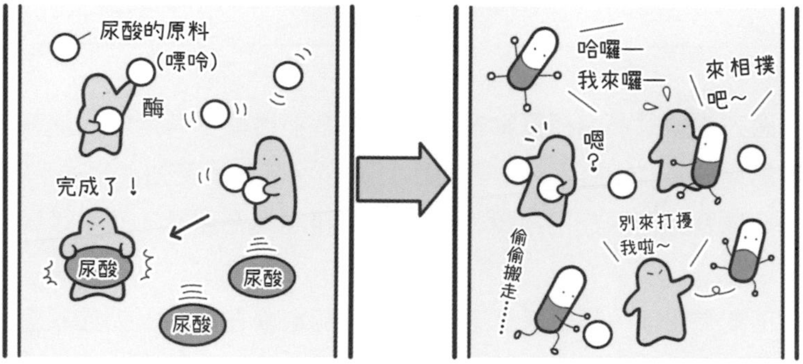
尿酸的原料
（嘌呤）
酶
完成了！
尿酸
尿酸
尿酸
哈囉—
我來囉—
來相撲
吧～
嗯？
別來打擾
我啦～
偷偷搬走……

酶（黃嘌呤氧化酶）可產生尿酸。

尿酸生成抑制劑可抑制這種酶的作用，減少尿酸生成量。

促尿酸排泄劑

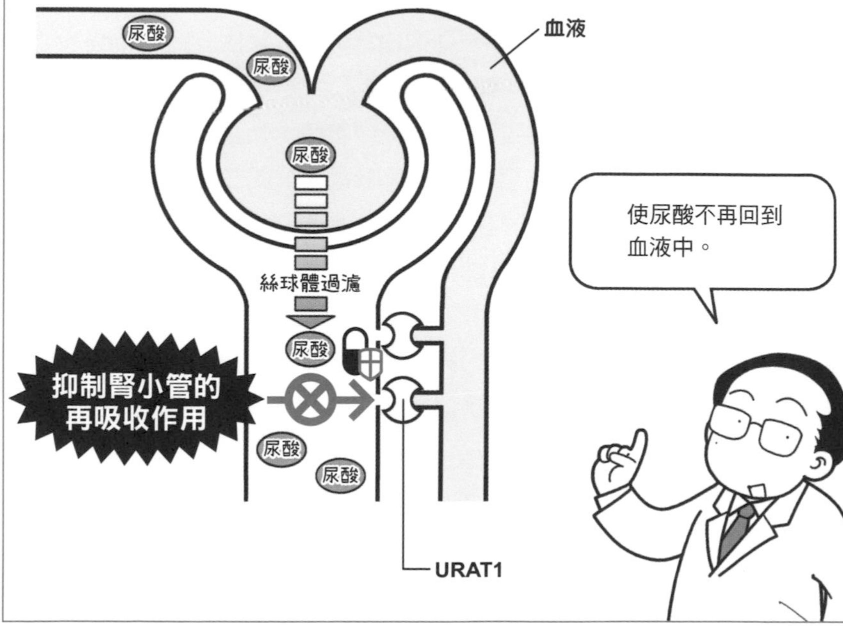
血液
尿酸
尿酸
尿酸
絲球體過濾
尿酸
抑制腎小管的
再吸收作用
尿酸
尿酸
URAT1
使尿酸不再回到
血液中。

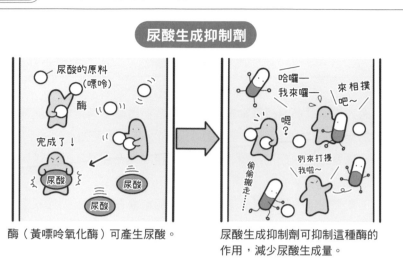

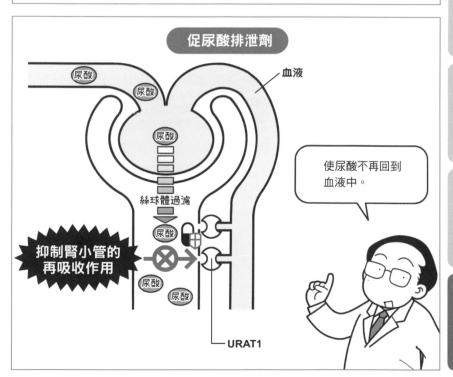

Column

源自蘋果樹皮的糖尿病治療藥物

過去的糖尿病治療藥物多是以胰島素為目標，有些會促進胰臟分泌胰島素，有些能提高體內各組織對胰島素的感受能力。SGLT-2抑制劑是一種新的糖尿病治療藥物，不是以胰島素為目標，而是以腎臟為目標。

正常情況下，腎臟絲球體濾出的葡萄糖會在近曲小管幾乎全被回收。而近曲小管中，負責再吸收葡萄糖的是鈉—葡萄糖協同轉運蛋白（SGLT）。位於近曲小管前半部的SGLT-2可以回收90%的葡萄糖，後半部的SGLT-1可回收剩下的10%。研究人員發現SGLT-2僅存在於腎臟內，只要能抑制SGLT-2，就能在不管胰島素的狀況下，經尿液排出葡萄糖，藉此降低血糖。

最早開發出來的SGLT-2抑制劑是由萃取自蘋果樹皮的phlorhizin製成，但phlorhizin在消化道的吸收效率很差，半衰期短，又會抑制SGLT-1。後來這些問題陸續獲得改善，於2014年時，新型糖尿病治療藥物SGLT-2終於在日本登場。日本糖尿病患者中，第二型糖尿病患者占了90%以上，然而治療第二型糖尿病時需持續刺激胰島素分泌，使胰臟β細胞越來越疲勞，又因為糖代謝的異常使身體對胰島素的抗性增加。由於SGLT-2抑制劑不是直接促進胰島素分泌，故可減少胰臟的負擔，有助於恢復胰島素分泌能力與胰島素抗性。另外，攝取進體內的熱量（葡萄糖）可直接由尿液排泄出去，故對肥胖患者來說也有減重效果。

SGLT-2抑制劑在不久前才開始應用於臨床，故目前仍需謹慎看待長期用藥所帶來的影響，用藥時亦需兼顧藥效與安全。

第6章

作用於腎臟、泌尿系統的藥物

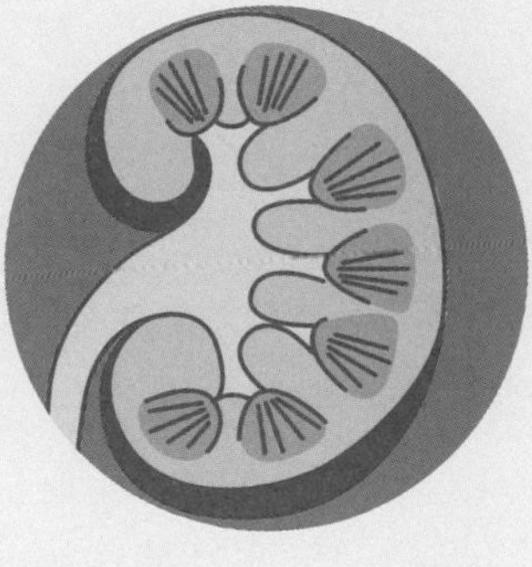

Chapter 6-1

腎衰竭

日本約有一千三百萬慢性腎衰竭症狀患者

腎衰竭指的是腎臟功能低落，無法正常運作的狀態。腎臟最大的功能，就是將體內產生的老舊廢物與過量的水分、礦物質以尿液的形式排泄至體外，以保持體液平衡。另外，腎臟也能分泌製造紅血球與骨頭時的必要激素，所以腎衰竭會造成身體許多部位功能失常。

大多數腎衰竭的症狀都是嚴重的時候才會出現，不過在腎衰竭惡化的過程中，身體會陸續出現高血壓、心衰竭、心律不整、血小板減少而容易出血、皮膚發癢、噁心、免疫力下降等症狀。腎衰竭末期時還會出現呼吸困難等**尿毒症**症狀，這時就必須接受腎臟移植或透析（洗腎）。日本慢性腎衰竭的患者估計有一千三百三十萬人，接受洗腎者則超過三十萬人，且逐漸增加中*。

腎衰竭的成因

流入腎臟的血液會先通過名為**絲球體**的部位，過濾後得到原尿，流入**腎小管**。腎小管會回收原尿中的維生素、葡萄糖等人體必須物質，並將氨、尿素等不需要的物質排泄出去。

腎元是能進行這一連串作業的最小單元。人類的一顆腎臟含有一百萬個腎元，但如果腎臟發炎或因其他疾病使正常腎元數量減少，排出老舊廢物的效率會變差。為了維持腎臟功能，正常腎元內的絲球體就必須過濾更多血液，負擔變得更重，使腎功能更為惡化。

這種疾病的藥物作用點

1. **藉由降低血壓來降低絲球體內壓，減少絲球體的負擔**
2. **吸附血液中原本由尿液排泄的毒物，再排出體外**

***編註：臺灣有超過9萬洗腎人口。**

File 52

腎衰竭的致病機制

〈腎元〉

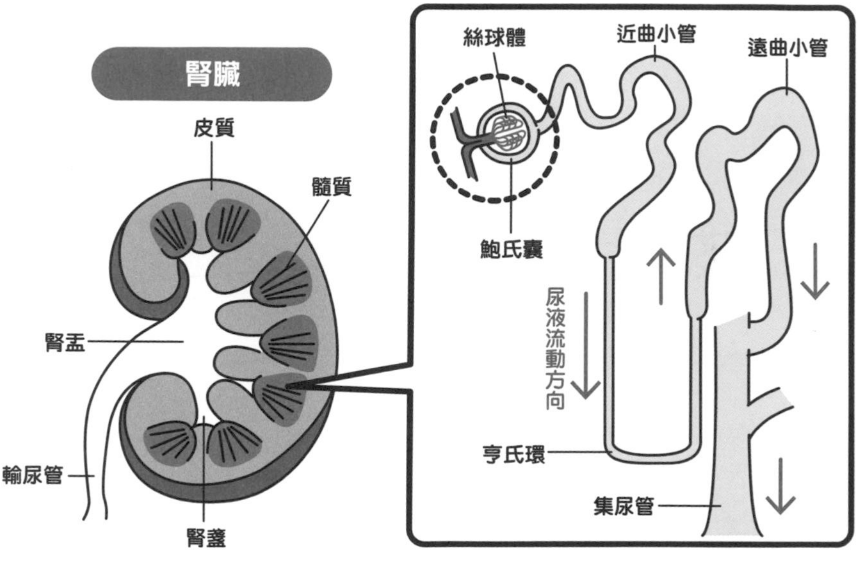
腎臟
皮質
髓質
腎盂
輸尿管
腎盞
絲球體
近曲小管
遠曲小管
鮑氏囊
尿液流動方向
亨氏環
集尿管

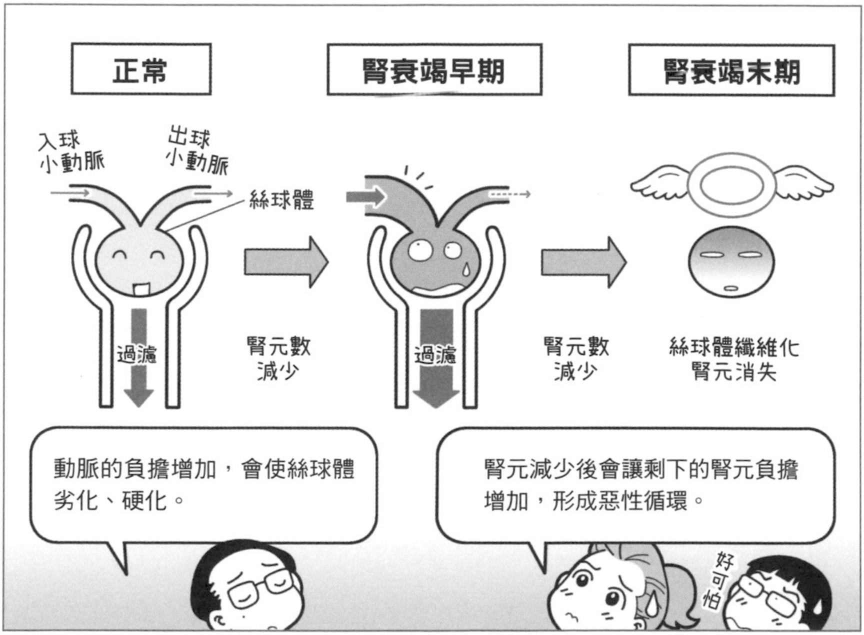
正常
腎衰竭早期
腎衰竭末期
入球小動脈
出球小動脈
絲球體
過濾
腎元數減少
過濾
腎元數減少
絲球體纖維化
腎元消失
動脈的負擔增加，會使絲球體劣化、硬化。
腎元減少後會讓剩下的腎元負擔增加，形成惡性循環。
好可怕

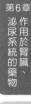

腎衰竭的治療藥物

① 藉由降低血壓來降低絲球體內壓，減少絲球體的負擔

血管張力素轉化酶（ACE）抑制劑[→File 29]、血管張力素受體拮抗劑（ARB）[→File 29]

這類藥物可以抑制腎素－血管收縮素－醛固酮系統，降低血壓，使絲球體內壓降低，以減緩絲球體的過度過濾。不過，這種藥物可能會增加血清肌酸酐。血清肌肝酸的增加代表腎的血流量變低了，這反而會讓腎衰竭情況惡化，須特別注意。

學名（商品名）：Imidapril（田納滋錠）、Candesartan（博脈舒）

利尿劑[→File 23]

利尿劑可以抑制腎小管對鈉的再吸收作用，進而抑制對水分的再吸收作用，增加排出體外的尿量。血管內水分減少後會使血壓下降，也可改善浮腫狀況。用藥時須注意體內電解質的平衡。

學名（商品名）：Furosemide（來適泄、Eutensin）、Trichlormethiazide（服爾伊得安）

② 吸附血液中原本由尿液排泄的毒物，再排出體外

球型微粒活性碳[→File 53]

活性碳可吸附會造成尿毒症的毒素，抑制腎衰竭惡化。由於活性炭也會吸附其他藥物，故和其他藥物的服用間隔最好大於兩個小時。

學名（商品名）：球型微粒活性碳（克裏美淨）

血清鉀離子抑制劑（離子交換樹脂）

以內服或者是灌腸方式注入體內，吸附腸道內的鉀離子，使其與糞便一起排出。副作用包括便祕、嘔吐等消化系統症狀。

學名（商品名）：Calcium Polystyrene Sulfonate（加利美粉、Argamate）

File 53 球型微粒活性碳 ㊀他

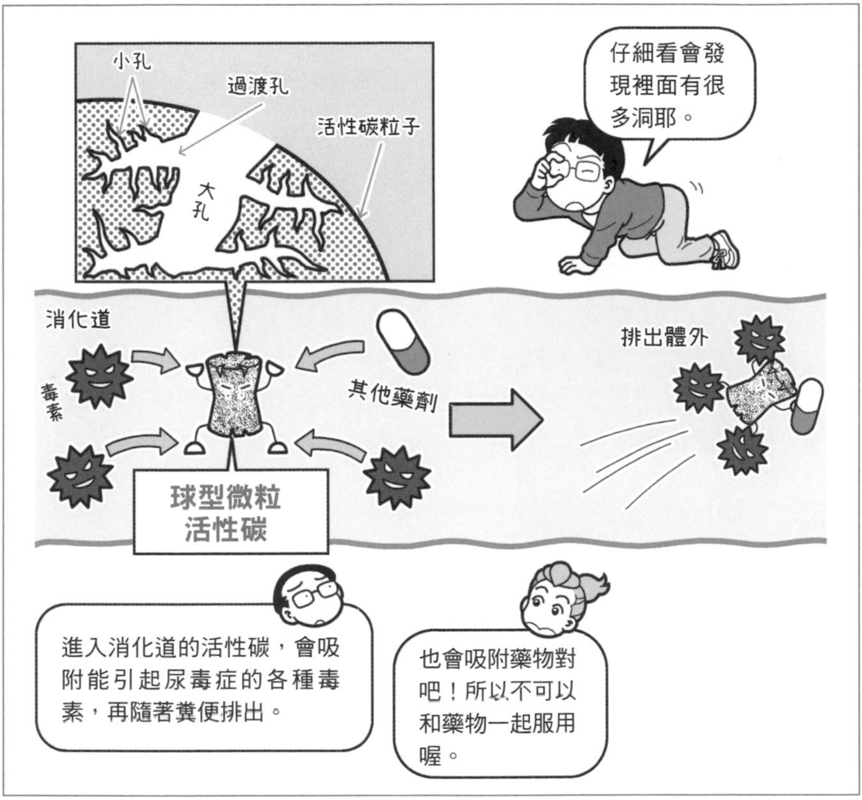
小孔
過渡孔
活性碳粒子
大孔
仔細看會發現裡面有很多洞耶。
消化道
毒素
其他藥劑
排出體外
球型微粒活性碳
進入消化道的活性碳，會吸附能引起尿毒症的各種毒素，再隨著糞便排出。
也會吸附藥物對吧！所以不可以和藥物一起服用喔。

MEMO 急救處置時使用的活性碳

除了少數例外，活性碳可以吸附幾乎所有物質。故不慎誤服有毒物質時，可以用活性碳進行急救處置。若將活性碳粒放大來看[→File 53]，可以看到許多小洞，這些小洞可以吸附周圍各式各樣的物質。不過，因為活性碳表面為疏水性（難溶於水的性質），故對於以離子形式溶於水中的砷或鉛等重金屬來說，活性碳的吸附能力較差。另外，如果是氰化物中毒，很快就會出現中毒症狀，用活性碳會來不及處理。

Chapter 6-2

蓄尿障礙、排尿障礙

許多老年人的煩惱

排尿是排出體內老舊廢物的重要功能。腎臟所製造的尿液，先暫時貯存在膀胱再排出體外。**蓄尿障礙**會導致病患出現頻尿、尿意急迫感、尿失禁等症狀。而夜晚頻尿，還可能會造成睡眠障礙。蓄尿障礙的原因包括**膀胱過動症**與**神經性頻尿**。老化、中樞神經疾病、男性特有的前列腺肥大症等可能會造成膀胱過動症；而神經性頻尿則是由壓力等心因性原因造成。排尿障礙包括排尿困難、尿意低下等排尿症狀，以及殘尿過多等，原因包括老化、神經疾病、下部尿道阻塞、糖尿病、動脈硬化等。

蓄尿、排尿機制

膀胱的功能包括蓄尿與排尿。自律神經（包括交感神經與副交感神經）與運動神經共同控制**膀胱平滑肌**與**尿道括約肌**（內尿道括約肌、外尿道括約肌），藉此調節蓄尿與排尿。

蓄尿時，膀胱平滑肌舒張、尿道括約肌收縮。膀胱平滑肌的腎上腺素 β 受體受刺激後會舒張；內尿道括約肌的腎上腺素 α 受體受刺激後則會收縮。而外尿道括約肌由運動神經控制，其菸鹼酸受體受刺激後會收縮。

相反的，排尿時膀胱平滑肌會收縮、尿道括約肌會舒張。副交感神經興奮時會刺激膀胱平滑肌的蕈鹼類受體，使膀胱平滑肌收縮；同時交感神經與體性神經受抑制，使尿道括約肌舒張，以排出尿液。當這些肌肉收縮、舒張的協調出現問題，便會產生蓄尿障礙或排尿障礙。

((•)) 這種疾病的藥物作用點

1. **抑制膀胱收縮，改善頻尿（蓄尿障礙）**
2. **擴張尿道，收縮膀胱，改善排尿障礙**

File 54 排尿機制

排尿由自律神經與運動神經兩者共同控制。

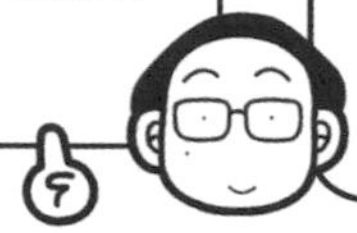

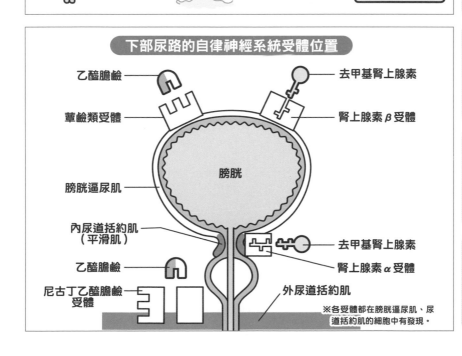

我們可藉由意識控制運動神經，在一定程度內控制排尿，故有尿意時，我們仍能憋住一陣子。

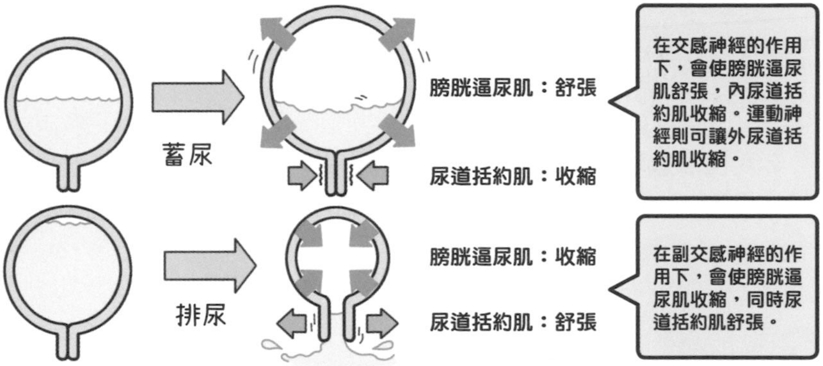

蓄尿
膀胱逼尿肌：舒張
尿道括約肌：收縮
在交感神經的作用下，會使膀胱逼尿肌舒張，內尿道括約肌收縮。運動神經則可讓外尿道括約肌收縮。
排尿
膀胱逼尿肌：收縮
尿道括約肌：舒張
在副交感神經的作用下，會使膀胱逼尿肌收縮，同時尿道括約肌舒張。

下部尿路的自律神經系統受體位置

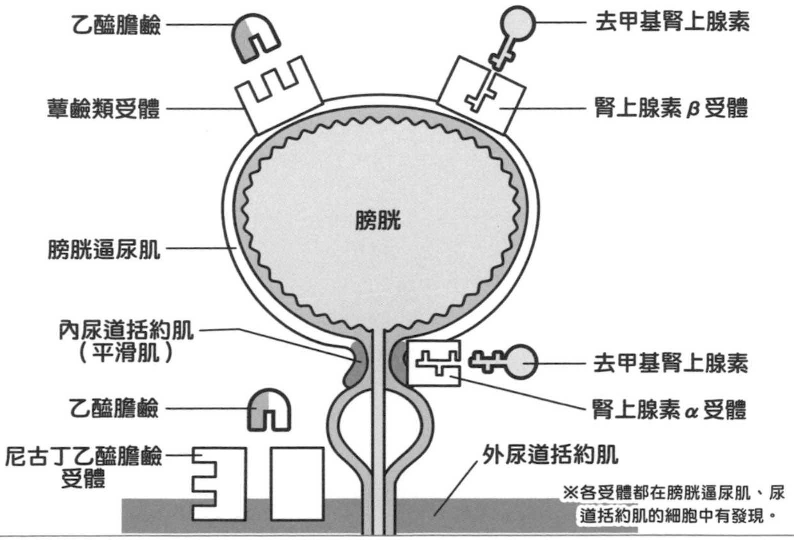

乙醯膽鹼
去甲基腎上腺素
蕈鹼類受體
腎上腺素β受體
膀胱
膀胱逼尿肌
內尿道括約肌（平滑肌）
去甲基腎上腺素
乙醯膽鹼
腎上腺素α受體
尼古丁乙醯膽鹼受體
外尿道括約肌

※各受體都在膀胱逼尿肌、尿道括約肌的細胞中有發現。

蓄尿障礙、排尿障礙的治療藥物

① 抑制膀胱收縮，改善頻尿（蓄尿障礙）

抗膽鹼藥[→File 55]

藉由阻斷膀胱逼尿肌的蕈鹼類受體，抑制膀胱收縮，改善頻尿。用於嚴重頻尿或急迫性尿失禁等蓄尿障礙。副作用則包括口渴、便祕、腸胃障礙等。

學名（商品名）：Solifenacin（衛喜康）、Oxybutynin（Pollakisu）、Propiverine Hydrochloride（BUP-4）

β受體致效劑[→File 55]

β受體致效劑可刺激膀胱平滑肌的腎上腺素β受體，促使蓄尿期的膀胱舒張，改善因膀胱過動症所造成的頻尿、尿意急迫感、急迫性尿失禁等症狀。效果與抗膽鹼藥的程度相當。

學名（商品名）：Mirabegron（Betanis）

② 擴張尿道，收縮膀胱，改善排尿障礙

α受體阻斷劑[→File 56]

藉由阻斷存在於尿道括約肌與前列腺許多的α受體，鬆弛尿道括約肌與前列腺平滑肌，以擴張尿道，降低排尿的阻力，改善排尿障礙，是中高齡男性下部尿道障礙時的第一線用藥。要注意的是，阻斷血管平滑肌α受體時，會有血壓下降的副作用。

學名（商品名）：Silodosin（優列扶）、Tamsulosin（Harnal）

膽鹼酶抑制劑[→File 56]

膽鹼酶可分解乙醯膽鹼。這種藥物可抑制膽鹼酶的作用，使乙醯膽鹼增加，增強乙醯膽鹼與膀胱平滑肌之蕈鹼類受體的作用。蕈鹼類受體受刺激後可使膀胱平滑肌收縮，改善神經因性膀胱功能異常等，由低緊張性膀胱所造成的排尿困難。主要副作用包括噁心、嘔吐、唾液分泌過量、腹痛、腹瀉等消化系統症狀。

學名（商品名）：Distigmine Bromide（癒無力肌）

抗膽鹼藥、β受體致效劑

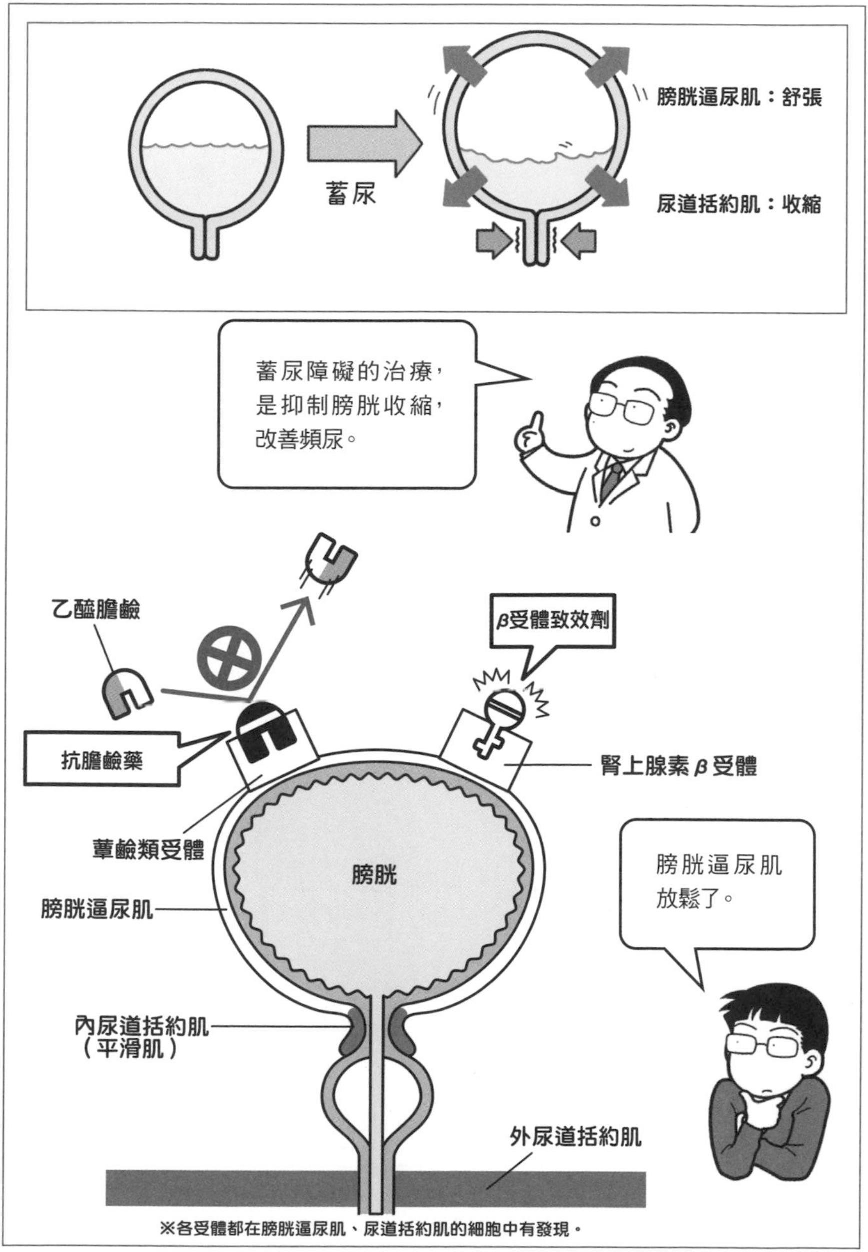
蓄尿
膀胱逼尿肌：舒張
尿道括約肌：收縮
蓄尿障礙的治療，是抑制膀胱收縮，改善頻尿。
乙醯膽鹼
β受體致效劑
抗膽鹼藥
腎上腺素β受體
蕈鹼類受體
膀胱
膀胱逼尿肌
膀胱逼尿肌放鬆了。
內尿道括約肌（平滑肌）
外尿道括約肌
※各受體都在膀胱逼尿肌、尿道括約肌的細胞中有發現。

File 56 α受體阻斷劑、膽鹼酶抑制劑

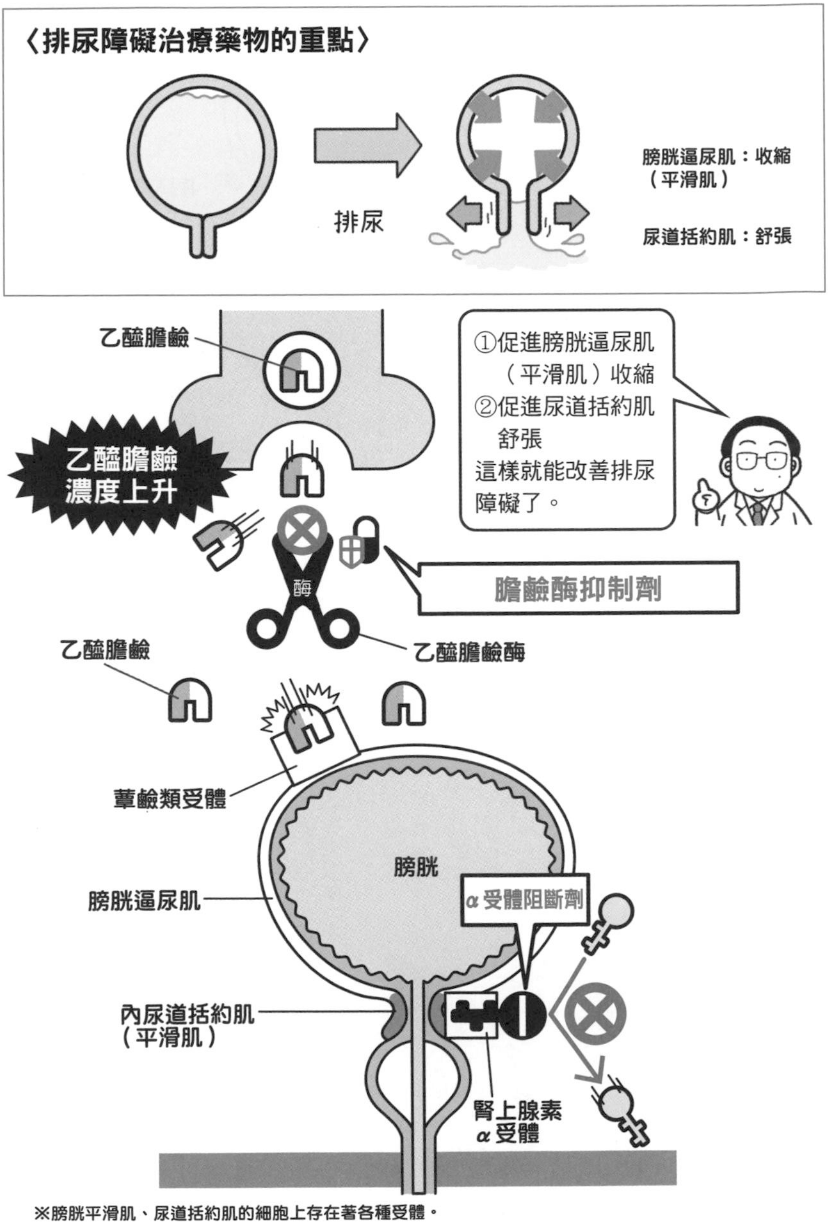
〈排尿障礙治療藥物的重點〉
排尿
膀胱逼尿肌：收縮
（平滑肌）
尿道括約肌：舒張
乙醯膽鹼
乙醯膽鹼
濃度上升
①促進膀胱逼尿肌
（平滑肌）收縮
②促進尿道括約肌
舒張
這樣就能改善排尿
障礙了。
酶
膽鹼酶抑制劑
乙醯膽鹼
乙醯膽鹼酶
蕈鹼類受體
膀胱
膀胱逼尿肌
α受體阻斷劑
內尿道括約肌
（平滑肌）
腎上腺素
α受體

※膀胱平滑肌、尿道括約肌的細胞上存在著各種受體。

第7章

作用於血液、造血器官的藥物

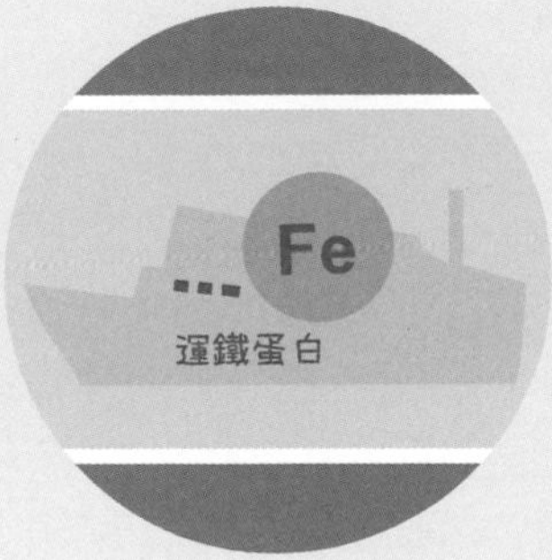

Chapter 7-1

血管栓塞症

血塊堵住血管

血液中有形成血栓的作用以及溶解血栓的作用，若這平衡崩解，就會促使血栓形成，堵塞血管。因血塊（血栓）堵住血管而造成的疾病可以分為**血栓症**與**栓塞症**兩種。血栓症指的是在某處凝固的血塊堵住該處血管而造成的症狀，栓塞症則是指在某處凝固的血塊移動到其他地方，堵住別的血管所造成的症狀。因血栓或栓塞而造成的疾病包括**心肌梗塞**與**腦梗塞**等。

止血機制與血管栓塞症

止血機制**[File 57]**對凝固血液、抑制出血很重要。不過，要是這個過程使血管內的血液凝固，阻塞住血管，可能會導致死亡。血管因為某些理由而受傷出血時，便會開始出現止血反應。首先，血小板釋放出特定物質，吸引其他血小板聚集到受損部位，這些陸續聚集而來的血小板會覆蓋住破損部分（**一次血栓**）。接著，因13種血液凝集因子連續性地被活化，就會形成絲狀的**纖維蛋白**，補強一次血栓（**二次血栓**）。結束修復後，溶解血栓的酵素會活化以除去血栓（**凝血**）。

血栓大致上可分為：在血流速度快的動脈內形成，以血小板為主體的**白血栓**；以及在血液滯留處形成，含有大量紅血球與凝血因子的**紅血栓**。動脈硬化過程中所形成的**斑塊**剝落時，聚集在一起的血小板會形成白血栓，是心肌梗塞、腦梗塞的成因。紅血栓是深部靜脈栓塞、肺栓塞的原因。**抗血小板藥**可用以治療白血栓；**抗凝血劑**可用於治療紅血栓。急性的心肌梗塞與腦梗塞則會用可溶解血栓的藥物進行治療。

這種疾病的藥物作用點

1. **阻止血小板聚集，抑制一次血栓的形成**
2. **阻止纖維蛋白的製造，抑制二次血栓的形成**
3. **溶解血栓**

File 57 止血機制與血管栓塞症的關係

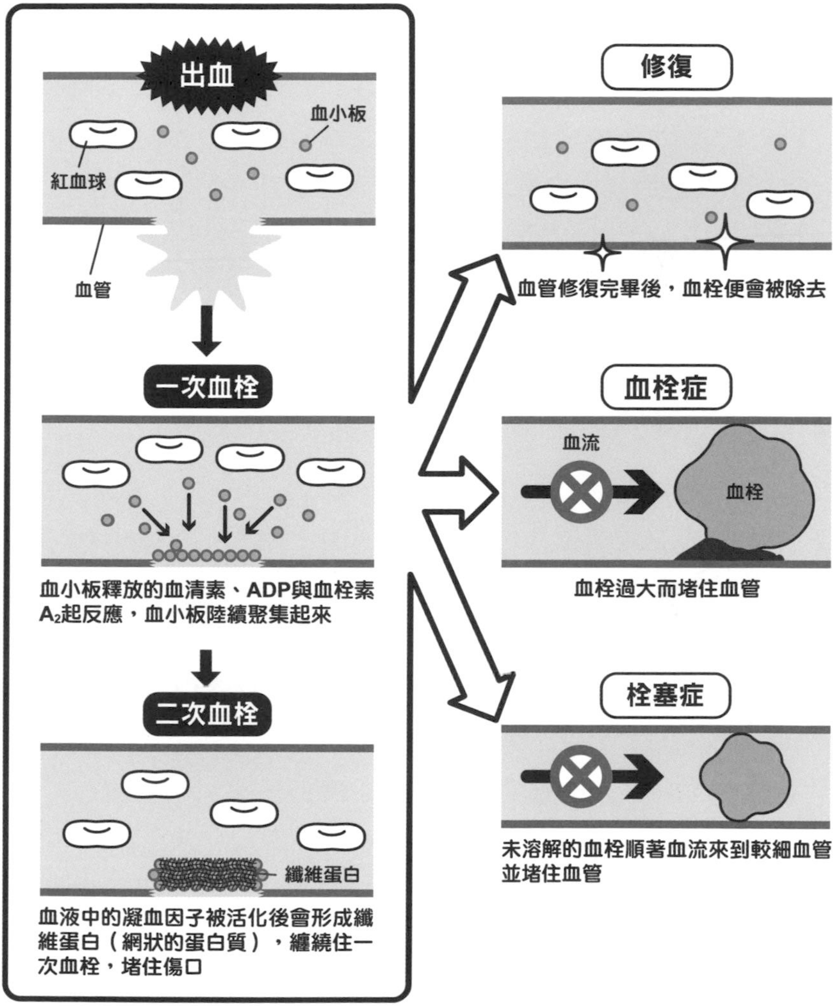
出血
血小板
紅血球
血管
一次血栓
血小板釋放的血清素、ADP與血栓素A2起反應，血小板陸續聚集起來
二次血栓
纖維蛋白
血液中的凝血因子被活化後會形成纖維蛋白（網狀的蛋白質），纏繞住一次血栓，堵住傷口
修復
血管修復完畢後，血栓便會被除去
血栓症
血流
血栓
血栓過大而堵住血管
栓塞症
未溶解的血栓順著血流來到較細血管並堵住血管

血栓的種類

	白色血栓	紅色血栓
容易形成的地方	血流快速的動脈	血流遲緩的靜脈
主要成分	血小板	紅血球・血液凝集因子

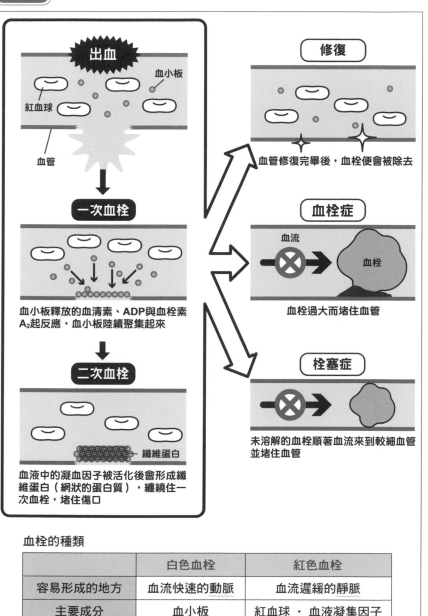

血管栓塞症的治療藥物

① 阻止血小板聚集，抑制一次血栓的形成

環氧合酶（COX）抑制劑[→File 58、File 16]

環氧合酶抑制劑可抑制血小板的環氧合酶，進而抑制血栓素A_2（TXA_2）的合成。血栓素A_2於血小板凝集作用中扮演著重要角色，故此種藥物可抑制血小板的凝集作用。若阿斯匹靈的用量過大，會連帶抑制血管內皮細胞的環氧合酶，減弱對血小板凝集的抑制作用，使用時需特別注意這點。

學名（商品名）：阿斯匹靈（Bayaspirin）

二磷酸腺苷（ADP）受體阻斷劑[→File 58]

二磷酸腺苷受體阻斷劑可阻斷血小板的ADP受體，增加cAMP的量，藉此抑制血小板凝集作用釋放出ADP，進而抑制血小板的凝集作用。Ticlopidine Hydrochloride可能會引起嚴重的肝臟傷害與血液傷害，故自用藥開始的兩個月內，需每隔兩周作一次定期血液檢查。

學名（商品名）：Clopidogrel Sulfate（保栓通）、Ticlopidine Hydrochloride（抗血定）、Prasugrel Hydrochloride（抑凝安）

血清素（5-HT_2）受體抑制劑[→File 58]

血清素受體抑制劑可阻斷血小板的血清素受體，抑制血小板凝集作用釋放出血清素，進而抑制血小板的凝集作用。但此種藥物會產生腦出血、消化道出血、肝臟受損等副作用，需特別注意。

學名（商品名）：Sarpogrelate Hydrochloride（Anplag）

② 阻止纖維蛋白的製造，抑制二次血栓的形成

香豆素（Coumarin）[→File 59]

香豆素可以抑制維生素K的功能，進而抑制凝血因子中，凝血酶

原、第VII、IX、X活化因子的合成，藉此達到抗凝血作用。含維生素K較多的納豆、肝臟、綠茶等會減弱香豆素的效用，服用期間不可攝取。此外，若一次性大量攝取黃綠色蔬菜或海藻類，也會減弱香豆素的作用，必須留意。

學名（商品名）：Warfarin potassium（脈化寧）

直接凝血酶抑制劑[→File 59]

Dabigatran可以和凝血酶結合，抑制纖維蛋白原轉變成纖維蛋白，藉此發揮抗凝血作用。與香豆素相比，這種藥物較不會受到食物影響，故無需限制飲食。

學名（商品名）：Dabigatran Etexilate Methanesulfonate（Prazaxa）

合成Xa因子抑制劑[→File 59]

合成Xa因子抑制劑可與Xa因子結合，抑制凝血酶原轉換成凝血酶，發揮抗凝血作用。Edoxaban、Rivaroxaban、Apixaban等藥物，與直接凝血酶抑制劑合稱為新型口服抗凝血藥（New Oral Anticoagulants）。

學名（商品名）：Apixaban（艾必克）、Rivaroxaban（拜瑞妥）、Edoxaban tosilate hydrate（里先安）

③ 溶解血栓

血栓溶素

血栓溶素可以促進纖維蛋白溶酶原轉化，形成可以溶解血栓的纖維蛋白溶酶。為了提高溶解血栓的效率，通常會直接注入血栓附近的部位。

學名（商品名）：血栓溶素（Uronase）

File 58 環氧合酶（cox）抑制劑，二磷酸腺苷受體阻斷劑，血清素受體抑制劑

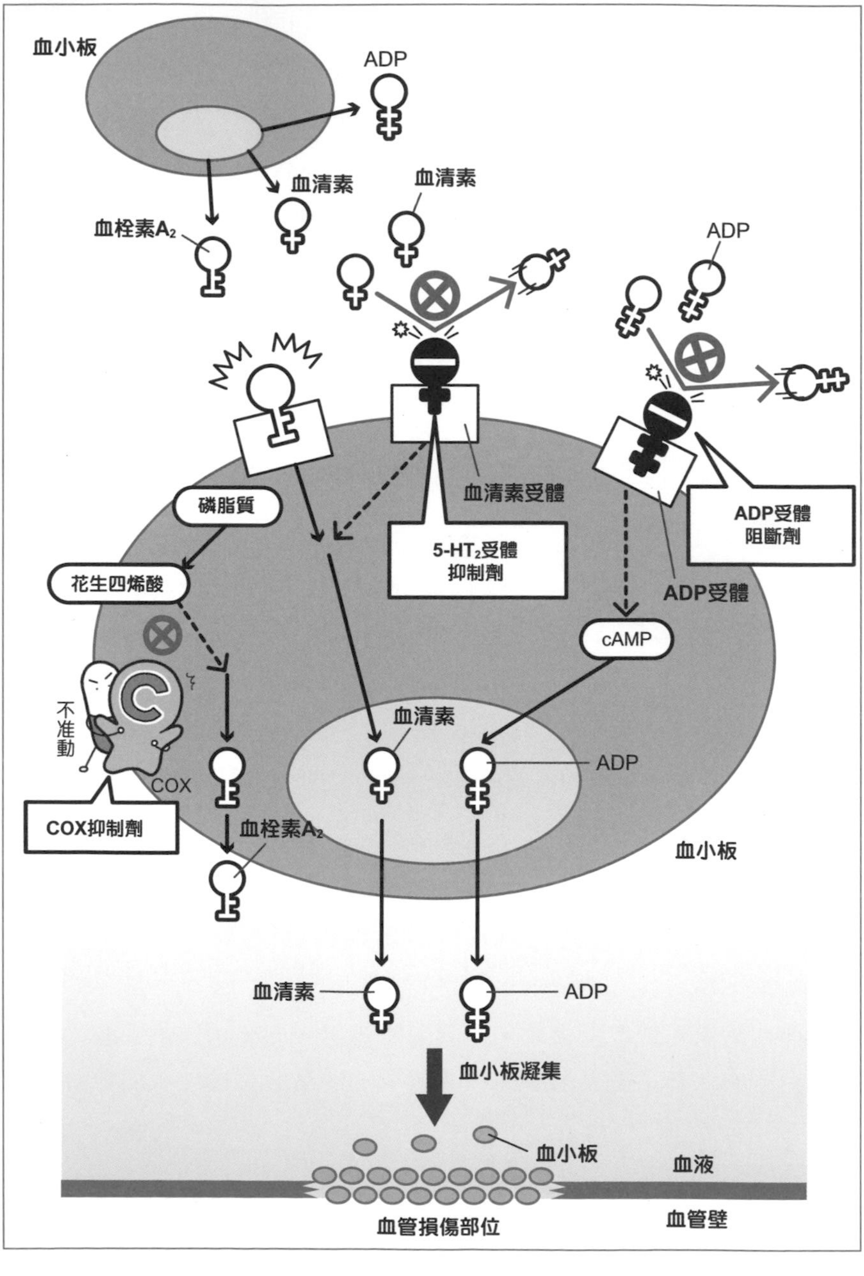

File 59 香豆素、直接凝血酶抑制劑、合成Xa因子抑制劑

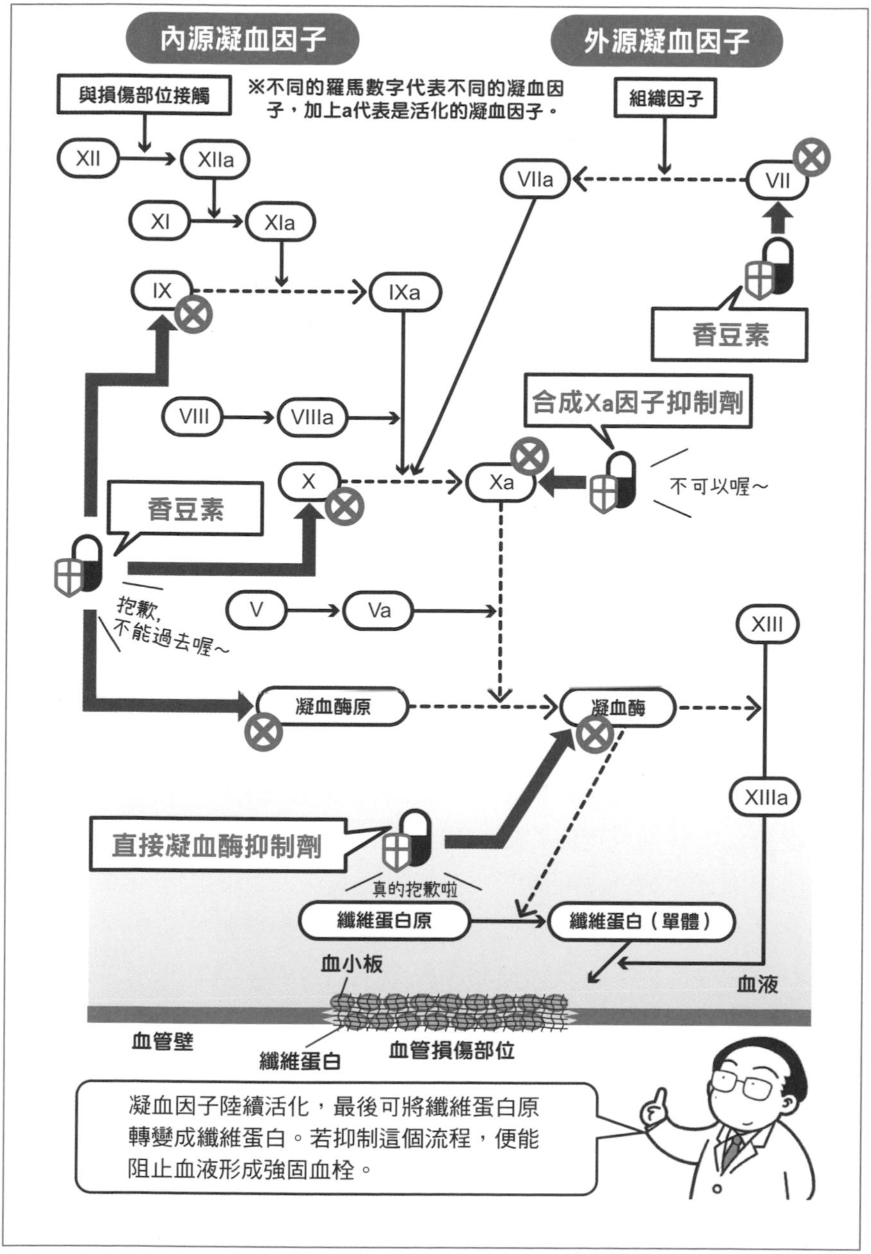

※位於上方的凝血因子可活化位於下方的凝血因子，如接力般使凝血因子一個個被活化。這個機制稱做凝血瀑布（clotting cascade）。

Chapter 7-2

貧血

紅血球減少所造成的缺氧狀態

貧血指的是在各種原因下，血液中**紅血球**數量變少的狀態。紅血球負責將氧氣送往各個器官，故當紅血球減少，器官便沒有足夠的氧氣供給，導致身體功能下降。貧血的病患臉色很差，容易疲勞，還會有心悸、暈眩等症狀。紅血球的製造過程包含了多個部分，不同部分出現異常時，會使用不同的方式治療。基本上，我們會藉由補充不足的成分來改善貧血症狀。

貧血的成因

貧血可以依照紅血球的製造過程分類，有些貧血的原因出在紅血球分化過程，有些則出在紅血球成熟過程。聽到貧血，我們通常會聯想到「鐵質」不足，而最常出現的貧血也是**缺鐵性貧血**。體內70%的鐵存在於血液中，剩下的30%則儲存在肝臟及脾臟。當個體處於出血、懷孕生產等急需用鐵的狀況，或者因為偏食或腸胃障礙而有鐵質攝取不足狀況，就會發生缺鐵性貧血。

其他還包括因維生素B_6不足，無法充分利用來自食物之鐵質的**鐵芽球性貧血**；骨髓或造血幹細胞出問題的**再生不良性貧血**；腎臟出問題，使促進紅血球分泌的激素（紅血球生成素：造血因子）分泌量不足的**腎性貧血**；因紅血球分化過程中必須的葉酸或維生素B_{12}不足所引起的**巨芽球性貧血**；以及因自體免疫疾病或藥物副作用使紅血球胞膜破裂，內部成分流出的**溶血性貧血**等。

這種疾病的藥物作用點

① 補充鐵質、維生素、造血因子等

File 60 紅血球的製造過程與貧血分類

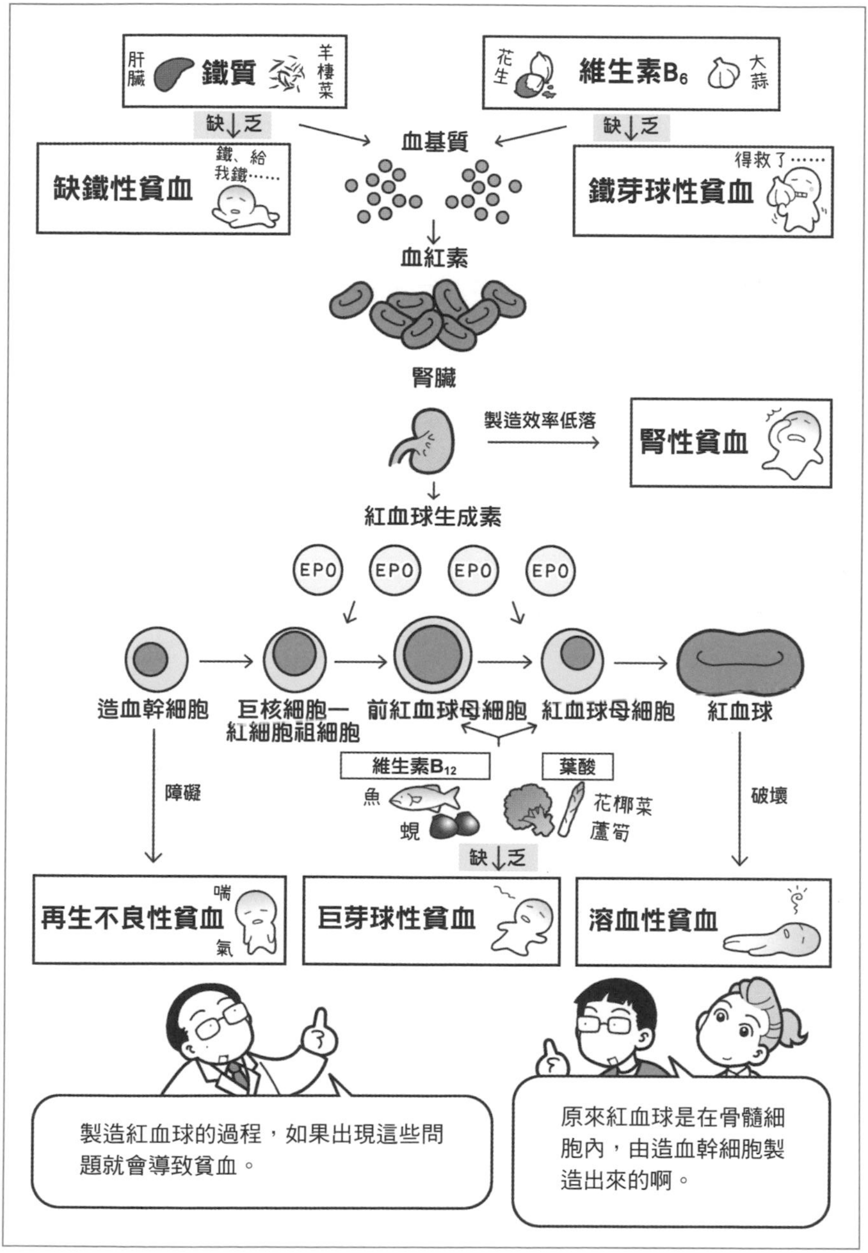

貧血的治療藥物

① 補充鐵質、維生素、造血因子等

鐵劑（缺鐵性貧血治療劑）[→File 61]

這種藥物可以補充合成血紅素所需的鐵質，使紅血球的功能恢復正常，改善缺鐵性貧血。為了防止缺鐵性貧血復發，除了使血清中的鐵質含量恢復正常，也得讓儲存的鐵質量正常化，故須持續服用藥物以改善貧血狀況。副作用包括噁心、嘔吐、食慾不振、黑色糞便等。

學名（商品名）：檸檬酸亞鐵鈉（血絡泌）、硫酸鐵（Fero-Gradumet）

維他命B_6製劑（鐵芽球性貧血治療劑）[→File 60]

這種藥物可以補充合成血基質時所需的輔酶——B_6，進而促進血紅素的合成，改善鐵芽球性貧血。這種藥物也會用於其他因為缺乏B_6而產生的症狀，包括濕疹、末梢神經發炎、口唇炎等。副作用包括過敏、手腳麻痺、光過敏等等。

學名（商品名）：Pyridoxal Phosphate（Pydoxal）

維他命B_{12}製劑、葉酸製劑（巨芽球性貧血治療劑）[→File 60]

維生素B_6與葉酸是紅血球的前驅物——前紅血球母細胞分化成紅血球母細胞的過程中不可或缺的物質，這種藥物可以補充這兩種物質，也能一併改善因巨芽球性貧血造成的神經障礙、呼吸窘迫症候群等。副作用則包括過敏症、胃部不舒服等。

學名（商品名）：Mecobalamin（彌可保）、葉酸（Foliamin）

紅血球生成素製劑（腎性貧血治療劑）[→File 60、p.150]

腎衰竭病患的腎臟的氧氣不足時，可給予病患合成的紅血球生成素，促進骨髓內造血幹細胞分化成紅血球。副作用包括過敏性休克、腦梗塞、肝功能障礙等。

學名（商品名）：Epoetin Alfa（Espo）、Epoetin Beta（益保血）

File 61 鐵劑（缺鐵性貧血治療劑）㊎

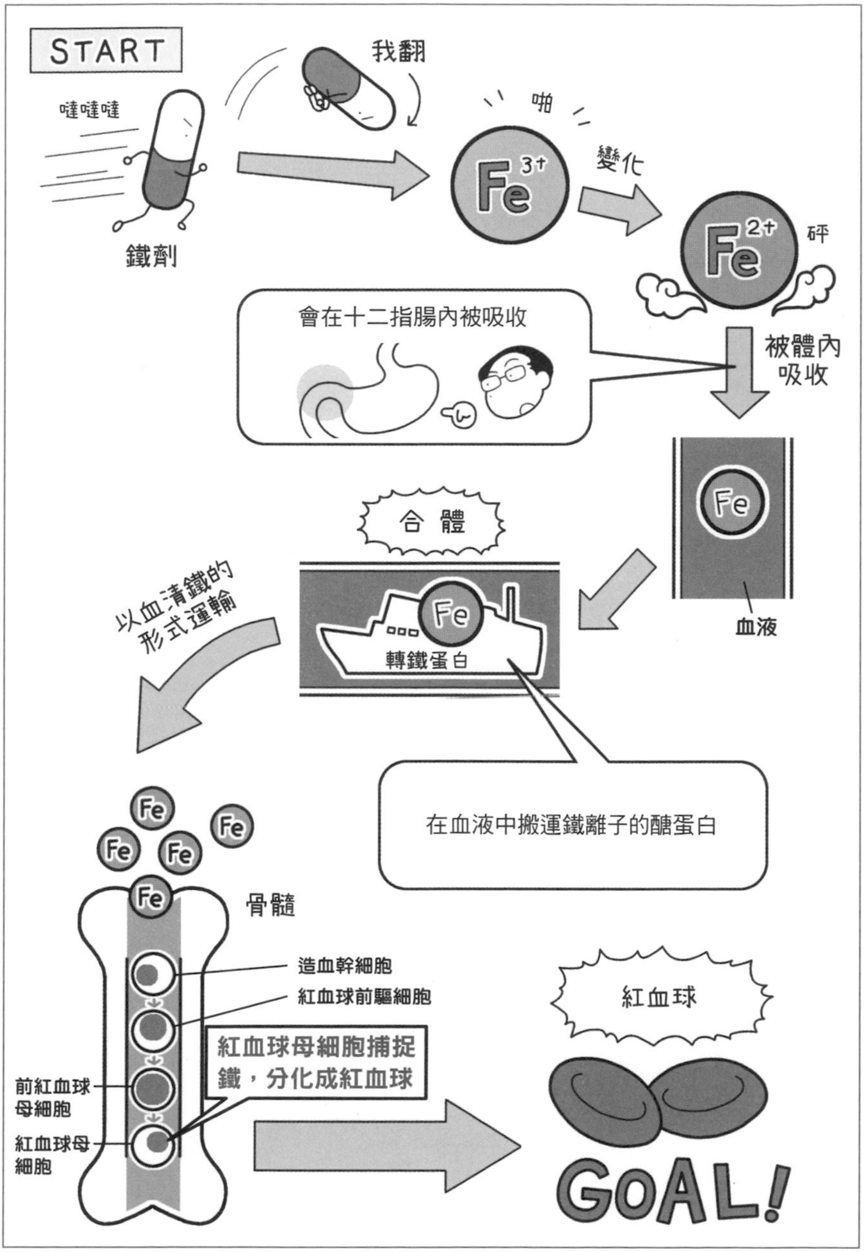

Column

紅血球生成素與體育禁藥

紅血球生成素是能夠促進紅血球生成的激素。做為貧血治療藥物開發出來的紅血球生成素製劑，可以增加體內負責搬運氧氣的紅血球量。

然而紅血球生成素製劑有時會被濫用在治療以外的目的上。運動選手，特別是考驗持久力的自行車競技、滑雪、越野滑雪等運動中，就曾經有選手為了想要獲得好成績而使用紅血球生成素製劑來增加紅血球的量，提高選手的運動能力。由於我們體內原本就有紅血球生成素，且它是胺基酸組成的物質，故過去我們難以判斷選手是否有使用紅血球生成素製劑。不過現在已可藉由尿液檢查，看出選手是否有使用相關禁藥。

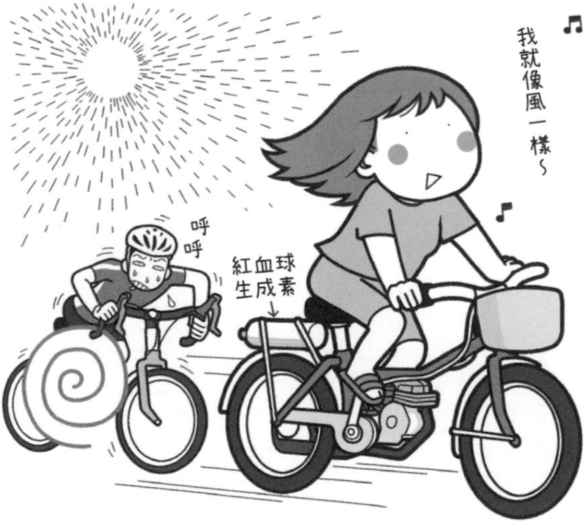

第8章

作用於骨骼、免疫系統、抑制發炎的藥物

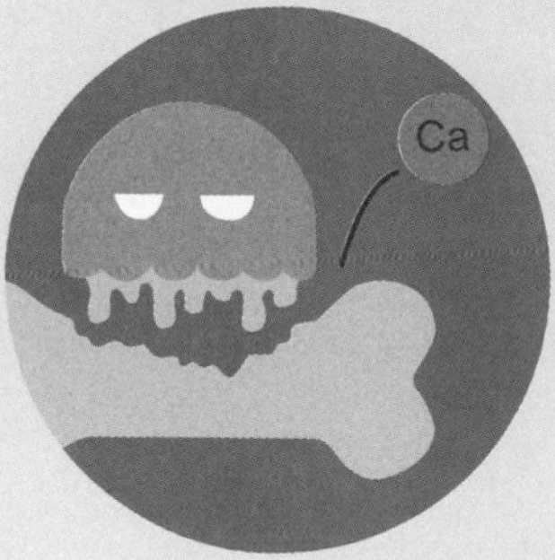

Chapter 8-1

骨質疏鬆症

常見於更年期女性，嚴重可能造成臥床不起

骨骼可以支撐我們的身體，讓我們能夠活動，還能保護內臟器官，是人體很重要的組織。另外，骨骼也是重要的鈣離子貯藏庫。當骨骼的吸收作用（破壞老舊骨質，使鈣離子溶於血液中）與骨骼的形成作用（生成新骨質的作用）失去平衡，就會造成**骨質疏鬆症**，患者的骨骼會變得脆弱易碎。其中，負荷較重的大腿骨等骨骼可能因此骨折，是高齡病患臥床不起的原因之一。女性激素減少也可能造成骨質疏鬆症，有研究報告指出，五十歲以上的女性中，每四人就有一人有骨質疏鬆症，可見這是一個好發於更年期女性的疾病。

骨質疏鬆症的成因

破骨細胞的**骨吸收**作用，以及**成骨細胞**的**骨形成**作用會在骨骼內反覆進行，達成平衡，稱做**骨骼重塑**。骨質疏鬆症患者的骨形成作用低落，骨吸收作用旺盛，故會打破骨骼重塑的平衡，使骨質變得疏鬆。

骨質疏鬆的原因包括因年老而導致的鈣離子吸收能力下降、更年期與停經促進骨吸收作用、減肥等極端的飲食限制等。另外，骨質疏鬆症也和雌激素等**女性激素**有密切關係。雌激素可以抑制骨吸收作用，但更年期的停經會造成雌激素分泌下降，增加骨吸收的速率，使骨骼變得脆弱。

這種疾病的藥物作用點

1. **補充製造骨質必要的鈣離子與維生素**
2. **抑制會溶解骨質之破骨細胞的功能**

File 62 骨質疏鬆症的致病機制

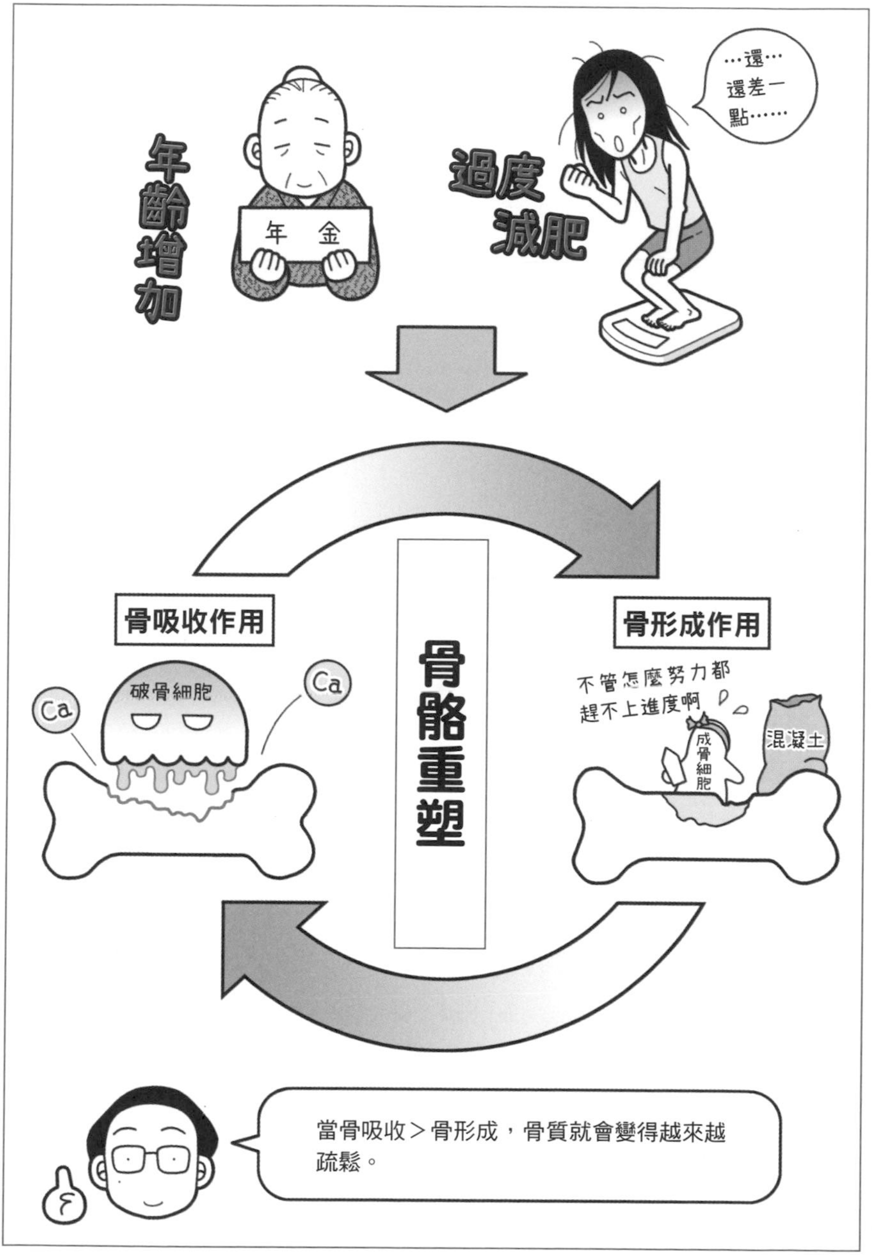

骨質疏鬆症的治療藥物

① 補充製造骨質必要的鈣離子與維生素

鈣製劑[→File 63]

若食物中的鈣質不足，可藉由鈣製劑補充鈣質。提高血液中的鈣離子濃度後，可以抑制破骨細胞的骨吸收作用。

學名（商品名）：Calcium L-Aspartate Hydrate（安賜百樂鈣）Calcium lactate hydrate（乳酸鈣）

活性維生素D製劑[→File 63]

維生素D製劑可以促進腸道吸收鈣離子，使血液中的鈣離子濃度上升。另外，還可以抑制副甲狀腺素的生成，進而抑制骨吸收作用。需注意的是，若用藥過量，可能會產生多尿、食慾不振、異位性鈣化等問題。

學名（商品名）：Eldecalcitol（Edirol）、Alfacalcidol（旺爾華、骨腎康）

② 抑制會溶解骨質之破骨細胞的功能

雙磷酸鹽製劑[→File 63]

這種藥物接觸到骨骼時，會被破骨細胞吸收，使破骨細胞去活化，抑制骨質的溶解作用。該藥擁有很強的骨吸收抑制作用，故也是骨質疏鬆症的第一線用藥。不過這種藥物有造成消化系統相關症狀與顎骨壞死等副作用，需特別注意。

學名（商品名）：Alendronic acid（福善美、Bonalon）、Sodium Risedronate Hydrate（Actonel、Benet）

File 63 鈣製劑㊀、活性維生素D製劑㊁、雙磷酸鹽製劑㊀

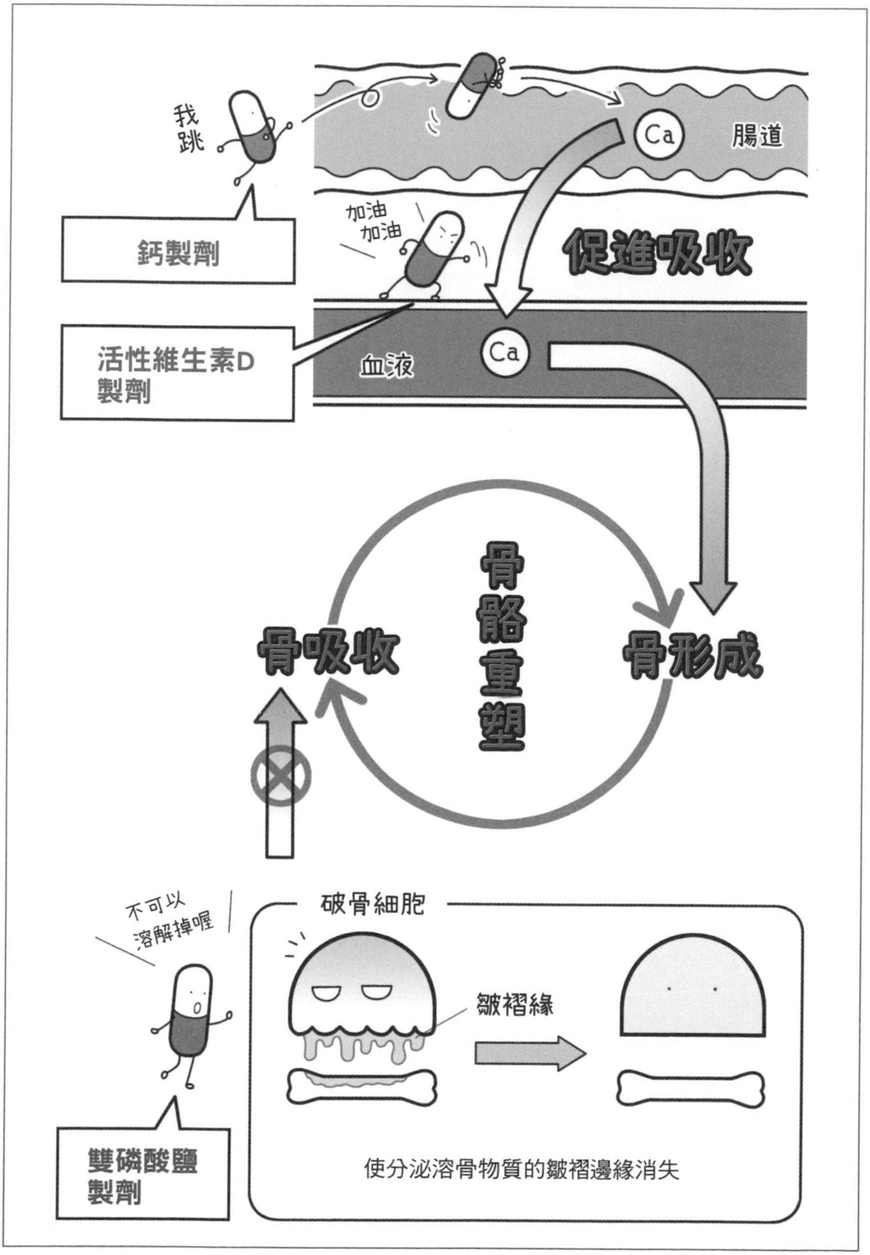

Chapter 8-2

類風溼性關節炎

會造成關節疼痛、變形，是常見於女性的疾病

類風溼性關節炎如其名所示，包括手腳在內的全身關節都會疼痛紅腫。患者在發病初期會**手指僵硬**，若關節炎狀況持續下去，會看到手指關節逐漸變形。關節一旦變形，就沒辦法恢復原狀。不只關節會出現症狀，患者還會出現發燒、倦怠感等全身症狀，還可能會有眼睛發炎、肺炎等合併症狀，這時便稱作**全身性發炎症候群**。發病病患多為二十至五十歲的女性。日本估計約有六十至七十萬名患者。*

類風溼性關節炎的成因

關節是骨頭與骨頭接合的部分，軟骨可做為兩個骨頭之間的緩衝墊，有關節液可做為潤滑油。關節由名為關節囊的袋狀結構包裹著，內側還有一層滑膜包著。

風濕性關節炎的成因至今尚未完全明瞭。患者可能有某些遺傳背景，當他們受到細菌或病毒感染，或者性激素出現異常，這些環境因素便會觸發免疫系統異常，使個體發病。當免疫系統出現異常，淋巴球會將自己的組織視為異物而開始攻擊，造成滑膜發炎。於是滑膜便會異常增殖，分泌出與生物體內發炎反應相關的**促炎性細胞因子**（TNF-α與白血球介素等）破壞關節周圍的軟骨，使關節變形。另外，受傷部位會釋放出前列腺素、組織胺等生物活性物質，造成患部疼痛發熱。

((•)) 這種疾病的藥物作用點

① 使異常亢進的免疫系統恢復正常

*編註：臺灣約有十多萬名患者。

File 64 類風溼性關節炎的致病機制

自體免疫疾病的示意圖

我是同伴啦！
終於找到你了！
發現敵人！

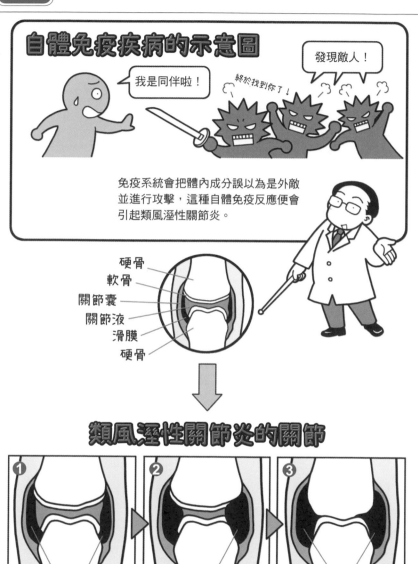

免疫系統會把體內成分誤以為是外敵並進行攻擊，這種自體免疫反應便會引起類風溼性關節炎。

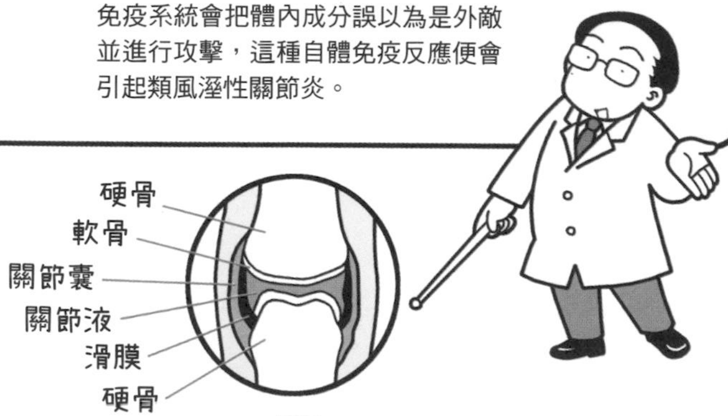
硬骨
軟骨
關節囊
關節液
滑膜
硬骨

類風溼性關節炎的關節

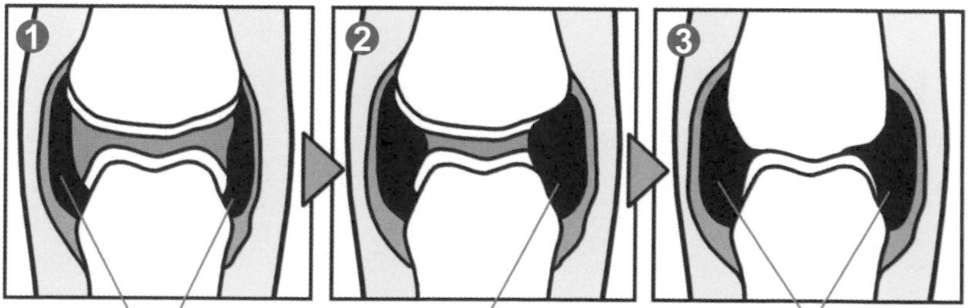

出現發炎狀況。

增殖的滑膜會開始侵蝕硬骨與軟骨。

軟骨消失後，兩塊硬骨會直接接觸，使關節難以彎曲。

類風溼性關節炎的治療藥物

① 使異常亢進的免疫系統恢復正常

免疫調節劑[→File 65]

免疫調節劑可作用於和免疫有關的細胞（免疫細胞），減緩異常的免疫反應，抑制關節發炎或損傷。硫醇製劑中的Bucillamine，以及磺胺類藥物中的Salazosulfapyridine在開始服用後，很快（約1～2個月）便能發揮藥效，也比較沒有嚴重的副作用。

學名（商品名）：Salazosulfapyridine（Azulfidine EN）、Bucillamine（Rimatil）

免疫抑制劑[→File 65]

免疫抑制劑可抑制或阻斷免疫系統的活動，藉此抑制關節發炎或損傷。胺甲葉酸（Methotrexate）是治療類風溼性關節炎時的核心藥物，可阻斷葉酸代謝酶的作用，進而抑制免疫細胞的增殖。服藥方式很特別，需在一週內分兩三次服用，且每次服藥需間隔一到兩日。因為這種藥物也會抑制正常免疫細胞的增殖，故可能會造成血球減少、感染症等副作用。

學名（商品名）：Methotrexate（Rheumatrex）

生物製劑[→File 65]

非化學合成，由生物科技領域開發出來的新型治療藥物。將打造生物體的物質做為藥物應用，藉由直接抑制促炎性細胞因子與T細胞結合，以抑制關節發炎，延遲破壞關節的進度。但需注意肺炎、結核等細菌感染副作用。

學名（商品名）：Etanercept（恩博）、Abatacept（恩瑞舒）、Infliximab（類克）

File 65 免疫調節劑㊎、免疫抑制劑（胺甲葉酸）🅞、生物製劑㊎

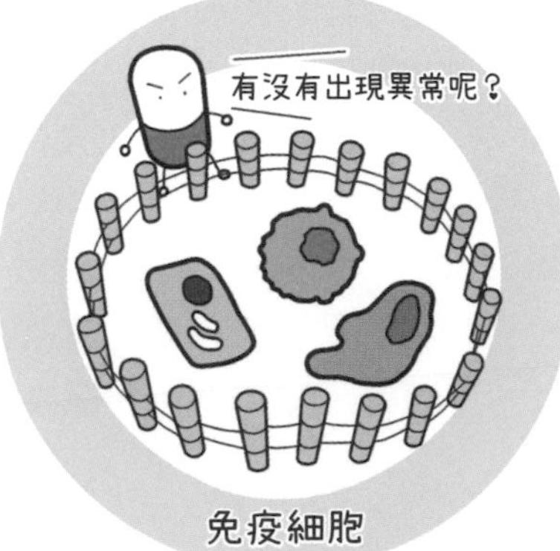

有沒有出現異常呢？
免疫細胞

矯正免疫細胞的過度反應

免疫調節劑

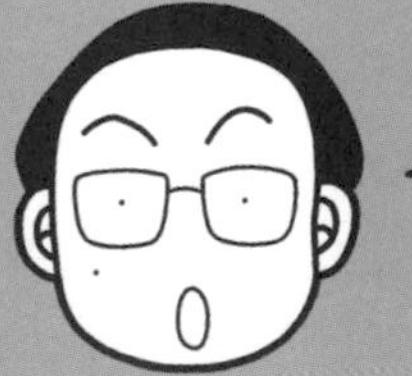

治療類風濕性關節炎的藥物大致上可以分成三種：

※從菠菜葉上發現的，所以取名為葉酸

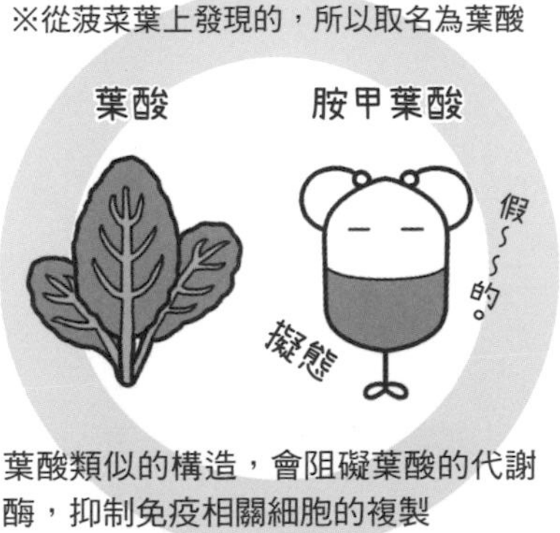

葉酸
胺甲葉酸
假～～的。
擬態

葉酸類似的構造，會阻礙葉酸的代謝酶，抑制免疫相關細胞的複製

免疫抑制劑
（胺甲葉酸）

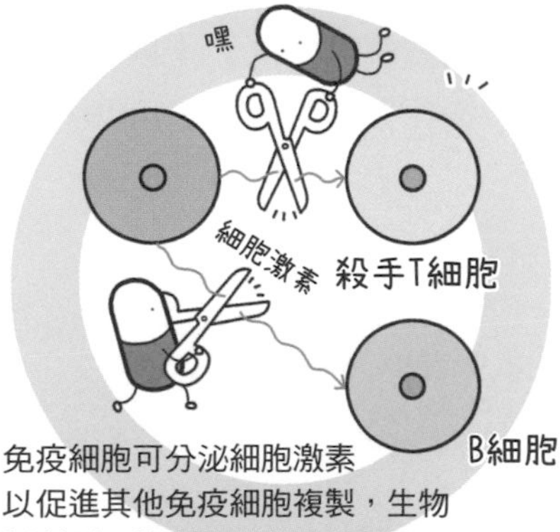

嘿
細胞激素
殺手T細胞
B細胞

免疫細胞可分泌細胞激素以促進其他免疫細胞複製，生物製劑則可抑制細胞激素的作用

生物製劑

Chapter 8-3

過敏疾病

對於花粉、蟎等過敏原有過度反應

當體內的**抗體**或免疫細胞對某些被稱作**抗原**的物質（花粉、蟎、灰塵、食物等）產生過度反應，便稱做**過敏**。過敏依照反應機制可以分成第一型至第五型。這裡我們要介紹的是困擾著許多人的**第一型過敏反應**，異位性皮膚炎、蕁麻疹、食物過敏皆屬之。

過敏疾病的成因

當花粉、蟎等易造成過敏的物質，也就是抗原初次進入體內，身體便會製造出與該抗原對應的**IgE抗體**。這些IgE抗體會順著血流來到皮膚與黏膜，與該處的**肥大細胞**結合。這時還不會出現任何症狀。但當抗原再次進入體內，抗原會和已與肥大細胞結合之IgE抗體結合，使肥大細胞釋出組織胺、白三烯、前列腺素等化學傳導物質，引起發癢、打噴嚏、流鼻水等症狀。在第一型過敏反應中，由於個體只要暴露在抗原下十分鐘～十二小時內就會出現過敏反應，時間短，故也稱做**立即性過敏反應**。第一型過敏反應中，細胞會快速釋放出化學傳導物質，使個體出現呼吸困難、血壓下降、痙攣、嘔吐等休克症狀，稱做**過敏性休克**。若未適當處理過敏性休克，可能會導致患者死亡，需特別注意。

這種疾病的藥物作用點

1. **抑制由肥大細胞所釋放之化學傳導物質所造成的反應**
2. **抑制肥大細胞釋放化學傳導物質**

File 66 過敏症狀（打噴嚏與流鼻水）的產生機制

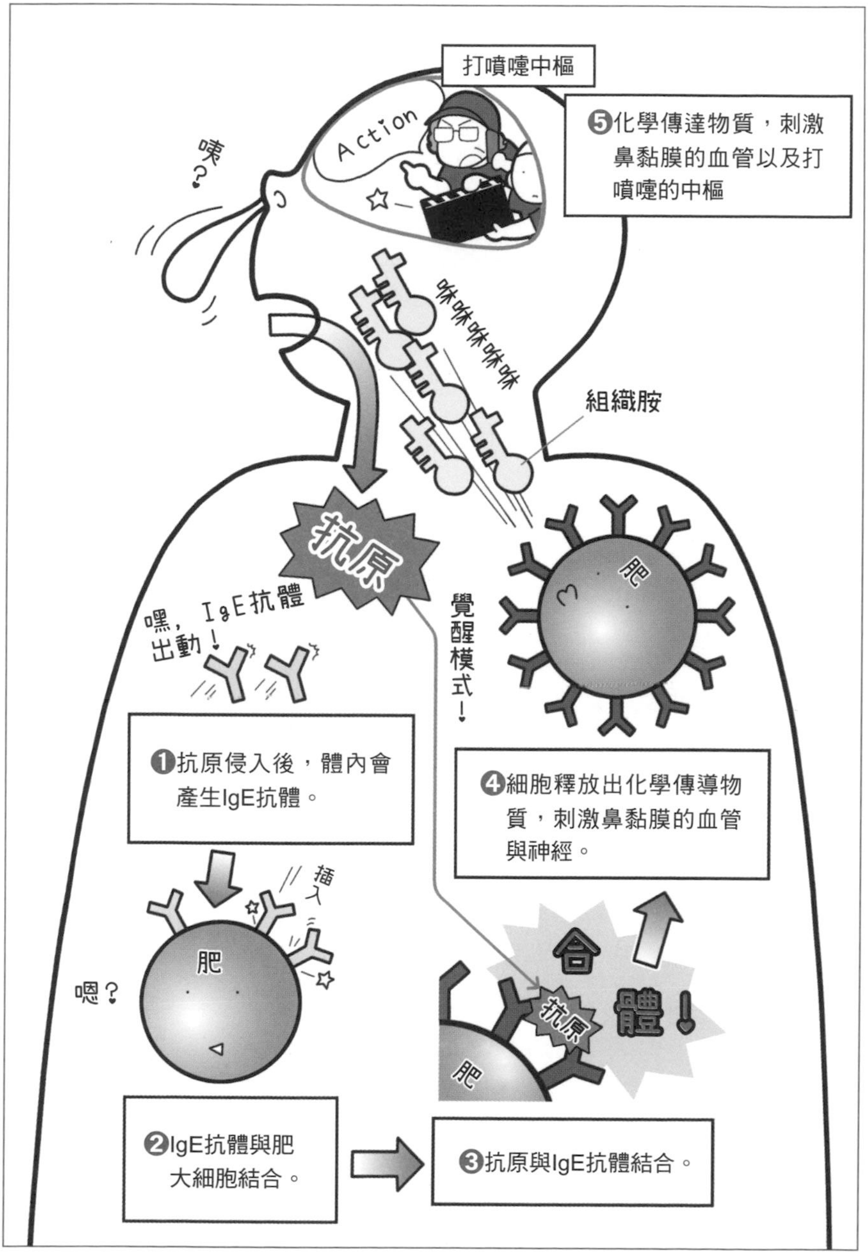
打噴嚏中樞
Action
噢？
⑤化學傳達物質，刺激鼻黏膜的血管以及打噴嚏的中樞
咻咻咻咻咻
組織胺
抗原
嘿，IgE抗體出動！
覺醒模式！
肥
①抗原侵入後，體內會產生IgE抗體。
④細胞釋放出化學傳導物質，刺激鼻黏膜的血管與神經。
插入
嗯？
肥
合體！
抗原
肥
②IgE抗體與肥大細胞結合。
③抗原與IgE抗體結合。

過敏疾病的治療藥物

① 抑制由肥大細胞所釋放之化學傳導物質所造成的反應

抗組織胺藥[→File 67]

抗組織胺藥物能阻斷組織胺受體，抑制組織胺的血管擴張作用。第一代抗組織胺藥有很高的脂溶性，會移動到腦部，產生嗜睡與倦怠感等副作用。第二代抗組織胺藥物則可藉由抑制組織胺釋出發揮藥效，且其抗膽鹼作用較弱，較不會造成中樞神經抑制作用與口渴等副作用。

學名（商品名）：Bepotastine Besilate（Talion）、Levocetirizine Dihydrochloride（驅異樂）、Fexofenadine（艾來）

白三烯受體拮抗劑[→File 33]

白三烯會使氣管收縮、增加血液通透性、氣管黏膜浮腫，白三烯受體拮抗劑可以選擇性地阻斷白三烯受體，抑制上述作用。常用於過敏性鼻炎與支氣管氣喘。但使用時需注意可能會造成肝功能障礙、血球減少等副作用。

學名（商品名）：Pranlukast Hydrate（Onon）、Montelukast（欣流、Kipres）

② 抑制肥大細胞釋放出化學傳導物質

類固醇[→File 33, p.164]

類固醇可以抑制前列腺素這種生物活性物質的生成，藉此發揮抗過敏作用與抗發炎作用。還可減少淋巴球與巨噬細胞的數量，以達到免疫抑制作用。除了可製成內服藥、注射藥，還可以製成外用藥，緩解鼻子、皮膚等局部性的發炎。但類固醇可能會產生細菌感染、高血糖、骨質疏鬆症、內分泌異常等全身性的副作用。

學名（商品名）：Betamethasone（臨得隆DP軟膏）、Clobetasol Propionate（戴摩膚軟膏）

File 67 抗組織胺藥

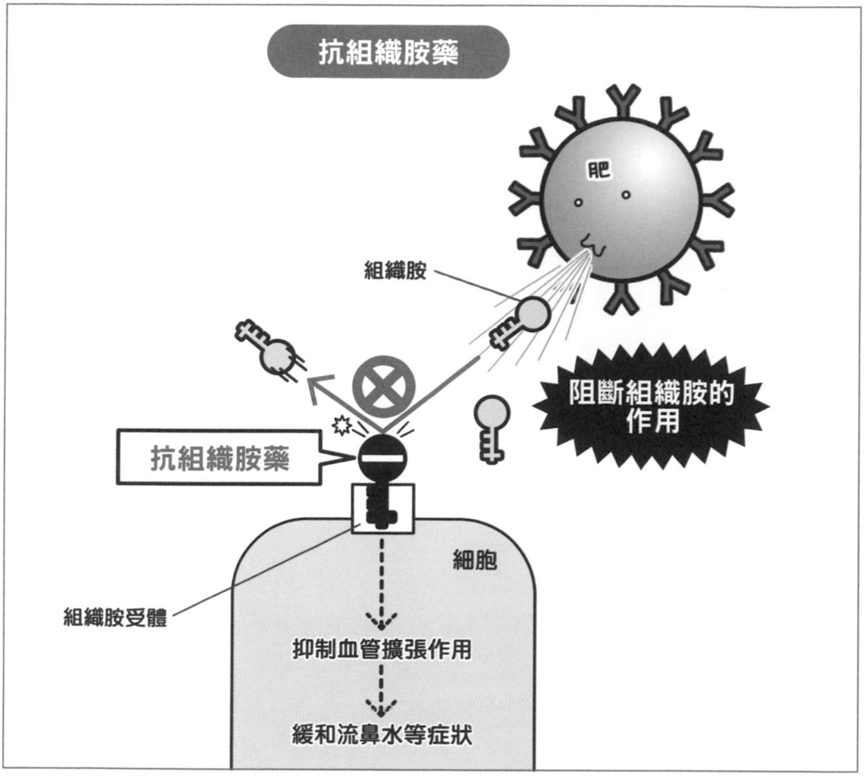
抗組織胺藥
肥
組織胺
阻斷組織胺的作用
抗組織胺藥
細胞
組織胺受體
抑制血管擴張作用
緩和流鼻水等症狀

第二代抗組織胺藥可以抑制肥大細胞釋出組織胺。

副作用也比較少喔！

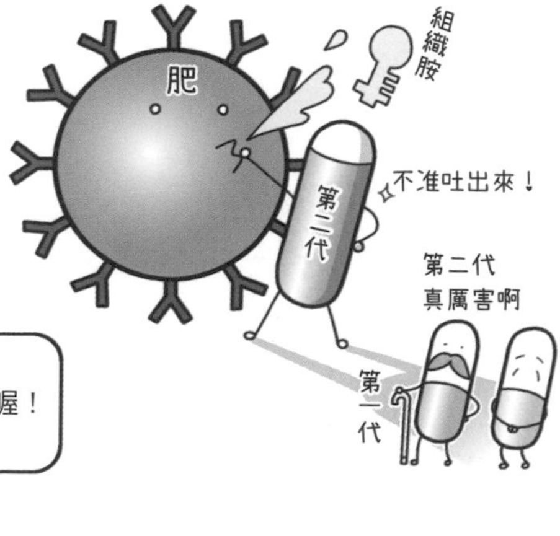
組織胺
肥
第二代
不准吐出來！
第二代真厲害啊
第一代

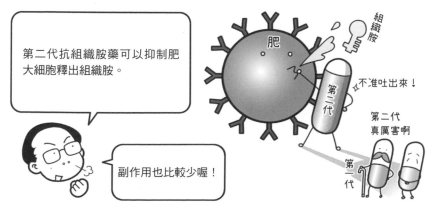

Column

異位性皮膚炎

異位性皮膚炎是一種皮膚病，病患身上會出現讓人發癢的濕疹。我們至今仍未完全瞭解其病因，不過患者大多有易過敏體質。另外，病患常有皮膚容易乾燥（乾燥肌膚）的問題，皮膚保護機能低落，使過敏原容易侵入，也容易讓人發癢。

異位性皮膚炎病患需時常保持皮膚清潔與濕潤，治療時一定要正確使用藥物。藥物可以改善症狀，並使皮膚維持在良好狀態。異位性皮膚炎的治療藥物包括類固醇及免疫抑制劑的外用藥。

類固醇外用藥

類固醇外用藥依藥效強弱可以分成strongest（最強）、very strong（非常強）、strong（強）、medium（中等）、weak（弱）等五個等級，可分別用在不同症狀或患部上。若長時間大量使用，會使患部皮膚萎縮，或者出現紅斑。因此，皮膚較脆弱的部位需使用較弱的類固醇，還需注意不要引起皮膚感染。另外要注意的是，類固醇不僅會影響局部部位，也會造成腎上腺功能下降等全身作用，

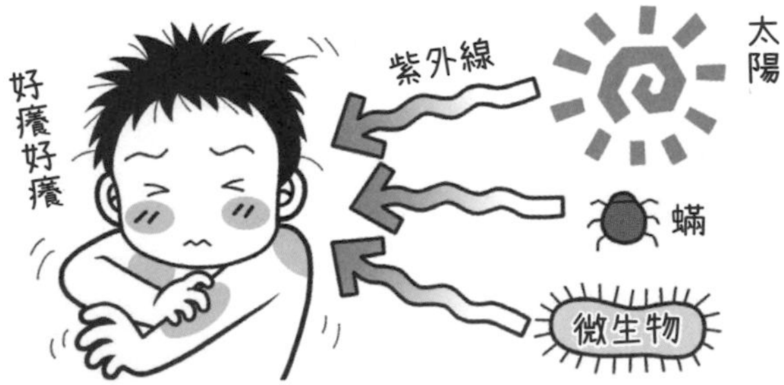

第9章

作用於眼睛的藥物

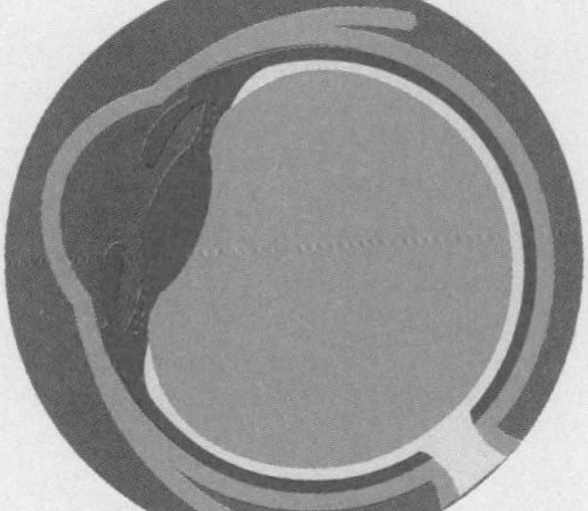

Chapter 9-1

青光眼

視野逐漸模糊，最後失明

眼睛是人類接受外部刺激時的重要器官。從眼睛獲得的視覺資訊，會藉由神經傳達到腦部。**視神經**出問題時會造成**青光眼**，病患的視野會變得模糊、視力下降，甚至導致失明，是失明的最大原因。目前四十歲以上的人，每二十個人就有一個人有青光眼。青光眼病情會默默進展，患者不會出現明顯症狀，故只有在症狀惡化到很嚴重的時候病患才會發現。

青光眼的成因

眼球外側由角膜、鞏膜、脈絡膜、視網膜等結構包覆，內側則含有**玻璃體**、**水晶體**、**房水**等。房水由**睫狀體**製造，可在眼球內循環，提供營養給水晶體與角膜，並運走老舊廢物。有85%的房水會經過位於角落深處的小梁網，流進**許萊姆氏管**；另外15%的房水則會經由葡萄膜（虹膜、睫狀體、脈絡膜三者總稱）、鞏膜流出至血管，使眼壓能保持穩定。

青光眼的成因多為眼球內的房水無法順利排出，造成**眼壓**上升。當眼內房水過多，使眼壓升高，會壓迫到神經，造成視力障礙。青光眼大致上可依照發病機制分為小梁網被塞住使房水難以流出的「**隅角開放性青光眼**」；以及隅角變窄，使房水流不容易流出的「**隅角閉鎖性青光眼**」。另外，青光眼以外的眼疾，或者是糖尿病等全身性疾病等，也可能造成眼壓上升。

這種疾病的藥物作用點

1. **限制房水的生成，抑制眼壓上升**
2. **促進房水排出，抑制眼壓上升**

疾病的概要

File 68 青光眼的致病機制

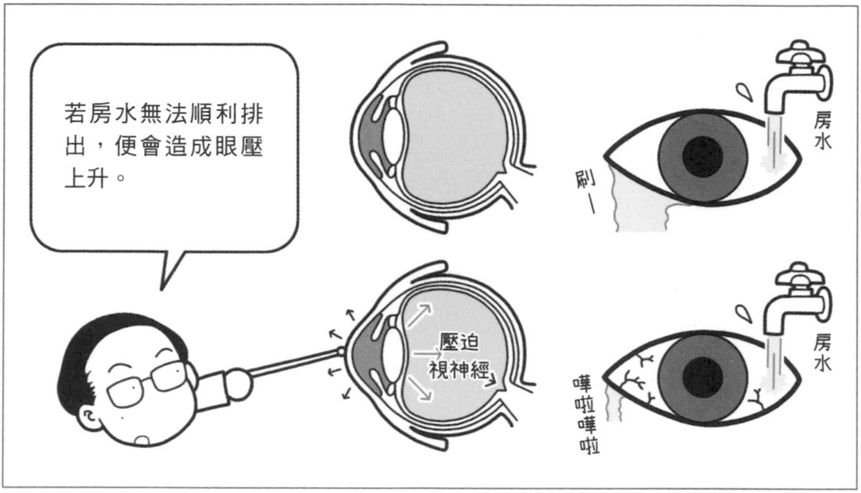
若房水無法順利排出，便會造成眼壓上升。
房水
刷—
壓迫
視神經
房水
嘩啦嘩啦

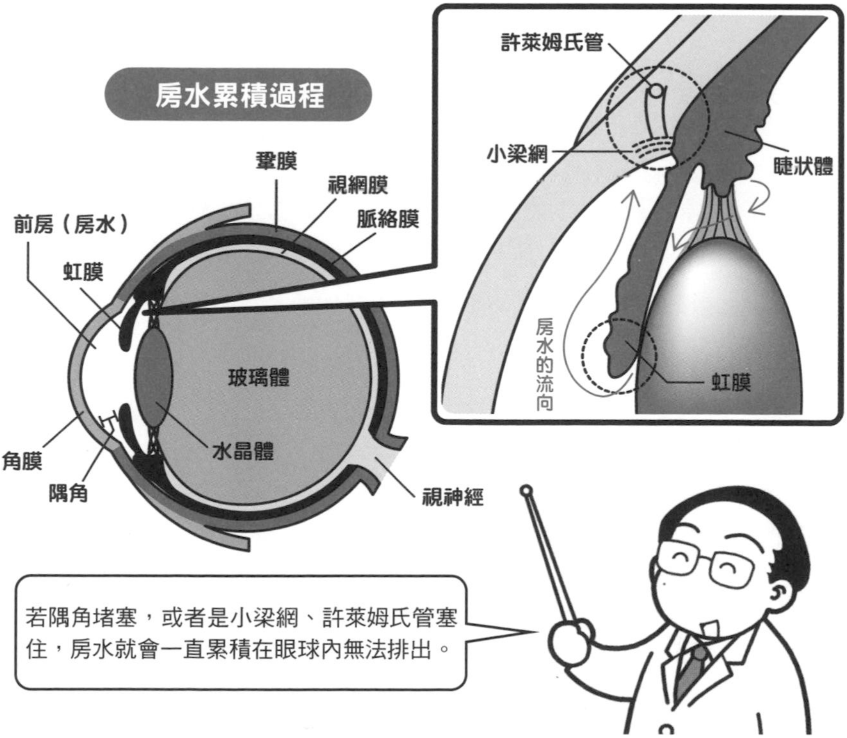
房水累積過程
鞏膜
視網膜
脈絡膜
前房（房水）
虹膜
玻璃體
水晶體
角膜
隅角
視神經
許萊姆氏管
小梁網
睫狀體
房水的流向
虹膜
若隅角堵塞，或者是小梁網、許萊姆氏管塞住，房水就會一直累積在眼球內無法排出。

青光眼的治療藥物

① 限制房水的生成，抑制眼壓上升

β受體阻斷劑[→File 69]

這種藥物可以阻斷睫狀體的腎上腺素β受體，抑制房水生成，也有支氣管收縮、抑制心臟運動等作用，故有支氣管氣喘、心衰竭、徐脈等症狀的病患使用這種藥物時需特別注意。

學名（商品名）：Carteolol Hydrochloride（美特朗點眼液）、Timolol（青眼露）

碳酸酐酶抑制劑

碳酸酐酶與房水生成有關，碳酸酐酶抑制劑可以抑制房水生成，減少房水生成量。急性隅角閉鎖性青光眼發作時，這種藥物相當有效。

學名（商品名）：Brinzolamide（愛舒壓點眼懸液劑）、Dorzolamide（舒露瞳點眼液）

② 促進房水排出，抑制眼壓上升

前列腺素製劑[→File 69]

前列腺素可以促進房水從葡萄膜、鞏膜的路徑流出，使眼壓下降。與β受體阻斷劑的降眼壓效果相當。不過使用這種藥物會產生眼瞼與虹膜色素沉澱、睫毛增加、結膜與角膜充血等副作用。

學名（商品名）：Latanoprost（舒而坦眼藥水）、Tafluprosttrade（Tapros點眼液）

α_2受體致效劑

α_2受體致效劑可刺激睫狀體的腎上腺素α_2受體，促進房水從葡萄膜、鞏膜排出，使眼壓下降。Brimonidine可保護神經，但須注意結膜炎等副作用。

學名（商品名）：Brimonidine（艾弗目點眼液）

Rho蛋白激酶抑制劑

Rho蛋白激酶為細胞內的磷酸化酵素。Rho蛋白激酶抑制劑可抑制各種細胞內的Rho蛋白激酶作用，藉此促進房水自小梁網—許萊姆氏管的路徑流出，使眼壓下降。

學名（商品名）：Ripasudil Hydrochloride Hydrate（Glanatec點眼液）

File 69 β受體阻斷劑、前列腺素製劑

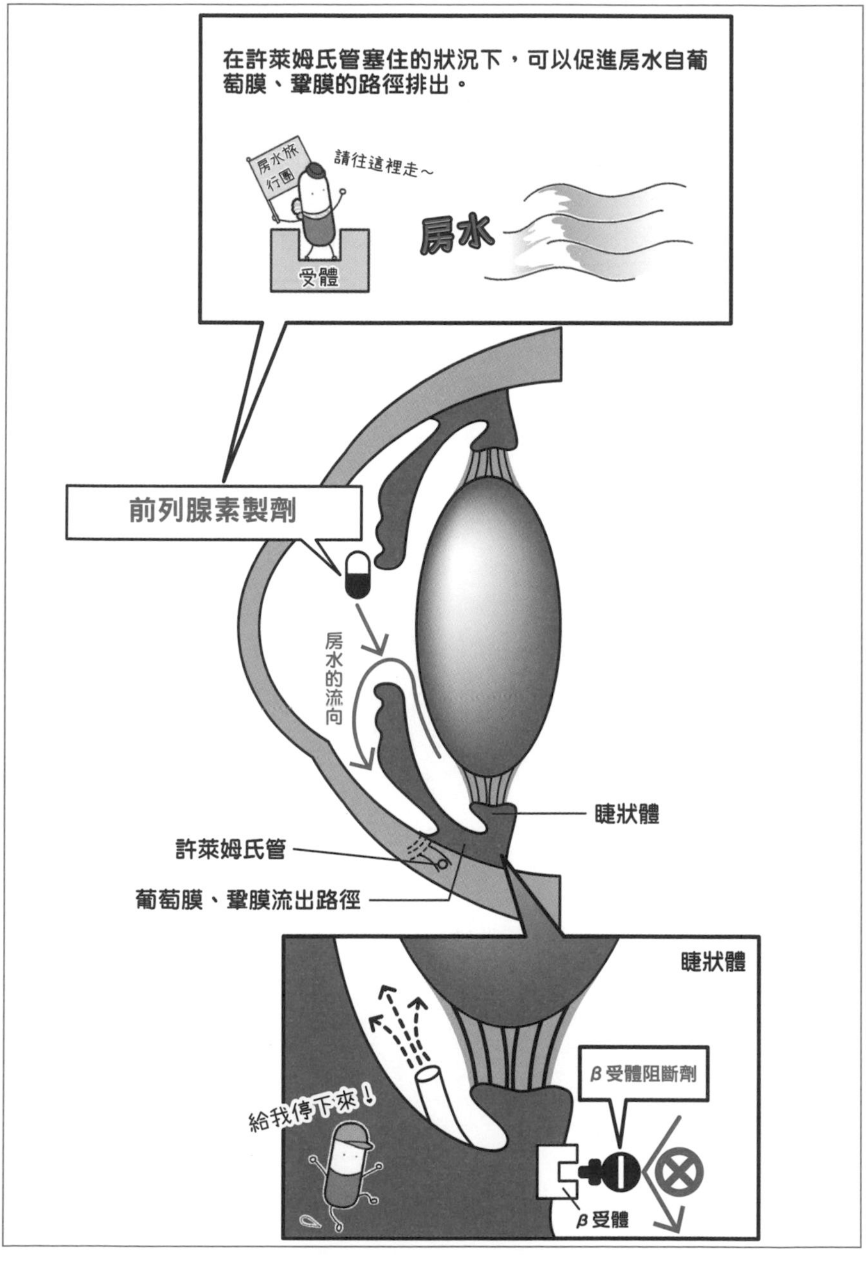
在許萊姆氏管塞住的狀況下，可以促進房水自葡萄膜、鞏膜的路徑排出。
房水旅行團
請往這裡走～
房水
受體
前列腺素製劑
房水的流向
睫狀體
許萊姆氏管
葡萄膜、鞏膜流出路徑
睫狀體
β受體阻斷劑
給我停下來！
β受體

Chapter 9-2

白內障

伴隨著老化而來的視力障礙

眼睛內的**水晶體**可以發揮透鏡般的功能，當水晶體在某些原因下變得白色混濁，就是所謂的**白內障**。白濁的水晶體會妨礙光線通過，使光線沒辦法抵達眼睛深處，造成視線模糊、看到雙重影像等視力障礙。各年齡層的人們都有可能出現這種症狀，大約六成的六十多歲民眾、九成的七十多歲民眾，以及幾乎所有八十歲以上民眾，都會有水晶體混濁的問題。

白內障的成因

白內障中最常見的原因就是老化。白內障的致病機制至今仍不明確，但一般認為，胺基酸代謝過程中所產生的胺基酸代謝異常物質應是原因之一。當酪胺酸與色胺酸等胺基酸代謝異常，便會產生胺基酸代謝異常物質，胺基酸代謝異常物質會與周圍的水溶性蛋白質——**水晶體蛋白**結合，使水晶體蛋白變性，成為白濁的難溶蛋白質。此外，蛋白質變性成白濁狀的原因還包括氧化障礙、伴隨糖尿病出現的代謝障礙等。當不可溶蛋白質使水晶體呈白濁狀，便無法讓光線完整通過，阻礙資訊傳遞給視神經，造成視覺障礙。

這種疾病的藥物作用點

① 抑制水晶體蛋白變性，藉此減緩水晶體白濁化

File 70 白內障的致病機制

〈正常的水晶體〉

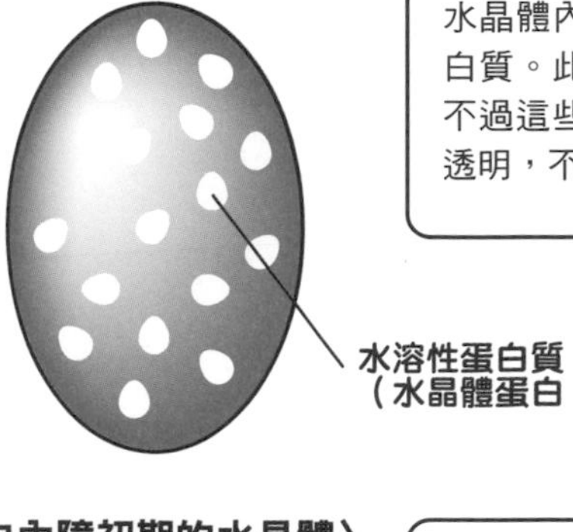

水晶體內含有水晶體蛋白這種易溶於水的蛋白質。此外亦含有胺基酸、維生素等成分，不過這些成分都易溶於水，故水晶體為無色透明，不會阻礙光線通過。

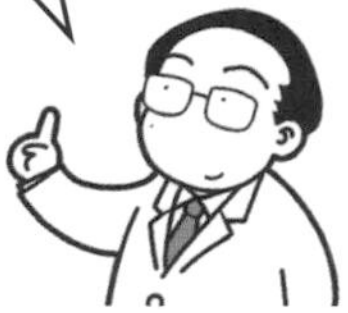

〈白內障初期的水晶體〉

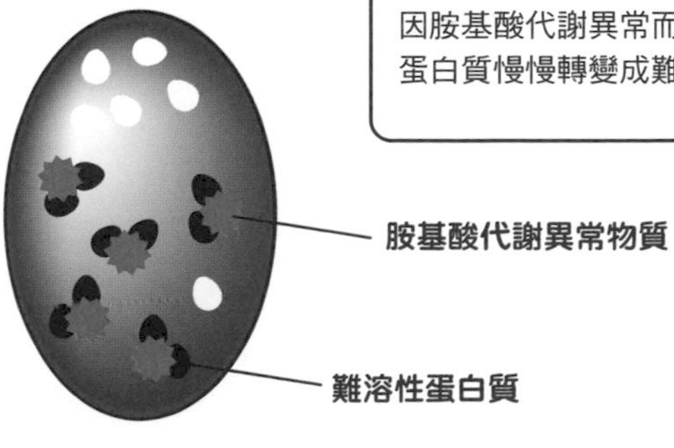

因胺基酸代謝異常而生成的物質，會使水溶性蛋白質慢慢轉變成難溶性蛋白質啊。

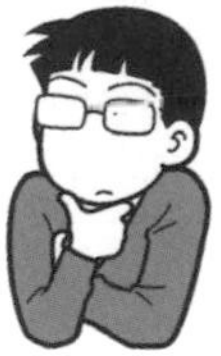

〈白內障的水晶體〉

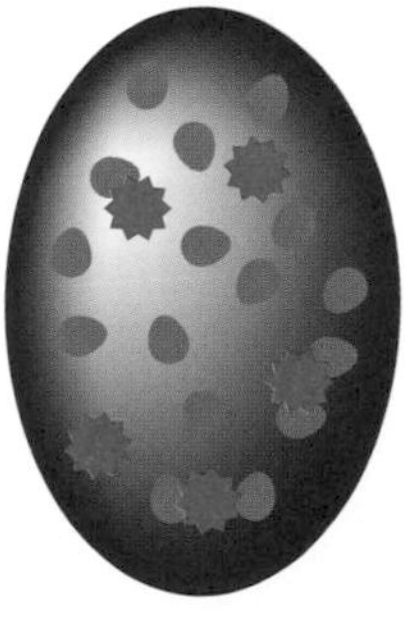

因為胺基酸代謝異常物質的關係，使蛋白質全變成了難溶於水的狀態，使水晶體變混濁。這樣光線就無法通過了啊。

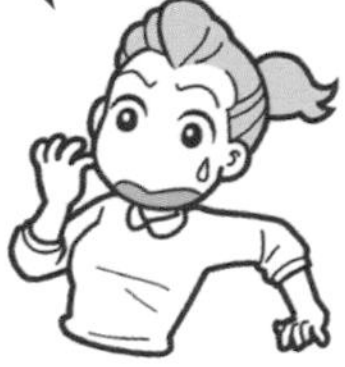

白內障的治療藥物

① 抑制水晶體蛋白變性，藉此減緩水晶體白濁化

Pirenoxine[→File 71]

這種藥物可以抑制胺基酸代謝異常物質與水晶體蛋白結合，進而抑制其變性，阻止水晶體白濁化。常用於初期老年性白內障。副作用包括角膜炎、眼瞼炎、結膜充血等。

學名（商品名）：Pirenoxine（Catalin點眼液、柯寧優尼點眼液）

還原型麩胱甘肽

這種藥物可以補充水晶體成分中的穀胱甘肽，抑制水晶體蛋白的氧化，進而阻止水晶體白濁化。亦可穩定膜結構，故可用於角膜炎、角膜上皮剝離等症狀。副作用包括刺激感、搔癢感、結膜充血等。

學名（商品名）：Glutathione（Tathion點眼液）

MEMO 白內障手術

白內障手術

白內障的治療藥物可抑制水晶體白濁化，但白濁化後的水晶體卻沒辦法恢復原狀。因此，目前白內障的治療以手術為主。手術會取出眼睛內白濁化的水晶體，再插入人工眼內透鏡。人工透鏡可在很短的時間與眼睛結合，術後也幾乎不會疼痛，是一種對身體負擔很小的手術。

日本人與近視

日本一直都有不少近視人口。曾有段時間，戴著眼鏡、脖子上掛著相機的形象成為日本人的代名詞。若父母雙方或其中一方有近視，子女通常也有很高機率近視，故有人認為近視應與遺傳因子有關。遺傳因子再加上遊戲、長時間電腦作業等環境因素，便會導致近視。若要防止近視，需保持適當距離、適當照明，以及適當休息。

File 71 Pirenoxine㊕

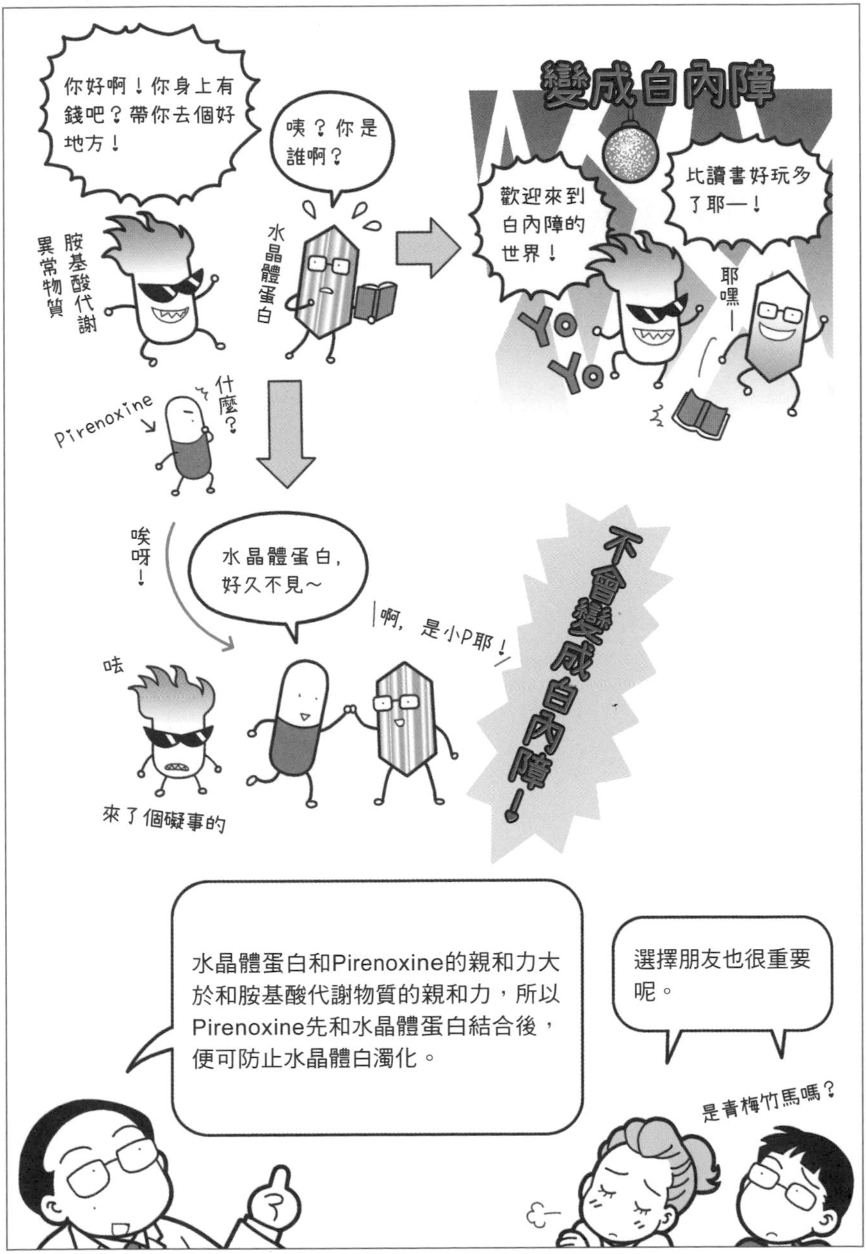

你好啊！你身上有錢吧？帶你去個好地方！
咦？你是誰啊？
胺基酸代謝異常物質
水晶體蛋白
變成白內障
歡迎來到白內障的世界！
比讀書好玩多了耶—！
耶嘿—
YO YO
Pirenoxine
什麼？
唉呀！
水晶體蛋白，好久不見～
啊，是小P耶！
呿
來了個礙事的
不會變成白內障！
水晶體蛋白和Pirenoxine的親和力大於和胺基酸代謝物質的親和力，所以Pirenoxine先和水晶體蛋白結合後，便可防止水晶體白濁化。
選擇朋友也很重要呢。
是青梅竹馬嗎？

Column

眼藥水的正確使用方式

大家知道眼藥水的正確使用方式嗎？要是沒有正確使用眼藥水，就沒辦法充分發揮出其效果。與肝臟、腎臟等其他內臟器官不同，眼睛是直接與外界接觸。為了不讓異物進入眼睛、並保持眼睛濕潤，覆蓋於眼瞼內側與眼球外的結膜有一個袋狀結構，稱做結膜囊。結膜囊可以蓄積眼淚，當有異物侵入眼睛，可以眼淚洗掉異物。成人的結膜囊容量約為20～30μL，平常會蓄積約7μm的淚液。眼睛每分鐘可產生1.2μL的淚液，結膜囊內的淚液每五分鐘會更新一次。

那麼，使用眼藥水後又會如何呢？每滴眼藥水約有50μL，遠超過結膜囊可蓄積的液體量。故使用眼藥水時，通常一次只需一滴便足夠。就算滴更多的眼藥水，也沒辦法保留在結膜囊，而是會流出眼睛，或者是從位於眼睛內側（靠鼻頭的一側）的淚點通過鼻腔流入咽。部分眼藥水成分被鼻腔黏膜吸收之後會進入血液循環，造成全身性的副作用。為了減輕全身性的副作用，點完眼藥水之後請先不要眨眼，並輕壓眼睛內側。

同時使用兩種以上的眼藥水時，如果兩種眼藥水的點眼間隔過短，先點的眼藥水會被後點的眼藥水沖掉，無法充分發揮藥效。為了防止這種事發生，兩種眼藥水的點眼間隔通常需在五分鐘以上。這是因為，結膜囊內的淚液整個更新一次就是需要五分鐘左右。事實上有研究報告指出，如果在點完第一種眼藥水後三十秒點第二種眼藥水，第一種眼藥水的效果會減少約70%；如果間隔兩分鐘，則會減少約30%（動物實驗資料）。使用兩種以上的眼藥水時，請將凝膠狀眼藥水這種特地製成會長期停留在結膜囊內的產品放在最後面。

第10章

感染症的治療藥物

Chapter 10-1

細菌感染症

抵抗力變差時容易被感染

細菌感染症是細菌侵入體內繁殖而發病的疾病總稱。若要防止細菌感染症，需阻斷細菌侵入體內的途徑，盡可能減少可以侵入體內的細菌量。之所以要在吃飯前洗手、食物要加熱後再食用、傷口要消毒等，都是為了防止細菌感染症。細菌的細胞和人體的細胞結構不同，故可以用針對細菌特徵設計的抗菌藥物來消滅細菌。另外，除了使用抗菌藥，充分的休息與營養，使身體恢復抵抗力也是對抗感染症的一大重點。

細菌感染症的成因

正常情況下，人體有一定的抵抗力可以對抗細菌，故不會那麼容易得到細菌感染症。當細菌侵入身體，負責攻擊細菌的淋巴球與巨噬細胞會活躍起來，釋放出各種**細胞激素**（由細胞釋放出來的微量生物活性物質），消滅細菌。不過小孩或老人等抵抗力弱的人，或因睡眠不足或營養不足使抵抗力變弱的人，他們的免疫機能無法充分發揮作用，無法對抗侵入身體的細菌。細菌侵入體內後，會在人體內合成核酸、蛋白質、細胞壁，繁殖出許多細菌，最後形成細菌感染症。在身體抵抗力正常時，只要經過適當治療便能夠治癒細菌感染症，但如果感染程度嚴重，或者感染到某些特殊細菌，可能會留下後遺症，甚至會導致死亡，需特別注意。

這種疾病的藥物作用點

① **阻斷細菌的細胞繁殖過程，藉此減少細菌數量**

File 72 細菌感染症的致病機制

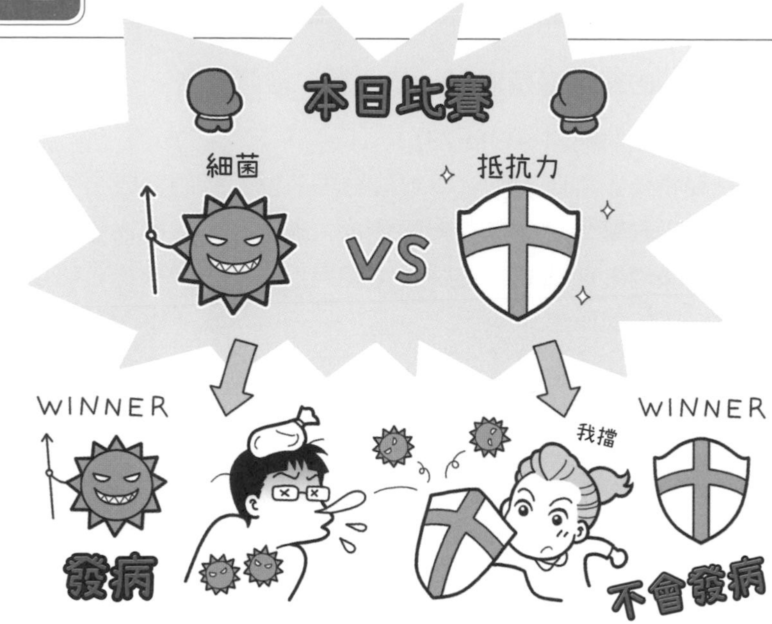

就算細菌侵入體內，只要抵抗力勝利，就不會出現細菌感染症。

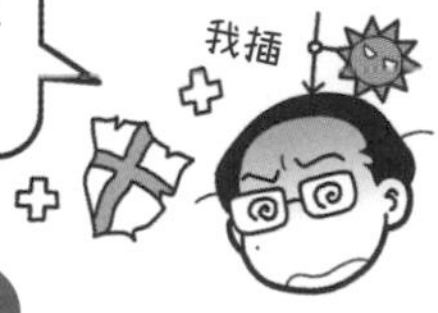

細菌細胞與人類細胞的差異

	細菌	人類
細胞壁	有	無
核糖體（結構）	50S、30S	60S、40S
細胞核	無（染色體呈裸露狀態）	有
葉酸合成	可合成	不可合成

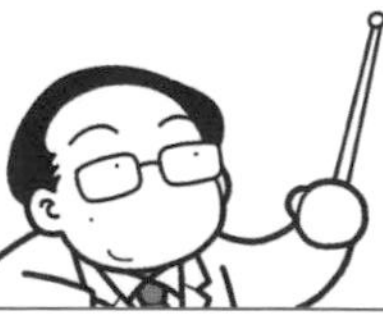

抗菌藥是瞄準了細菌細胞不同於人體細胞來產生作用。

細菌感染症的治療藥物

❶ 阻斷細菌的細胞增殖過程，藉此減少細菌數量

細胞壁合成抑制劑[→File 73]

這種藥物可以抑制細胞壁主要成分——肽聚醣的合成，抑制細菌增生。青黴素類藥物、頭孢菌素類藥物、碳青黴烯類藥物等皆屬之。依照治療對象與細菌種類的不同，需使用不同種類的藥物。使用時須注意過敏反應等副作用。

學名（商品名）：Cefcapene Pivoxil Hydrochloride（Flomox）、Cefditoren（Meiact）

蛋白質合成抑制劑[→File 73]

這種藥物可以和細菌的核糖體結合，抑制蛋白質合成，進而抑制細菌繁殖。氨基糖苷類抗生素類藥物、巨環內酯類藥物等皆屬之。其中，巨環內酯類藥物的副作用包括腎障礙與聽覺障礙，氨基糖苷類抗生素類藥物則有腹瀉的副作用。

學名（商品名）：Clarithromycin（特立適、開羅理黴素）、Azithromycin（Zithromac）

核酸合成抑制劑[→File 73]

這種藥物可以藉由抑制細菌合成含有基因資訊之DNA來消滅細菌。以新型喹諾酮類（Quinolone）藥物為代表。副作用包括光線過敏症與中樞神經障礙等。

學名（商品名）：Garenoxacin mesilate hydrate（Geninax）、Sitafloxacin Hydrate（Gracevit）、Levofloxacin（可樂必妥）

葉酸合成抑制劑[→File 73]

葉酸是合成核酸時的必須物質。這種藥物可以藉由抑制葉酸的合成來抑制細菌繁殖。副作用則包括再生不良性貧血、顆粒球減少、過敏症等。

學名（商品名）：Sulfamethoxazole-Trimethoprim（撲菌特）

File 73 細胞壁合成抑制劑、蛋白質合成抑制劑(他)、核酸合成抑制劑、葉酸合成抑制劑

這些藥物（抗菌藥）都是藉由人類細胞與細菌細胞在結構上的差異來治療細菌感染症。

細胞壁合成抑制劑

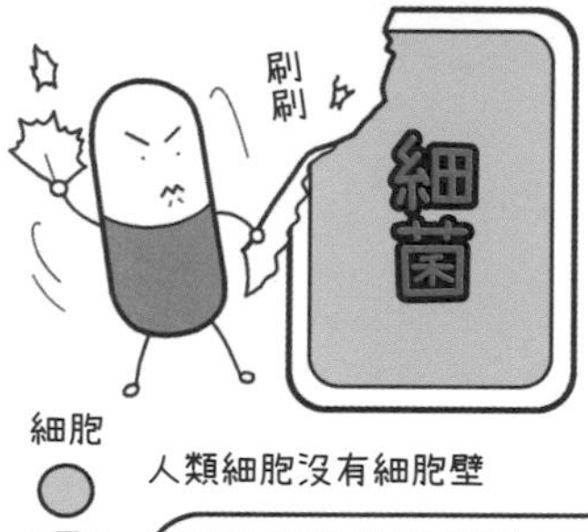

刷刷
細菌
細胞
人類細胞沒有細胞壁

讓細菌沒辦法製造保護細菌內部的細胞壁，藉此破壞細菌。

蛋白質合成抑制劑

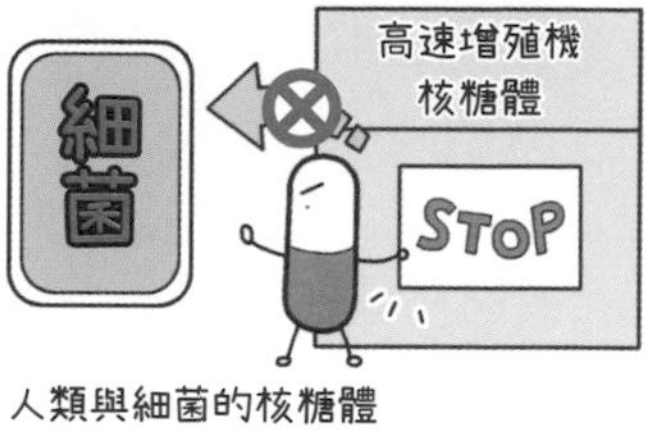

高速增殖機
核糖體
細菌
STOP

人類與細菌的核糖體結構不一樣喔

抑制用以合成蛋白質之核糖體的活動，藉此阻止細菌分裂、繁殖。

核酸合成抑制劑

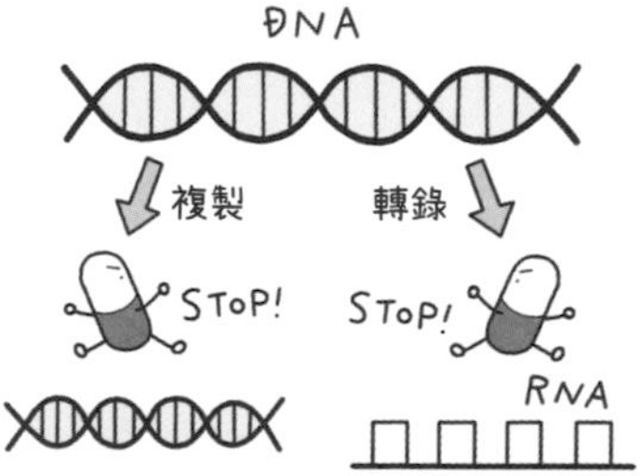

DNA
複製
轉錄
STOP!
STOP!
RNA

抑制細菌表現出遺傳資訊，藉此抑制細菌分裂、繁殖。

葉酸合成抑制劑

PABA（對胺基苯甲酸）

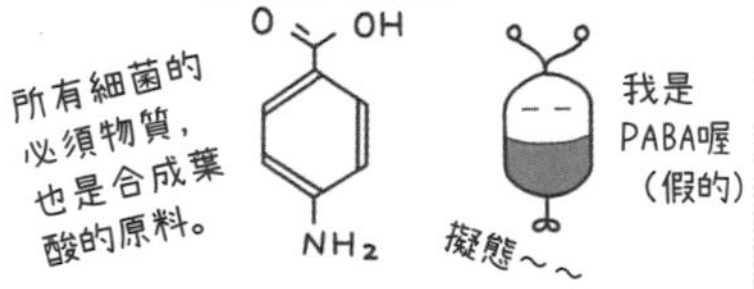

O
OH
NH_2
所有細菌的必須物質，也是合成葉酸的原料。
我是PABA喔（假的）
擬態～～

人類可以從食物中獲得葉酸，故這種藥不會影響到人類。

葉酸是代謝核酸時的必須成分，而PABA則是合成葉酸的原料。這種藥物可以與PABA競爭，進而抑制葉酸合成。

Chapter 10-2

真菌感染症

臨床診斷上相當困難

真菌感染症（真菌症）是黴菌、酵母菌、蕈類等真菌所引起的感染症總稱。真菌症大致上可分為感染部位僅限於表皮與黏膜的**表淺性感染症**（如香港腳），以及深入身體內部之器官、血液的**全身性感染症**。一般來說，當身體的抵抗力降低，便容易受到真菌感染。特別是全身性感染症是相當嚴重的疾病，可能會導致死亡，需特別注意。治療時，需依照真菌的特徵，投以**抗真菌藥**。與細菌相比，檢查時真菌的檢出率較低，要在醫療現場中診斷出真菌並不容易。在使用抗癌藥或進行骨髓移植時，真菌感染的風險較高，需投以抗真菌藥預防感染。

真菌感染症的成因

真菌是存在於我們身邊的生物，有八萬種以上，其細胞與動物、人類相似。某些真菌的感染力相當強，不過在免疫功能（抵抗力）正常的情況下，並沒有那麼容易出現真菌感染。但是，對於免疫功能不完全的小孩、老年人，或者是正在進行骨髓移植、接受抗癌藥物治療的人們來說，便可能被平時不造成威脅的真菌感染，引起全身性感染症（**伺機性感染**）。最可能罹患真菌感染症的器官為肺。此外，血液、腎臟也易受真菌感染。

表淺性感染症的代表性疾病為**足癬（香港腳）**，估計日本約有兩千五百萬人罹患足癬，是個相當普遍的疾病。白癬菌會從病患足部掉落至地板或拖鞋，並附著其上。若健康人士間接接觸到白癬菌，在高溫、潮濕的環境下，經過一到兩天，白癬菌便會侵入足部皮膚，造成感染。

這種疾病的藥物作用點

1. **作用於真菌的細胞膜，抑制其繁殖**
2. **作用於真菌的細胞壁，抑制其繁殖**

File 74 真菌的一般特徵

菌絲狀真菌

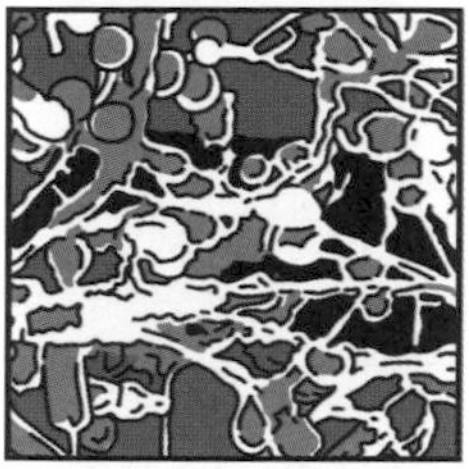

有菌絲，為多細胞的結構，不易治療。

酵母菌狀真菌

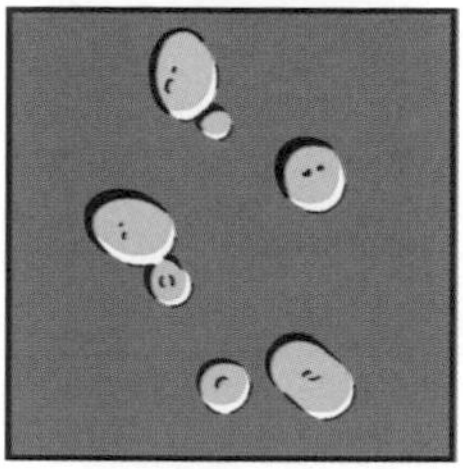

大多數情況下都呈現單細胞狀態

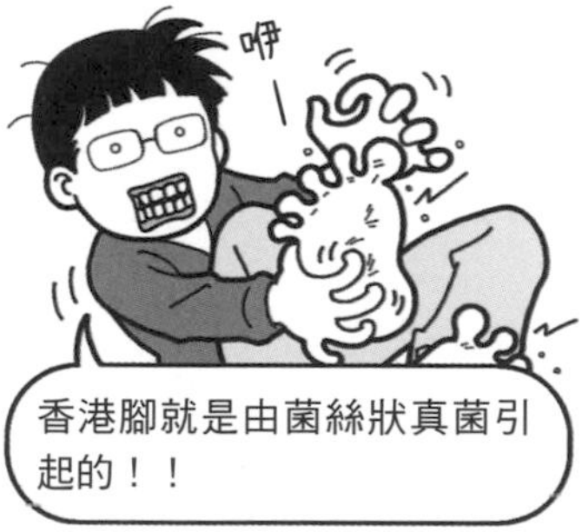
呷
香港腳就是由菌絲狀真菌引起的！！

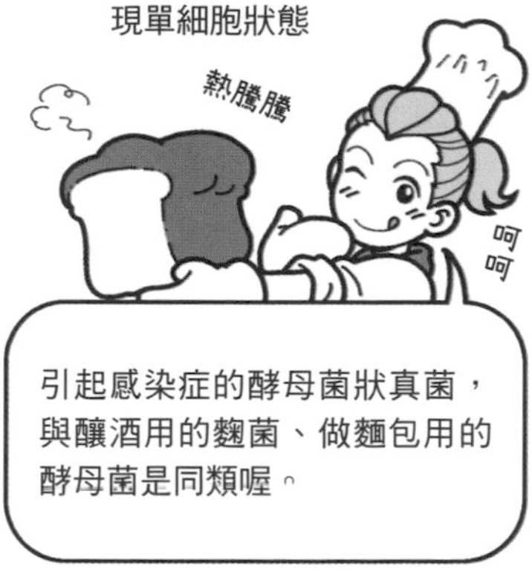
熱騰騰
呵呵
引起感染症的酵母菌狀真菌，與釀酒用的麴菌、做麵包用的酵母菌是同類喔。

真菌細胞與人體細胞的差異

	真菌	人體
細胞壁	有	無
細胞膜上的主要類固醇	麥角固醇	膽固醇

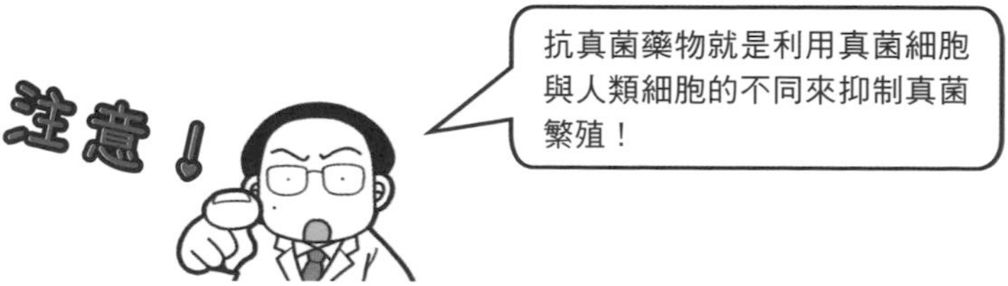
注意！
抗真菌藥物就是利用真菌細胞與人類細胞的不同來抑制真菌繁殖！

真菌感染症的治療藥物

① 作用於真菌的細胞膜，抑制其繁殖

Azoles類抗真菌藥物[→File 75]

真菌需要麥角固醇來維持細胞膜的重要功能，而羊毛甾醇脫甲基酶可將羊毛甾醇轉變成麥角固醇。Azoles類抗真菌藥物可抑制羊毛甾醇脫甲基酶的作用，藉此抑制真菌的繁殖。這種藥物對於多種真菌感染症皆有效，可用在各種表淺性感染症與全身性感染症。可製成軟膏或乳膏，用以治療表淺性感染症。由於這種藥物會被細胞色素P450代謝，故使用含此成分之內服藥或注射劑時，需注意其與相關藥物之間的交互作用。

學名（商品名）：Voriconazole（黴飛）、Luliconazole（Lulicon）、Ketoconazole（Nizoral）

多烯類抗真菌藥物[→File 75]

多烯類抗真菌藥物可與真菌細胞膜上的麥角固醇結合，在細胞膜上開洞，使真菌細胞的內容物從洞中流出，進而抑制真菌的增殖，是使用範圍最廣的抗真菌藥物。毒性很強，副作用很多。為了降低副作用，並使其較容易移動到感染部位，通常會製成脂質體（又稱「微脂粒」）製劑。

學名（商品名）：Amphotericin（防治黴、AmBisome）

② 作用於真菌的細胞壁，抑制其繁殖

Echinocandin類藥物[→File 75]

β-葡聚醣為真菌細胞壁的成分。Echinocandin類藥物可抑制β-葡聚醣合成酵素的作用，進而抑制真菌的繁殖。由於此藥標的不存於人體細胞，故副作用比其他藥物少。這種藥物對於念珠菌屬（Candida）與麴黴屬（Aspergillus）效果很好，對隱球菌屬（Cryptococcus）效果卻不好。

學名（商品名）：Micafungin Sodium Hydrate（Funguard）、Caspofangin Acetate（黴息止）

File 75 Azoles類抗真菌藥物、多烯類抗真菌藥物(他)、Echinocandin類藥物

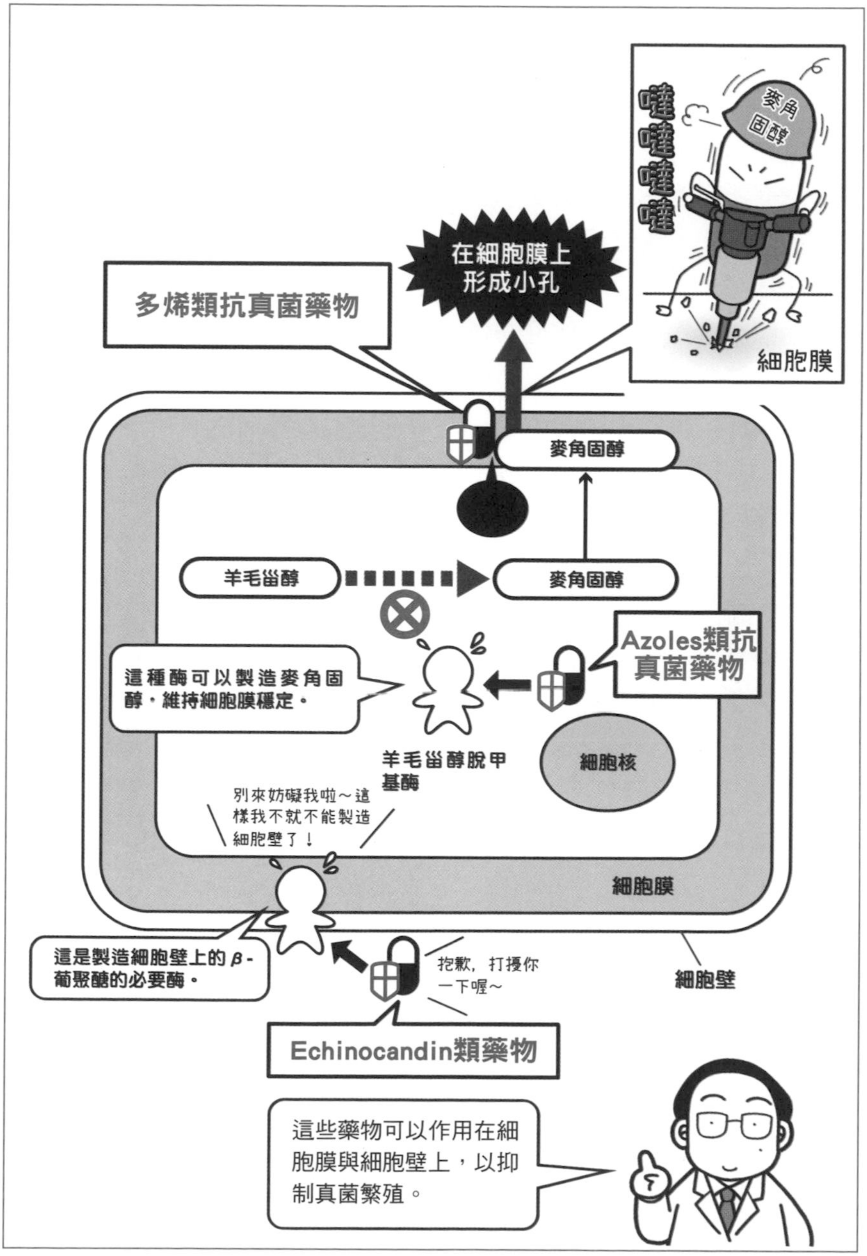

嘡嘡嘡嘡
麥角固醇
細胞膜
在細胞膜上形成小孔
多烯類抗真菌藥物
麥角固醇
羊毛甾醇
麥角固醇
Azoles類抗真菌藥物
這種酶可以製造麥角固醇，維持細胞膜穩定。
羊毛甾醇脫甲基酶
細胞核
別來妨礙我啦～這樣我不就不能製造細胞壁了！
細胞膜
這是製造細胞壁上的β-葡聚醣的必要酶。
抱歉，打擾你一下喔～
細胞壁
Echinocandin類藥物
這些藥物可以作用在細胞膜與細胞壁上，以抑制真菌繁殖。

Chapter 10-3

病毒感染症

種類繁多，如諾羅病毒、流感病毒、HIV等

當沒有細胞結構的無生物（病毒）進入宿主細胞繁殖，使宿主生病，就是所謂的**病毒感染症**。病毒的種類很多，包括冬天時會流行起來的**流感病毒、諾羅病毒**，以及愛滋病的病原體──**人類免疫缺乏症病毒（HIV）**等。另外，麻疹、德國麻疹（風疹）、水痘等小兒感染症的病原體也是病毒。病毒的結構由蛋白質與含有遺傳資訊的核酸組成，我們能以核酸種類或數量差異為病毒分類。某些疫苗能預防特定病毒感染症，抗病毒藥物則可用於治療病患。與治療細菌感染症時所使用的抗菌藥物不同，抗病毒藥物有專一性，一種藥物只能用於一種病毒的感染症。本節將以流感病毒及其治療藥物的介紹為主。

病毒感染症的成因

流行性感冒會造成病患高燒、頭痛、身體感到冰冷、肌肉痛等症狀，還有不少幼兒與老年人因流感而死亡。其病原體──流感病毒可以分成A、B、C三型，而會造成較大問題的是A型與B型。流感病毒表面[File 76]有名為**血球凝集素**與**神經胺酸酶**的蛋白質。血球凝集素有著接著劑般的功能，可以讓病毒本體附著在呼吸道黏膜的細胞上。病毒黏上宿主細胞後，便會捨去掉蛋白質外殼（套膜），侵入宿主細胞，並穿過核膜進入細胞核內。接著病毒會複製自己的RNA，合成出病毒蛋白質以進行繁殖。病毒離開宿主細胞時，神經胺酸酶可以切斷病毒與宿主細胞間的連結，使新的病毒能離開原本的宿主細胞，侵入新的細胞[File 77]。

這種疾病的藥物作用點

① 阻斷病毒繁殖過程，藉此減少病毒數量

File 76 病毒與細菌的差異

流感病毒的結構

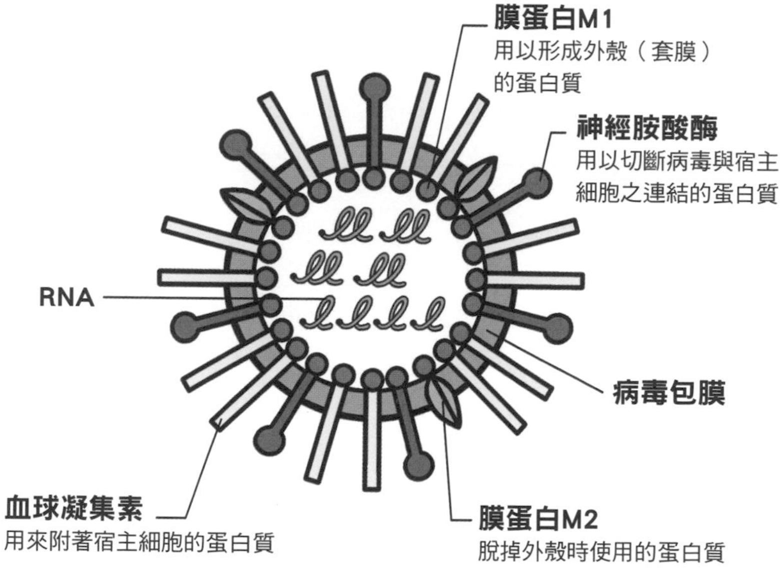
膜蛋白M1
用以形成外殼（套膜）的蛋白質
神經胺酸酶
用以切斷病毒與宿主細胞之連結的蛋白質
RNA
病毒包膜
血球凝集素
用來附著宿主細胞的蛋白質
膜蛋白M2
脫掉外殼時使用的蛋白質

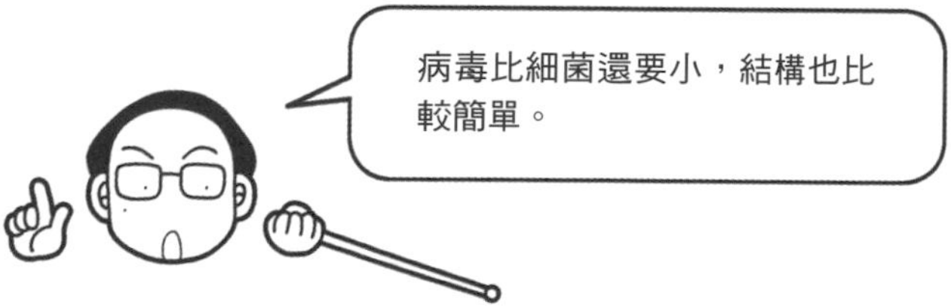
病毒比細菌還要小，結構也比較簡單。

	細菌	病毒
大小	1～4μm （人類細胞的 1/10）	0.02～0.1μm （約人類細胞的 1/200）
繁殖	就算沒有細胞也可以繁殖	需在人類或動物細胞內繁殖
核酸	同時擁有 DNA 與 RNA	DNA 或 RNA
細胞壁	有	無
蛋白質合成	有	無
抗菌藥	有效	無效

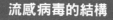

病毒感染症的治療藥物

① 阻斷病毒繁殖過程，藉此減少病毒數量

神經胺酸酶（Neuraminidase）抑制劑[→File 77]

這種藥物可以藉由阻礙A、B型流感病毒表面的神經胺酸酶功能，進而抑制病毒，離開宿主細胞，防止其繼續繁殖。在出現症狀後的兩日內給藥，便可縮短症狀持續期間。劑型多樣，有口服藥、吸入藥、注射藥等。吸入藥中的Zanamivir有嘶啞、支氣管痙攣等副作用，全身性的副作用則較小。

學名（商品名）：Oseltamivir（克流感）、Zanamivir（瑞樂沙）、Peramivir（瑞貝塔）

核酸內切酶抑制劑[→File 77]

核酸內切酶抑制劑可以識別流感病毒的特殊結構（衣殼），抑制複製RNA時的必要酵素（核酸內切酶），進而抑制流感病毒的繁殖。Baloxavir只要內服一次就可發揮一定效果，且與神經胺酸酶抑制劑一樣，在出現症狀後的兩日內給藥，便可縮短症狀持續期間。

學名（商品名）：Baloxavir marboxil（紓伏效）

MEMO 活性減毒疫苗與不活化疫苗

疫苗大致上可以分成活性減毒疫苗與不活化疫苗。活性減毒疫苗是先設法降低細菌或病毒的毒性，再將其接種至人體內，讓細菌或病毒繁殖，使人體產生免疫力。主要的活性減毒疫苗包括麻疹／德國麻疹混合疫苗、水痘疫苗等。另一方面，不活化疫苗指的則是以福馬林與紫外線等方法處理過細菌或病毒，使其失去毒性，再取出能使個體產生免疫力的必要成分接種至人體。不活化疫苗中的細菌與病毒片段不會在體內繁殖，故若想要維持充分的免疫力，須接受多次的接種。主要的不活化疫苗包括流感疫苗、日本腦炎疫苗等。

File 77 神經胺酸酶抑制劑、核酸內切酶抑制劑

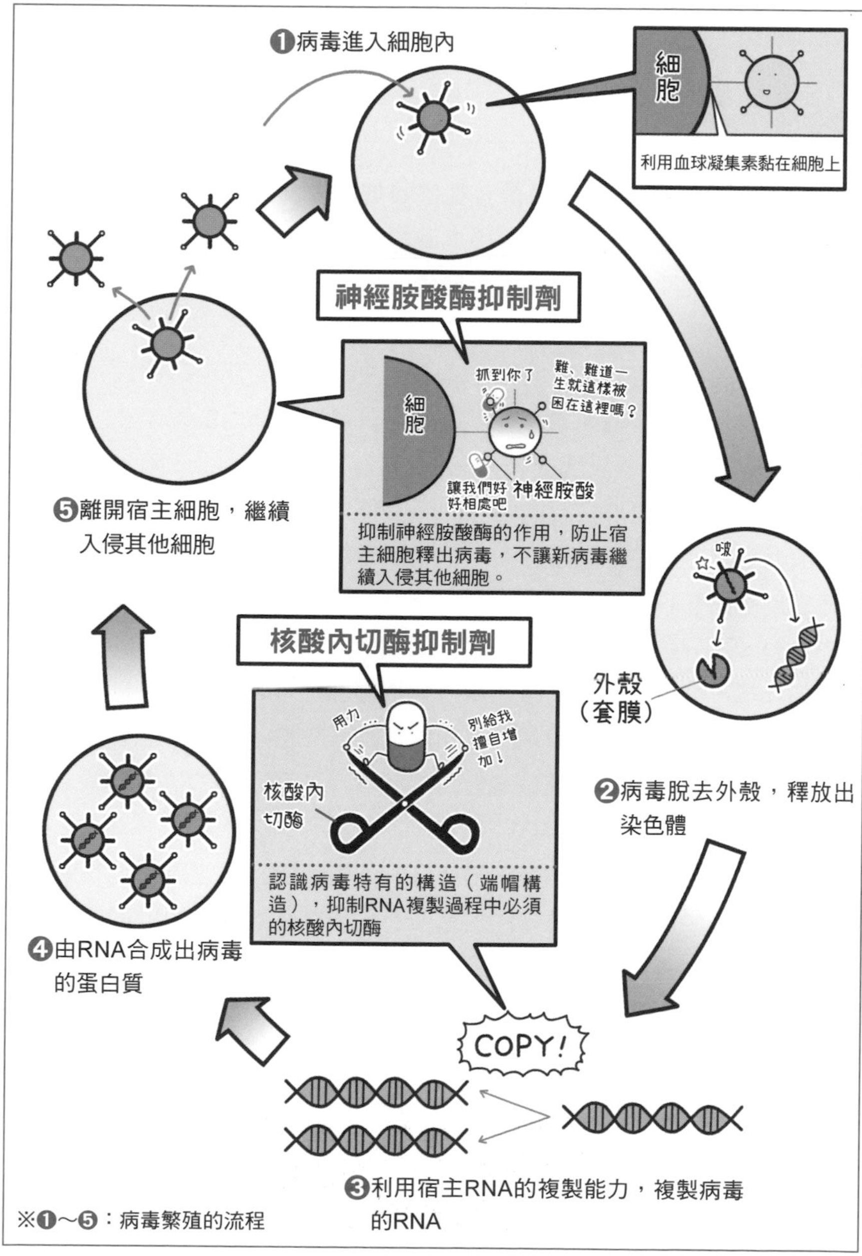
❶病毒進入細胞內
細胞
利用血球凝集素黏在細胞上
❷病毒脫去外殼，釋放出染色體
啵
外殼（套膜）
❸利用宿主RNA的複製能力，複製病毒的RNA
COPY!
❹由RNA合成出病毒的蛋白質
❺離開宿主細胞，繼續入侵其他細胞
神經胺酸酶抑制劑
細胞
抓到你了
難、難道一生就這樣被困在這裡嗎？
讓我們好好相處吧
神經胺酸
抑制神經胺酸酶的作用，防止宿主細胞釋出病毒，不讓新病毒繼續入侵其他細胞。
核酸內切酶抑制劑
用力
別給我擅自增加！
核酸內切酶
認識病毒特有的構造（端帽構造），抑制RNA複製過程中必須的核酸內切酶
※❶～❺：病毒繁殖的流程

Column

新興感染症

伴隨著爆發性的人口成長，世界各地出現了貧困、飢餓，紛爭、環境破壞、動植物生態系遭受極大威脅等問題。人類也因此增加了與未知病原體或其宿主生物的接觸機會，使感染症的近況出現了很大的變化。

新興感染症指的是「近二十年來，由新發現的感染病原體、未知病原體所引起，會造成地區性、國際性公共衛生問題的感染症」，特別是1970年以後所發現的。目前的新興感染症包括愛滋病、西尼羅河熱、拉薩熱、伊波拉出血熱等四十多種以上的感染症。曾在西非各國流行過的伊波拉病毒出血熱，其病原體就是伊波拉病毒。伊波拉病毒會以潛藏在森林裡的蝙蝠作為病毒的傳遞媒介。人類罹患伊波拉出血熱時，不只會出現高燒、嘔吐、腹瀉等症狀，就像出血熱這個名字說的一樣，病患的鼻子、尿液中會有大量出血。這是因為在體內繁殖的伊波拉病毒會形成血栓，阻止正常的血液流動，所以會出現這些症狀。如果人與人之間有血液或體液的接觸，便有很高的機會傳染。若在團體內發生，致死率約有90%

隨著飛機等交通網路越來越發達，國際間的交流也越來越頻繁。過去只會發生在一小塊區域內的感染症，現在卻可能在短時間內擴散至世界各地。特別是新興感染症，大部分人體內都沒有相關抗體，很有可能爆發世界性的大流行。故我們須建構好國際資訊網路、強化檢疫設施，以求感染症發生時可以盡速應對。

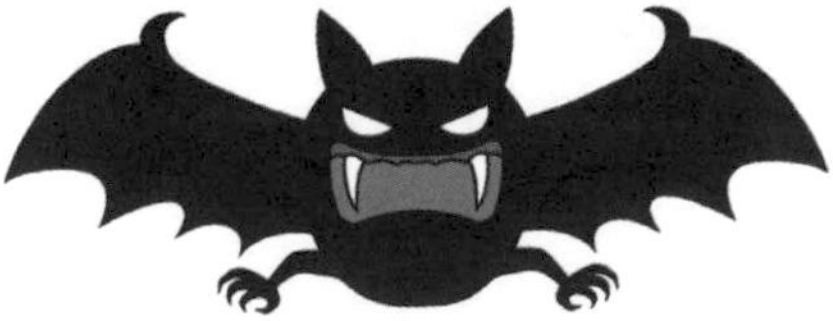

第11章

作用於惡性腫瘤（癌症）的藥物

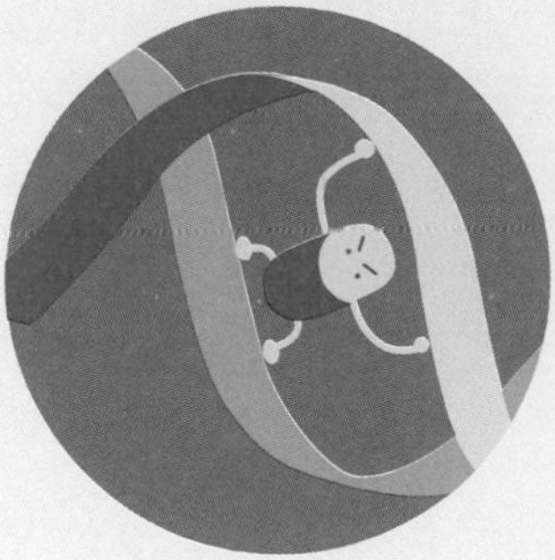

Chapter 11-1

惡性腫瘤

死因第一名

我們一般把**惡性腫瘤**稱為**癌症**。自三十多年前起，惡性腫瘤就一直是日本死因的第一名。當正常細胞的基因產生變化、異常增殖，便可能會造成癌症。癌細胞可能發生在腸胃等器官、皮膚、骨骼等身體各部位。癌細胞的增殖速度比一般細胞要快，又能夠無限制增殖，故會使器官功能衰退。此外，癌細胞還可藉由血液或淋巴液系統移動，侵蝕全身其他器官，威脅個體生命。

惡性腫瘤的成因

正常細胞的基因會依照一定的規律，反覆進行細胞分裂或死亡，使身體保持在良好狀態。正常情況下，某些特定基因可以察覺到身體的異常，並致力於不讓癌細胞增加而持續工作著。不過，當個體持續接觸到致癌物質、病毒、紫外線等會傷害到基因的物質，便可能會促進致癌基因活化，或者是抑制抑癌基因的功能，使細胞不受控制地增殖。另外，癌細胞還可能會侵入周圍組織（**浸潤**）使狀況惡化，或者經由淋巴液或血液移動到其他內臟器官繼續增殖（**轉移**）。

癌症的可能原因很多，一般認為與吸菸、酗酒，或者是肥胖、偏食等生活習慣偏差有一定關聯。

這種疾病的藥物作用點

① **抑制細胞分裂時必須的DNA等合成**

② **抑制細胞分裂時必須的指令訊號路徑**

File 78 癌細胞的發生、增殖、轉移

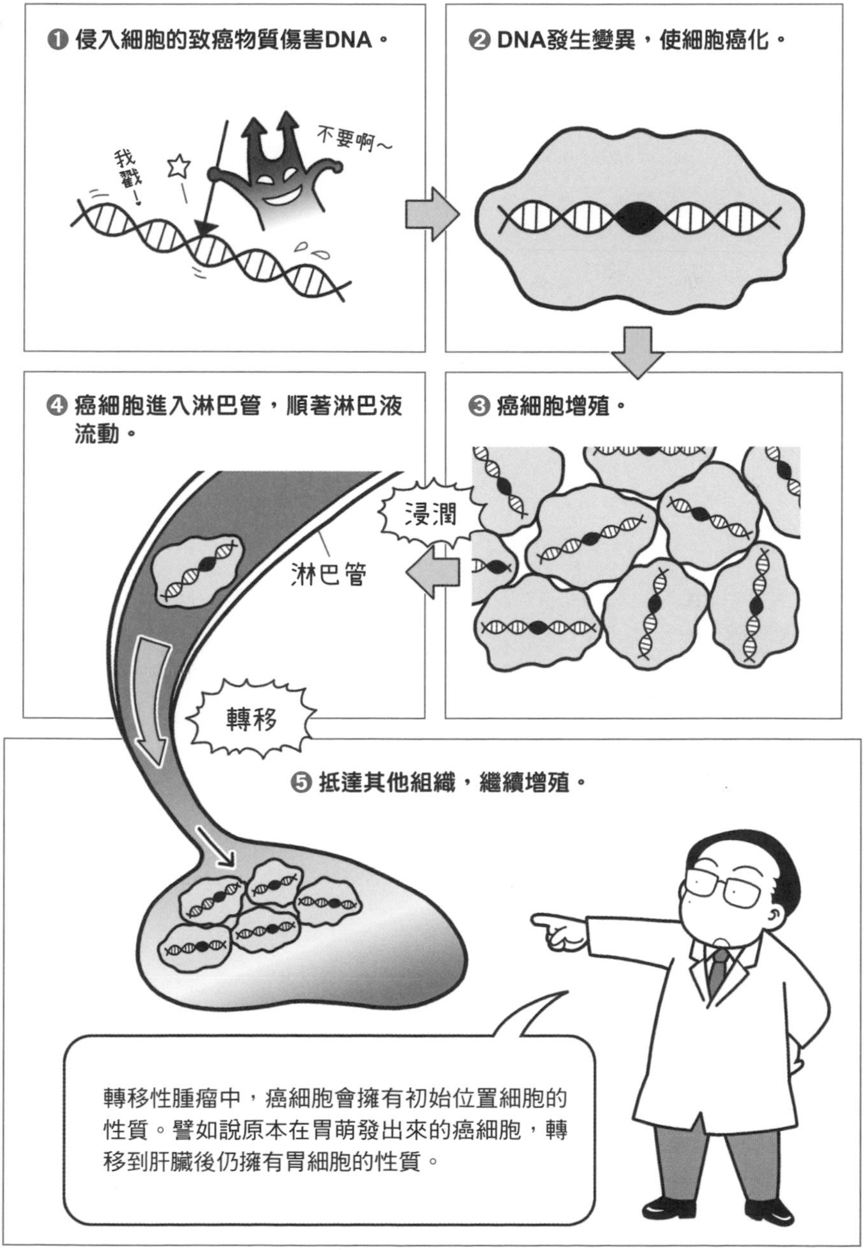
❶ 侵入細胞的致癌物質傷害DNA。
我戳！
不要啊～
❷ DNA發生變異，使細胞癌化。
❸ 癌細胞增殖。
浸潤
❹ 癌細胞進入淋巴管，順著淋巴液流動。
淋巴管
轉移
❺ 抵達其他組織，繼續增殖。
轉移性腫瘤中，癌細胞會擁有初始位置細胞的性質。譬如說原本在胃萌發出來的癌細胞，轉移到肝臟後仍擁有胃細胞的性質。

惡性腫瘤的治療藥物

① 抑制細胞分裂時必須的DNA等合成

烷化劑

烷化劑可以使癌細胞的DNA與烷基結合，抑制其基因複製，藉此抑制癌細胞的增殖。氮芥類藥物與亞硝基脲類藥物皆屬於烷化劑。由於這類藥物對骨髓、消化管的正常細胞也有很強的作用，故會產生骨髓抑制、間質性肺炎、出血性膀胱炎、腸胃出血等副作用。

學名（商品名）：Cyclophosphamide（癌得星）、Ifosfamide（Ifomide）

代謝拮抗劑[→File 79]

這類藥物與嘌呤、嘧啶等DNA組成成分結構類似，可阻礙DNA合成。除了嘌呤代謝拮抗劑、嘧啶代謝拮抗劑，還有葉酸代謝拮抗劑。葉酸拮抗劑能抑制某些酶作用，藉此抑制DNA合成。副作用包括骨髓抑制、肝功能障礙、噁心、腹瀉、口內炎等。

學名（商品名）：Tegafur / Gimeracil / Oteracil（TS-1）、Capecitabine（截瘤達）

拓樸異構酶抑制劑[→File 80]

拓樸異構酶可以切開DNA分子再將其接在一起，以解開雙螺旋結構。這種藥物可以抑制拓樸異構酶的作用，使拓樸異構酶無法解開DNA雙螺旋，藉此抑制DNA複製作用。Irinotecan Hydrochloride Hydrate經體內某些物質代謝後才能發揮藥效，出現殺細胞效果。副作用包括骨髓抑制、嚴重腹瀉等，需特別注意。

學名（商品名）：Irinotecan Hydrochloride Hydrate（抗癌妥、Topotecin）、Etoposide（Lastet、滅必治）

微管抑制劑

微管在細胞分裂時扮演著重要角色，這種藥物可以抑制微管作用，進而抑制惡性腫瘤增殖。副作用包括末梢神經障礙和骨髓抑制等。

學名（商品名）：Paclitaxel（汰癌勝、Abraxane）、Docetaxel Hydrate（剋癌易）

白金製劑[→File 81]

重金屬中的白金可以固定DNA雙螺旋間的連結，藉此抑制DNA的複製，可以用在多種癌症治療上。副作用包括骨髓抑制、噁心、嘔吐、腎功能障礙等。

學名（商品名）：Oxaliplatin（Elplat）、Cisplatin（Randa）

抗癌性抗生素

這種藥物可以切斷癌細胞DNA，或者藉由固定DNA的雙螺旋結構以抑制DNA的複製。蒽環類藥物容易引起心臟毒性等副作用，使用時須特別注意。至於絲裂黴素（Mitomycin）、Bleomycin hydrochloride等藥物，則會讓多種癌症產生抗藥性。

學名（商品名）：Mitomycin C（絲裂黴素）、Bleomycin hydrochloride（Bleo）

2 抑制細胞分裂時必須的指令訊號路徑

標靶藥[→File 82、File 83]

標靶藥是以與癌細胞增殖相關的特定分子，又或是在癌細胞中所發現的許多特殊分子為標的進行治療。與過去的抗癌劑相比，這類藥物的副作用較少，未來或許可以發展出強效抗癌藥物。副作用包括出疹、全身倦怠感、發冷等。目前是抗癌藥物開發的核心。

二〇一八年，日本研究學者獲得了諾貝爾醫學生理學獎。以這個研究為基礎所研發出來的「保疾伏」，也是廣義的標靶藥之一。癌細胞可與免疫細胞（T細胞等）表面的「免疫檢查點」結合，抑制其作用，使癌細胞得以增殖。**免疫檢查點抑制劑**可抑制癌細胞與「免疫檢查點」結合，活化免疫系統的功能，提高免疫力以消滅癌細胞。

學名（商品名）：Bevacizumab（癌思停）、Trastuzumab（賀癌平）、Nivolumab（保疾伏）、Gefitinib（艾瑞莎）

File 79 代謝拮抗劑

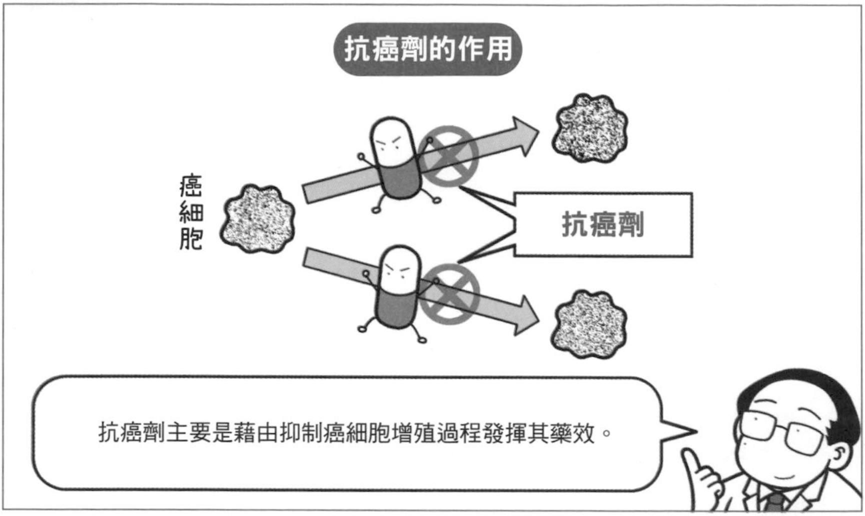
抗癌劑的作用
癌細胞
抗癌劑
抗癌劑主要是藉由抑制癌細胞增殖過程發揮其藥效。

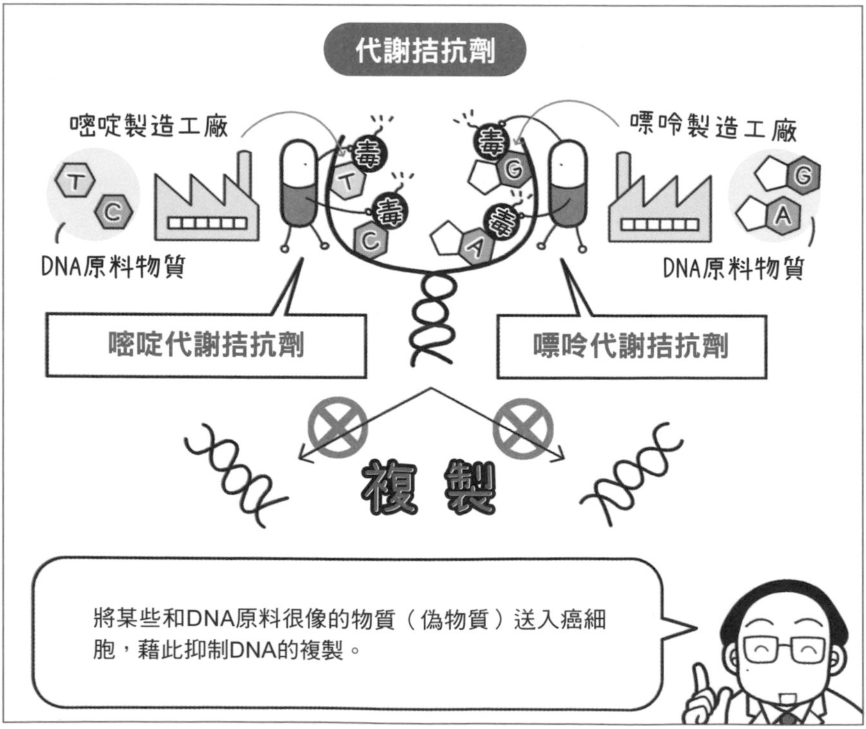
代謝拮抗劑
嘧啶製造工廠
嘌呤製造工廠
T
C
G
A
毒
DNA原料物質
DNA原料物質
嘧啶代謝拮抗劑
嘌呤代謝拮抗劑
複製
將某些和DNA原料很像的物質（偽物質）送入癌細胞，藉此抑制DNA的複製。

File 80 拓樸異構酶抑制劑

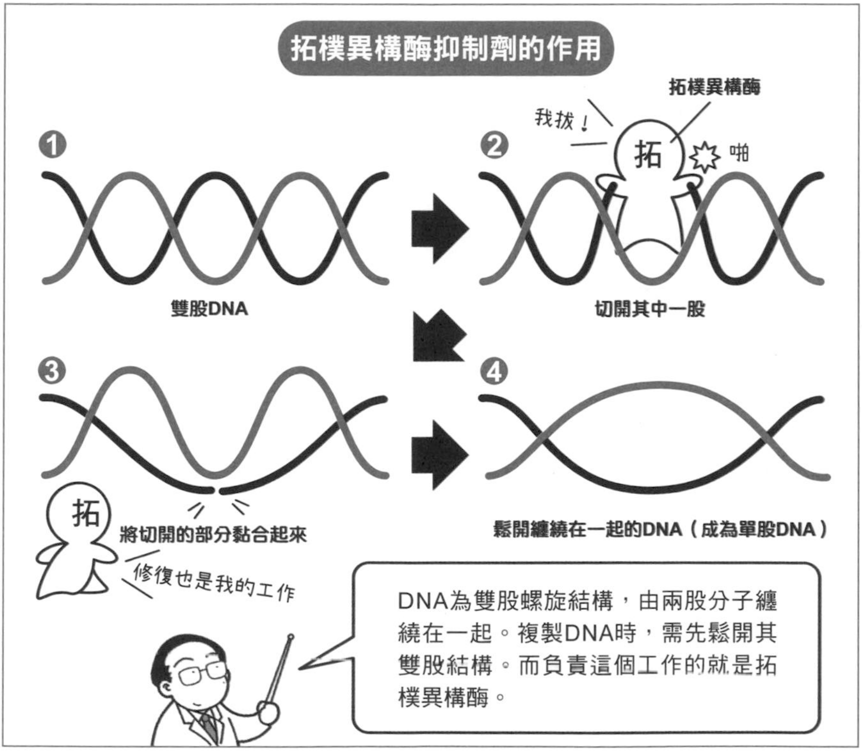
拓樸異構酶抑制劑的作用
拓樸異構酶
我拔！
啪
拓
雙股DNA
切開其中一股
拓
將切開的部分黏合起來
修復也是我的工作
鬆開纏繞在一起的DNA（成為單股DNA）
DNA為雙股螺旋結構，由兩股分子纏繞在一起。複製DNA時，需先鬆開其雙股結構。而負責這個工作的就是拓樸異構酶。

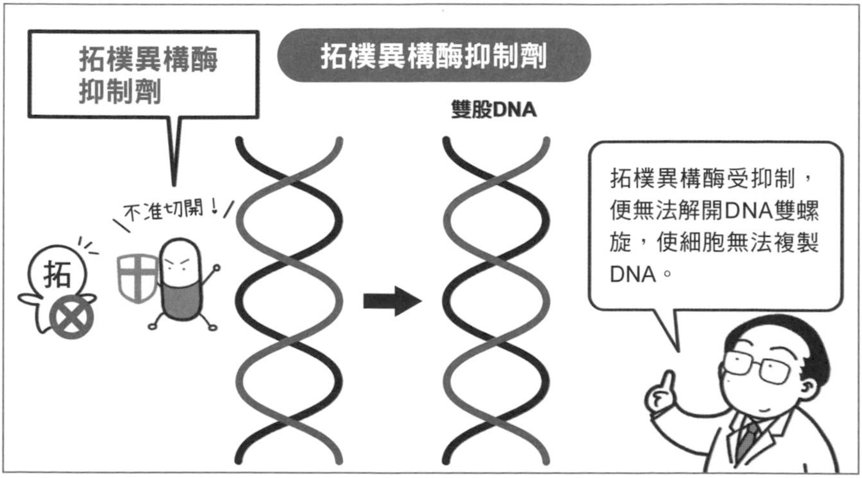
拓樸異構酶抑制劑
拓樸異構酶抑制劑
雙股DNA
不准切開！
拓
拓樸異構酶受抑制，便無法解開DNA雙螺旋，使細胞無法複製DNA。

File 81 白金製劑

DNA複製過程

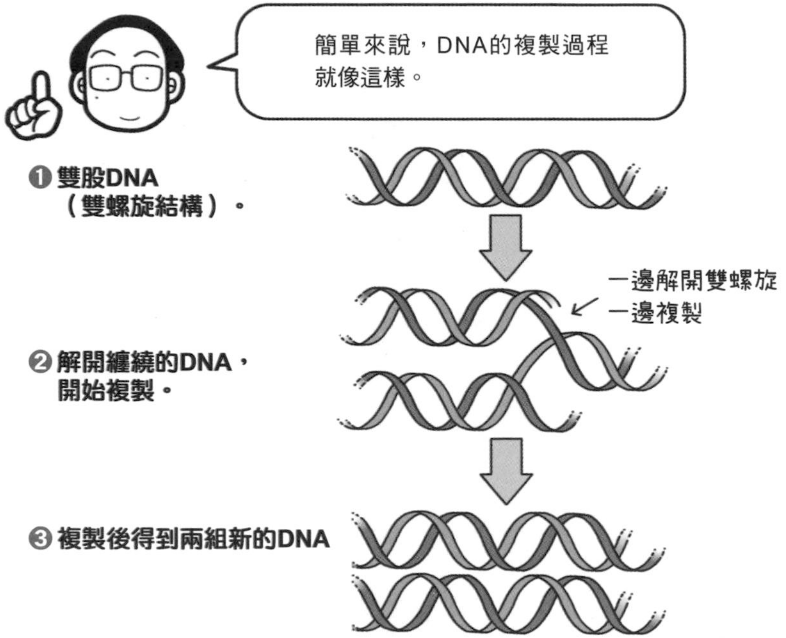
簡單來說，DNA的複製過程
就像這樣。
❶ 雙股DNA
（雙螺旋結構）。
一邊解開雙螺旋
一邊複製
❷ 解開纏繞的DNA，
開始複製。
❸ 複製後得到兩組新的DNA

白金製劑

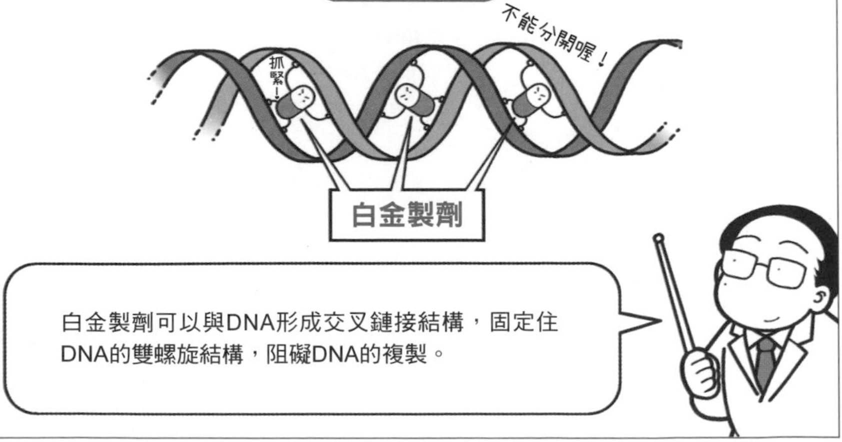
不能分開喔！
抓緊！
白金製劑
白金製劑可以與DNA形成交叉鏈接結構，固定住
DNA的雙螺旋結構，阻礙DNA的複製。

File 82 標靶藥㊀

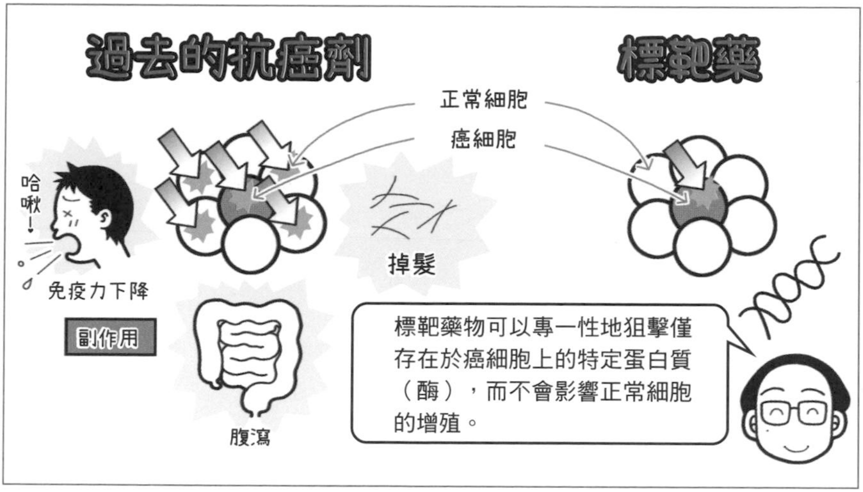
過去的抗癌劑
標靶藥
正常細胞
癌細胞
哈啾！
免疫力下降
掉髮
副作用
腹瀉
標靶藥物可以專一性地狙擊僅存在於癌細胞上的特定蛋白質（酶），而不會影響正常細胞的增殖。

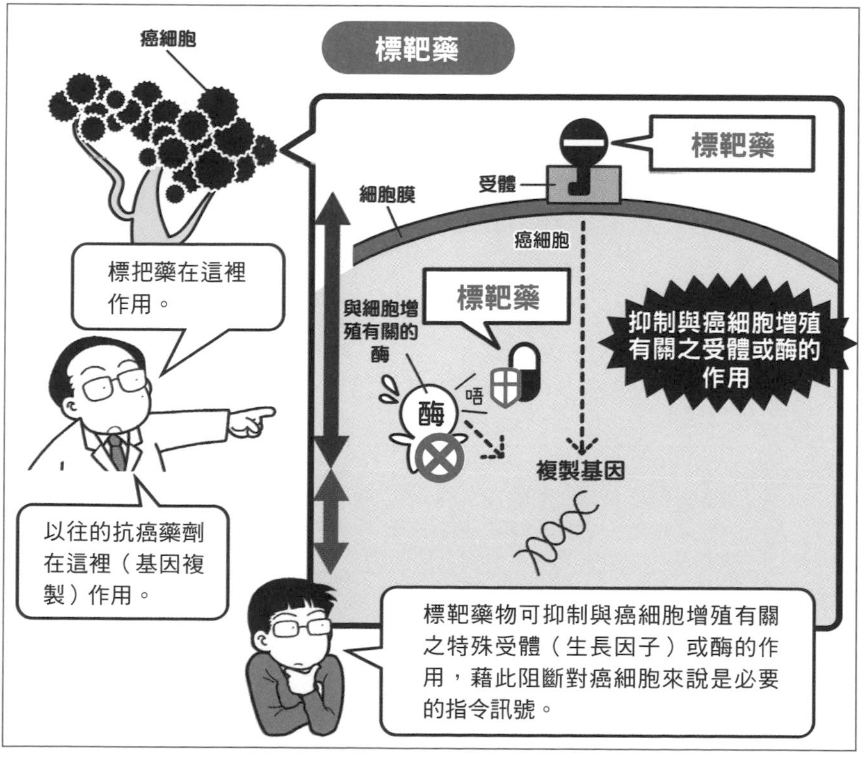
癌細胞
標靶藥
標靶藥
受體
細胞膜
癌細胞
標靶藥
與細胞增殖有關的酶
唔
酶
抑制與癌細胞增殖有關之受體或酶的作用
複製基因
標把藥在這裡作用。
以往的抗癌藥劑在這裡（基因複製）作用。
標靶藥物可抑制與癌細胞增殖有關之特殊受體（生長因子）或酶的作用，藉此阻斷對癌細胞來說是必要的指令訊號。

File 83 標靶藥（免疫檢查點抑制劑）㊣他

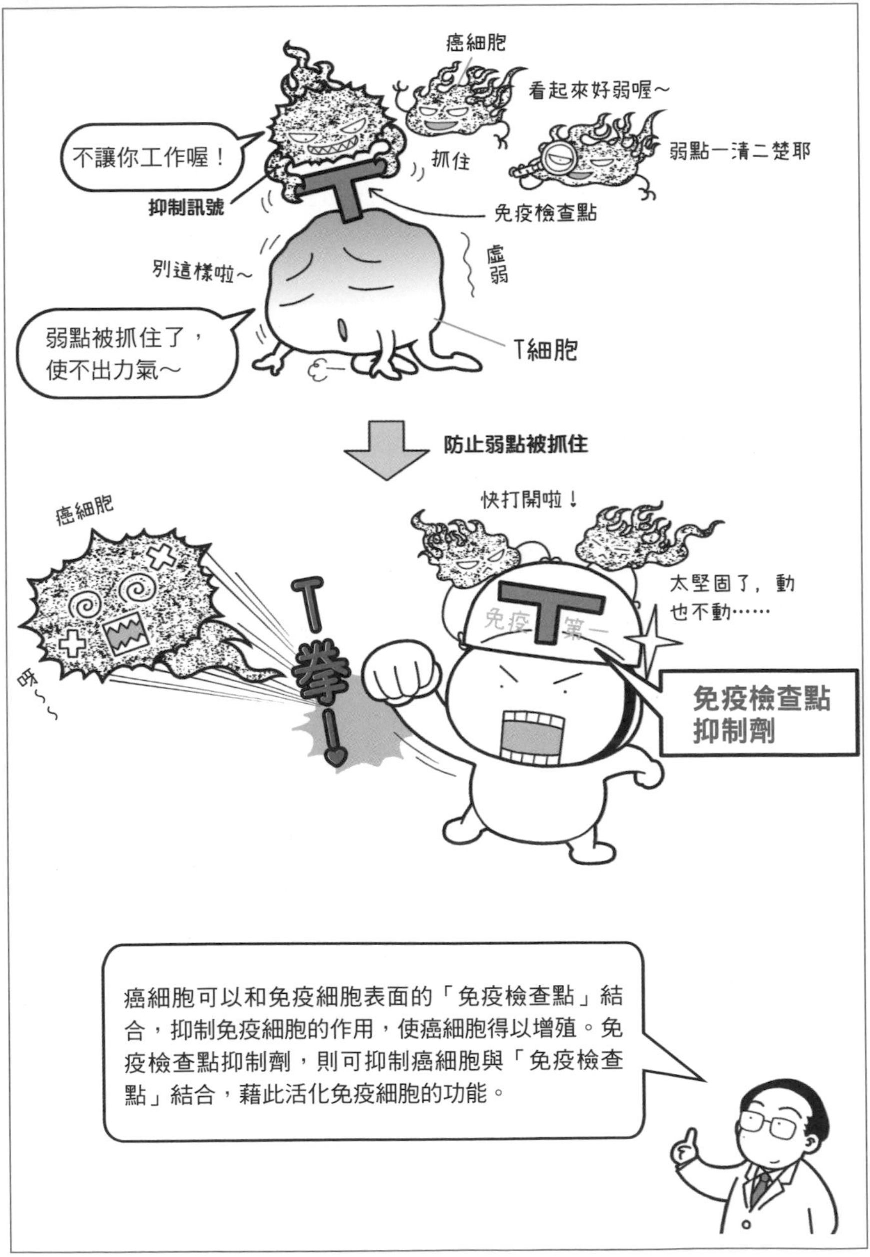
癌細胞
看起來好弱喔～
弱點一清二楚耶
不讓你工作喔！
抓住
抑制訊號
免疫檢查點
虛弱
別這樣啦～
弱點被抓住了，使不出力氣～
T細胞
防止弱點被抓住
癌細胞
快打開啦！
太堅固了，動也不動……
T拳！
免疫 第一
免疫檢查點抑制劑
癌細胞可以和免疫細胞表面的「免疫檢查點」結合，抑制免疫細胞的作用，使癌細胞得以增殖。免疫檢查點抑制劑，則可抑制癌細胞與「免疫檢查點」結合，藉此活化免疫細胞的功能。

圖解學習 File 一覽表

本書將多種疾病的概要與發病機制，整理成了35個漫畫與插圖。讀者們可以藉由這些漫畫與插圖，讓自己對這些疾病先有個印象，再活用於自身的學習上。

第1章 ｜ 作用於心理與神經系統的藥物

第2章 ｜ 作用於心血管系統的藥物

第3章 ｜ 作用於呼吸系統的藥物

第4章 ｜ 作用於消化系統的藥物

第5章 ｜ 作用於內分泌系統、代謝系統的藥物

第6章 | 作用於腎臟、泌尿系統的藥物

第7章 | 作用於血液、造血器官的藥物

第8章 | 作用於骨骼、免疫系統、抑制發炎的藥物

第9章 | 作用於眼睛的藥物

第10章 | 感染症的治療藥物

第11章 | 作用於惡性腫瘤（癌症）的藥物

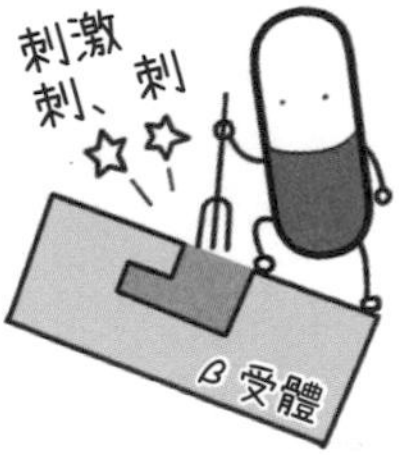

藥物作用點 File 一覽表

本書將各種主要藥物作用的機制，整理成了48個檔案。這些藥物可依照作用點分成六類，列表如下，讀者們可以藉由這些漫畫與插圖，加深自己對各種藥物作用機制的印象。

作用於受體的藥物

阻斷劑、拮抗劑

致效劑

作用於離子通道的藥物

作用於離子通道受體的藥物

作用於轉運蛋白的藥物

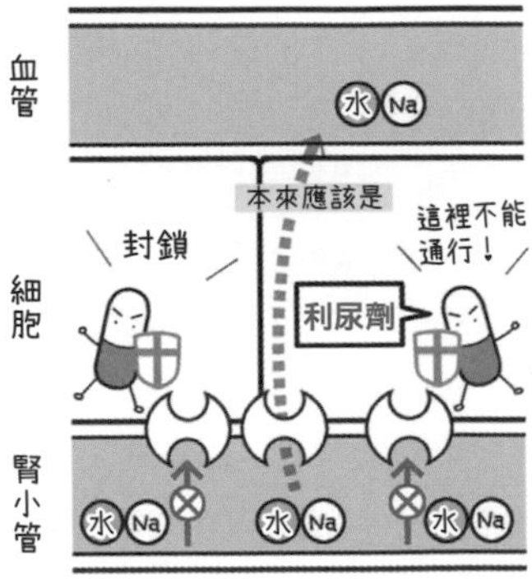

作用於酶的藥物

作用於核酸（基因）的藥物

其他藥物

索引

英文

一劃

二劃

三劃

四劃

五劃

六劃

七劃

八劃

九劃

國家圖書館出版品預行編目(CIP)資料

（看圖自學）最新藥理學：疾病機制與藥物作用/ 黑山政一, 香取祐介作；陳朕疆譯. -- 初版. -- 新北市：世茂, 2020.06
面； 公分. -- (科學視界；244)
ISBN 978-986-5408-22-0(平裝)

1.藥理學

418.1 109003531

科學視界244

【看圖自學】最新藥理學——疾病機制與藥物作用

作　　者 / 黑山政一、香取祐介
譯　　者 / 陳朕疆
主　　編 / 楊鈺儀
特約編輯 / 陳文君
封面設計 / LEE
出 版 者 / 世茂出版有限公司
負 責 人 / 簡泰雄
地　　址 / (231)新北市新店區民生路19號5樓
電　　話 / (02)2218-3277
傳　　真 / (02)2218-3239（訂書專線）
(02)2218-7539
劃撥帳號 / 19911841
戶　　名 / 世茂出版有限公司
單次郵購總金額未滿500元（含），請加80元掛號費
世茂網站 / www.coolbooks.com.tw
排版製版 / 辰皓國際出版製作有限公司
印　　刷 / 傳興彩色印刷有限公司
初版一刷 / 2020年6月
十刷 / 2024年6月

ISBN / 978-986-5408-22-0
定　　價 / 350元

HAJIME NO IPPO WA E DE MANABU-YAKURIGAKU Ver.2
BY Masakazu Kuroyama, Yusuke Katori